AF635475

Gräßer • Hovermann • Botved

Therapie-Tools
Therapeutisches Malen mit Kindern und Jugendlichen

Online-Material auf psychotherapie.tools

Mit dem untenstehenden Download-Code erhalten Sie die digitalen Arbeitsmaterialien aus diesem Buch. Hierfür ist eine Registrierung auf psychotherapie.tools notwendig:

1. psychotherapie.tools/online-material öffnen.
2. Gutschein-Code eingeben.
3. Auf »Code einlösen« klicken. Der Code ist einmal gültig.
4. Im Warenkorb auf »Credits einlösen« klicken und Vorgang nach Login abschließen.
5. Arbeitsmaterialien nutzen.

Die Arbeitsmaterialien stehen Ihnen in Ihrem Kundenkonto unter »Meine Materialien« dauerhaft zur Verfügung. Sie sind für Ihren persönlichen Gebrauch bestimmt. Als Institution mit mehreren Nutzer:innen wenden Sie sich bitte an vertrieb-psychotherapie.tools@beltz.de.

M2UGHNB3M4

Melanie Gräßer • Eike Hovermann jun. • Annika Botved

Therapie-Tools
Therapeutisches Malen mit Kindern und Jugendlichen

Mit Online-Material

2., neu ausgestattete Auflage

BELTZ

Anschrift der Autoren:
Dipl.-Psych. Melanie Gräßer
Psychotherapeutische Praxis
Barbarossastraße 64
59555 Lippstadt
E-Mail: m.graesser@therapie-lippstadt.de

Eike Hovermann jun.
Akademie für die Deutsche Wirtschaft GmbH
Wiedenbrücker Straße 12
59555 Lippstadt
E-Mail: eike.hovermann@akadsek.de

Annika Botved
Brandensteinstraße 47
30519 Hannover
E-Mail: annika@penimals.de

FSC MIX Papier aus verantwortungsvollen Quellen FSC® C089473

Dieses Buch ist erhältlich als:
ISBN 978-3-621-29169-9 Print
ISBN 978-3-621-29170-5 E-Book (PDF)

2., neu ausgestattete Auflage 2024

Lektorat: Karin Ohms
Umschlaggestaltung: Lina Marie Oberdorfer
Herstellung: Lelia Rehm
Satz: Markus Schmitz, Altenberge
Druck und Bindung: Beltz Grafische Betriebe, Bad Langensalza
Printed in Germany

Weitere Informationen zu unseren Autor_innen und Titeln finden Sie unter: www.beltz.de

Inhaltsverzeichnis

Geleitwort 6

Vorwort 7

Einführung 8

1 Hallo, das bin ich! 18

2 Hallo, das ist meine Familie! 41

3 Meine Freunde 50

4 Das ist bei mir los 57

5 Eingruppierungen 93

6 Szenen 106

7 Projektives 122

8 Skalen und »Wege« 134

9 Schreiben 145

10 Comicstrips 158

11 Spiele 161

12 Intervention 167

13 Mandalas 190

Übersicht über die Arbeitsblätter 204

Literatur 209

Geleitwort

Sehr häufig wird in der therapeutischen Arbeit mit Kindern und Jugendlichen bei der Aufforderung, die Gefühle, Wahrnehmungen, Seelenzustände und Befindlichkeiten in Form und Farbe zu bringen, ab dem Grundschulalter der Satz als Antwort gegeben: »Ich kann nicht malen!« Sobald eine Bewertung und Vergleiche der gestalterischen Arbeiten einsetzen, verlieren die Kinder den ursprünglichen Zugang zu diesem tiefen, individuellen Ausdrucksmittel. Die »Angst vor dem leeren weißen Blatt« setzt sich fort, Blockaden entstehen und verhindern den so wichtigen intuitiven Zugang zu den eigenen Kräften und Ressourcen, aber auch zu den Themen, die die Kinder und Jugendlichen in die Behandlung bringen. Eine Zeichnung kann ungleich mehr als Worte aussagen und ist dennoch intim und loyal.

Dieses »Malbuch« ist auch eine schöne Hilfestellung und Anregung für Psychotherapeuten, die durch ihre Ausbildung bisher die verbale Ausdrucksweise bevorzugt haben, aber auch einen zusätzlichen Zugang zu kreativen, kindgerechten Kommunikationsformen wie Spiel und Malen entdecken möchten.

Nun liegt hier ein überaus reichhaltiges Therapie-Tool vor, das eine große Auswahl an Themen vorbereitet hat, die mit Malanlässen, Malideen und begonnenen Bildern die Kinder und Jugendlichen anregen und vor allem ihnen und den Therapeuten Mut machen, sich in das Abenteuer von Form und Farbe, Ausdruck und Fantasie zu begeben. Es ist eine Schatzkiste nicht nur für die Einzeltherapie mit Kindern und Jugendlichen, sondern auch eine Anregung für die Erwachsenentherapie. Viele Mal- und Spielideen sind zudem gut in der Arbeit mit Gruppen einsetzbar. Die schlichten Bilder setzen die Kinder nicht unter Druck, sondern holen sie in ihrer Lebens- und Gestaltungswelt ab.

Das kreative Trio der Autoren bringt theoretisches Fachwissen, therapeutische Erfahrungen und künstlerische Vielfalt zusammen, sodass dieser vorliegende Band als Materialfundus für die Kindertherapie äußerst wertvoll ist.

Köln, April 2018 *Gabriele Meyer-Enders*

Vorwort

»Die Kunst ist eine Vermittlerin des Unaussprechlichen.«
Johann Wolfgang von Goethe

Wenn Sie mit Kindern und Jugendlichen arbeiten und auch schon kreative Techniken einsetzen, dann werden Sie dieses Goethe-Zitat sehr gut verstehen und nachvollziehen können.

Als Therapeut stehen Sie immer wieder vor großen Herausforderungen und schwierigen Situationen, die sich manchmal gar nicht in Worte fassen lassen …

Die *Therapie-Tools Therapeutisches Malen mit Kindern und Jugendlichen* sollen eine konkrete Hilfe für Ihre therapeutische Arbeit mit Kindern und Jugendlichen sein. Die Mal- und Zeichenvorlagen sollen Ihnen und Ihren Patienten Wege eröffnen, die Sie vielleicht nur mit Gesprächen nicht hätten gehen können. Die zahlreichen praxisorientierten Arbeitsblätter sind eine hilfreiche Ergänzung in Ihrem therapeutischen Repertoire und Sie werden sicher auch manchmal positiv überrascht sein über die kreativen Ergebnisse Ihrer kleinen und großen Patienten.

Sie werden bei der Arbeit mit diesem Buch aber auch feststellen, dass es kein Rezeptbuch ist und nicht jedes Arbeitsblatt bei jedem Patienten gleich gut funktioniert. Lassen Sie Ihr therapeutisches Gespür entscheiden, wann Sie welches der Arbeitsblätter nutzen. Manchmal sind die Arbeitsblätter »nur« ein »Türöffner« oder eine Hausaufgabe, aber manchmal können Sie auch der »Retter in der Not« sein, der entscheidende Wendepunkt oder der »krönende Abschluss«. Und wenn mancher Ihrer Patienten durch die eigene kreative Beschäftigung mit einem Thema ein paar Minuten der Entspannung, Ablenkung oder echte Freude empfindet, dann haben Sie auch schon viel erreicht.

Hauptaufgabe dieses Tools-Buches und gleichzeitig unser größtes Anliegen ist es, Sie bei der kreativen Arbeit mit Ihren kleinen und großen Patienten zu unterstützen und mit »Papier und Stiften« möglichst vielen Kindern, Jugendlichen und (jungen) Erwachsenen zu helfen.

Wir wünschen Ihnen ganz viel Freude und Erfolg bei der Arbeit mit Ihren Patienten!

Danksagung

Unser Dank gilt zunächst einmal allen Menschen, die sich bei der Auswahl, der Testung und dem Ausmalen der zahlreichen Malvorlagen mit Rat und Tat beteiligt haben. Insbesondere möchten wir erwähnen: Barbara und Eike Hovermann, Heide und Manfred Nietsch, Ilka Bahr, Patrick Dressel, Josephine Nitzschke, Clara Meynen, Nora, Jana und Mia Meynen, Katja Werth, Alma Werth, Elke Gimm, Roswitha Lesch, Kristin Leonhardt, Sarah Löckener, Kristina Focali, Anja Everwand und Verena Krüger. Darüber hinaus gilt unser besonderer Dank Dana Martinschledde für ihre wichtigen inhaltlichen Anregungen und Hinweise. Ebenfalls bedanken wir uns bei: Clara, Dana, Kimberley, Lily, Luisa, Maja, Pia und Wiebke, Frau M., Frau B., Frau S. und Frau Z.

Unser besonderer Dank gilt dem Berliner Architekten und Künstler Christian Romed Holthaus für seine wunderschönen Mandalavorlagen. Unser Dank gilt auch den Mitarbeitern des Beltz-Verlags, die uns die Möglichkeit gegeben haben, dieses wichtige Thema in einem Praxisbuch speziell für die Arbeit mit Kindern und Jugendlichen zu erstellen. Eine wahre Hilfe war uns dabei Frau Karin Ohms, die durch ihre inhaltlichen Kommentare, ihr Fachwissen und ihre nette Art eine echte Unterstützung bei diesem Werk war.

Wir hoffen, dass dieses Tools-Buch mit seinem Hintergrundwissen, den vielen Praxistipps und den zahlreichen Vorlagen ein wichtiger Beitrag für alle Kolleginnen und Kollegen ist, die im Rahmen ihrer Tätigkeiten mit Kindern und Jugendlichen arbeiten und kreativen Wegen aufgeschlossen sind und so auch die Freude in der Therapie fördern und gleichzeitig helfen.

Lippstadt und Hannover, im Frühjahr 2018 — *Melanie Gräßer, Eike Hovermann jun., Annika Botved*

Einführung

Malen und Zeichnen in der Therapie?!

»Ich habe keine Lust zu reden ...!«
»Ich weiß auch nicht ...!«
»Alles Okay!«

Vielleicht kennen Sie diese Aussagen auch von einigen Ihrer Patienten. Bereits Watzlawik sagte, dass die psychotherapeutische Arbeit mit Erwachsenen sich überwiegend auf die verbale Kommunikation verlassen würde, obwohl sprachliche Austauschprozesse nicht zwangsläufig die wirksamste Kommunikationsform in der Psychotherapie seien (Watzlawick, 1977). Und gerade bei Kindern und Jugendlichen können andere Zugangsmodalitäten genutzt werden, die deren Interessen, Ausdrucksformen oder Talenten oft gerechter werden. Hier steht Ihnen vom Spiel über die Aktion oder den Einsatz von Musik bis hin zum künstlerischen Gestalten, Malen und Zeichnen eine Vielzahl an Möglichkeiten zur Verfügung. Sie können verschiedene Methoden und Techniken zielführend einsetzen und die Kommunikation auf eine Ebene verlegen, die an der natürlichen kindlichen Vorliebe für das Zeichnen anknüpft und auch Erwachsenen die Chance gibt, schöpferisch tätig zu werden.

Bieten Sie Ihren Patienten neben der Sprache alternative Ausdrucksmöglichkeiten an, mit denen sie ihr Befinden, ihre Wünsche, Ängste, Sorgen und Bedürfnisse einfacher und auch ohne viele Worte ausdrücken können. Zeichnungen, Malvorlagen, Bildergeschichten, Cartoons oder andere gestalterische Aufgaben sind nur ein Teil der breit gefächerten Auswahl von Methoden, die Sie verwenden können. Setzen Sie Ihrer therapeutischen Arbeit und Ihren Patienten keine Grenzen durch die Einschränkung der Medien oder die Art der Kommunikation.

Viele kindertherapeutische und gestaltungstherapeutische Techniken werden heute therapieschulenübergreifend genutzt und sind Allgemeingut geworden (Oaklander, 1969; Schaefer & Cangelose, 1993; v. Gontard & Lehmkuhl, 2003).

Zugänge gestalten und erleichtern

Gerade für Kinder und auch Jugendliche ist das Malen ein vertrautes Medium, das zumeist keine besonderen Einstiegskompetenzen erfordert und daher oft einen niederschwelligen und schnellen Zugang zu ihren Emotionen und den sie beschäftigenden Themen ermöglicht.

Insbesondere der Erstkontakt in einer Therapiesituation ist oft mit einer natürlichen Skepsis und Scheu verbunden, sodass sich die Situation häufig schon durch ein einfaches weißes Blatt Papier und ein paar Stifte entspannt und der Weg in ein positives Miteinander geebnet ist.

Für Sie als Therapeut bieten sowohl der Einsatz von Malen und Zeichnen als auch andere gestalterische Arbeiten viele Vorteile. Oftmals ermöglicht nicht nur das Produkt, sondern auch der Prozess des Gestaltens einen ersten therapeutischen Einblick in die Symptomatik Ihres Patienten und kann Sie auf diese Weise ganz leicht zu ersten diagnostischen Einschätzungen führen.

Hinweise auf Tabus, Geheimnisse oder Traumata

Bilder können Ihnen auch Hinweise auf Themen oder Sachverhalte geben, über die Ihr Patient zunächst nicht von sich aus berichten möchte. So können sich beispielsweise tabuisierte Themen, Geheimnisse und/oder traumatische Erfahrungen in Kinderzeichnungen widerspiegeln (vgl. Gil, 1991; Tonge, 1982).

Oft ist auch der Blick auf die Interaktion der Eltern sehr spannend und interessant. Rückschlüsse auf die Familienkonstellation, -kommunikation, -interaktion oder das Klima innerhalb der Familie lassen sich sehr leicht über entsprechende Zeichnungen gewinnen. Des Weiteren können sich häufig auch familiäre Konflikte oder Probleme in Bildern und Zeichnungen »verstecken«, derer sich Kinder zum Teil gar nicht bewusst sind.

Auch unter anderen diagnostischen Gesichtspunkten kann eine Zeichnung sehr aufschlussreich sein. Insbesondere die Beobachtung des Gestaltungsprozesses kann Ihnen beispielsweise einen Hinweis darauf geben, welche Händigkeit das Kind aufweist und wie seine Grob- und Feinmotorik ausgebildet ist. Darüber hinaus lassen sich auch Rückschlüsse auf die Konzentrationsfähigkeit, die Ausdauer, die Frustrationstoleranz und viele andere Kompetenzen und Eigenschaften des Kindes ziehen.

Erfahrungen, Wünsche und Träume

Zeichnungen, Malereien und gestalterische Arbeiten sind oft ein Spiegel der bisherigen Erfahrungen, Wünsche und Träume. Mithilfe von Stiften und Papier ermöglichen Sie vielen Kindern und Jugendlichen eine kreative Darstellungsweise von Ereignissen. So kann zum Beispiel mithilfe eines Comics und einer Zeitachse sehr gut dargestellt werden, wie in der Familie mit einem bestimmten Ereignis umgegangen wurde, zum Beispiel vor oder nach einer Erkrankung, einem Unfall oder einer Trennung. Und genau mit diesen bildhaften und narrativen Elementen kann dann auch ein Wunschbild für die Zukunft entworfen werden. Das Kind/der Jugendliche kann sich so beispielsweise als »mächtiger Zauberer«, als »glückliches Kind« im Kreise der Familie oder »großes Monster« gegen den »Feind« darstellen und fühlen.

Ressourcen erkennen und aktivieren

Als Therapeut können Ihnen die Zeichnungen dabei helfen, die eigenen Ressourcen Ihres Patienten zu erkennen und diese im Verlauf der Therapie zu aktivieren und weiter zu fördern. Auch dieser Prozess kann wieder durch zeichnerische Elemente – wie beispielsweise das Zeichnen von Schützern oder magischen Helfern – unterstützt werden.

Nicht nur bei Kindern

Nicht nur Kinder und Jugendliche malen gerne: Sehr häufig funktioniert dieser Prozess auch analog bei Erwachsenen. Einige erwachsene Patienten bringen bereits eine Vorliebe für kreatives Gestalten mit, an die Sie zielführend anknüpfen können. Bei Patienten, die bereit sind, sich auf dieses Medium der Kommunikation einzulassen, können Sie mithilfe der verschiedenen Übungen und Methoden oftmals die Freude am Gestalten (wieder-)erwecken. Besonders das Ausmalen von Mandalas ist bei erwachsenen Patienten beliebt, da es entspannend und beruhigend wirkt, die Aufmerksamkeit fokussiert und eine intensive Auseinandersetzung mit den eigenen Gedanken und der inneren Gefühlswelt ermöglichen kann. Ein ähnlicher Effekt zeigte sich in einer Studie von Kaimal et al. (2016), in der 39 Erwachsene gebeten wurden, sich 45 Minuten lang künstlerisch zu betätigen (malen oder mit Modelliermasse arbeiten). Bei 75 Prozent dieser Personen verringerte sich der Cortisol-Spiegel während dieser Zeit signifikant. Es spielte hierbei keine Rolle, wie »künstlerisch begabt« die Teilnehmer waren. Im Anschluss berichten die Teilnehmer, dass sie die künstlerische Betätigung entspannend fanden und genossen haben.

Scheuen Sie sich also nicht, die verschiedenen gestalterischen Techniken sowohl Ihren jugendlichen als auch Ihren erwachsenen Patienten näherzubringen. Malen und Zeichnen können nicht nur als freudvolle und entspannte Unterbrechung, sondern auch als Unterstützung des oft sprachlastigen Therapiegesprächs fungieren. Darüber hinaus ergibt sich auch bei Erwachsenen die Möglichkeit, mithilfe der Beobachtung des Gestaltungsprozesses diagnostische Einschätzungen zu treffen oder das Malen und Zeichnen einzusetzen, um Therapieinhalte zu vertiefen und Ressourcen zu aktivieren. Skeptische Patienten sind ggf. durch die eben zitierte Studie leichter zu motivieren.

Wie treffe ich die richtige Vorlagenauswahl?

Sobald Sie festgestellt haben, ob sich Ihr Patient vorstellen kann, gestalterisch tätig zu werden, liegt es in Ihrer Hand, wie Sie ihm die verschiedenen Malvorlagen näherbringen möchten. Sie können ihm die Entscheidung für eine bestimmte Vorlage überlassen oder selbst eine Vorauswahl treffen.

Zunächst steht Ihnen natürlich die Möglichkeit offen, gemeinsam mit Ihrem Patienten das vorliegende Buch durchzublättern und einen Blick auf die einzelnen Abbildungen zu werfen. Auf diese Weise erhält Ihr Patient die Chance, sich einen Überblick über die verschiedenen Vorlagen zu verschaffen, und er kann selbst eine Auswahl von Arbeitsblättern treffen, die ihm besonders gut gefallen. Manchmal lässt bereits die Entscheidung des Patienten für spezielle Abbildungen erste Rückschlüsse auf seine Persönlichkeit, seine Eigenschaften und Vorlieben zu.

Wenn Sie als Therapeut das Gefühl haben, dass die große Auswahl Ihren Patienten überfordern würde, wenn Sie zu wenig Zeit oder bereits eine konkrete Fragestellung im Kopf haben, der Sie mithilfe einer Vorlage nachgehen möchten, können Sie eine Vorauswahl treffen. Es bietet sich an, Ihrem Patienten die Vorlagen, für die Sie sich entschieden haben, in Form ausgedruckter Arbeitsblätter vorzulegen. Auf diese Weise erkennt Ihr Patient schnell, zwischen welchen Vorlagen er wählen kann, und kann nach seiner Entscheidung gewissermaßen »sofort« mit dem Gestalten loslegen.

Selbstverständlich besteht auch die Möglichkeit, Ihrem Patienten die Vorlagen oder eine Auswahl bestimmter Abbildungen ganz ohne Papier auf einem Computerbildschirm zu präsentieren. Gegebenenfalls kann Ihr Patient die verschiedenen Vorlagen dann sogar beispielsweise auf einem Tablet mit Zeichnungen, Farben und Worten befüllen und ergänzen, wenn er möchte. Besonders für Kinder und Jugendliche, die sich für den Umgang mit Computern interessieren und Spaß daran haben, kann dies eine interessante alternative Methode sein.

Einsatz und Wirksamkeit in der Psychotherapie

Große Studien zur therapeutischen Wirksamkeit von Malübungen und Ausmalbildern gibt es leider bisher nicht. Trotzdem wird das Medium Malen in fast allen therapeutischen und pädagogischen Bereichen genutzt und von vielen Therapeuten und Pädagogen erfolgreich eingesetzt.

Von der reinen Entspannungstechnik bis zur Externalisierung von Problemen, zum Beispiel im traumatherapeutischen Bereich, dem projektiven Einsatz mit der Schaffung ganzer (Zukunfts-)Szenarien oder dem systemischen Ansatz mit seinen vielfältigen Lösungsgeschichten wird das Malen sehr vielfältig und förderlich eingesetzt.

Studienergebnisse aus dem kunsttherapeutischen Bereich zeigen zum Beispiel eine signifikante Verbesserung der Stimmung und eine Reduktion körperlicher Beschwerden (Plecity et al., 2009; Oster et al., 2014, 2016). Das vorliegende Tools-Buch soll und kann keine Kunsttherapie ersetzen, weshalb die Studienergebnisse sich nicht eins zu eins übertragen lassen. Nichtsdestotrotz werden Sie beim Einsatz der einen oder anderen Malvorlage feststellen, dass es zu positiven therapeutischen Effekten und oft mehr Freude und Spaß in der therapeutischen Arbeit kommen kann.

»Lebens-/Ich-Bücher«

Wahrscheinlich kennen Sie »Lebensbücher« oder »Ich-Bücher«, in denen Patienten im Laufe ihrer Therapie oder Pflegekinder im Laufe der Betreuung ein individuelles Buch über ihre eigene Person erstellen. Die Lebensbuchidee stammt aus der Kinder- und Jugendhilfe, dort wird sie als Methode im Rahmen der Biografiearbeit eingesetzt, um Pflege- und Adoptivkindern bei der Bewältigung schwieriger Lebensübergänge zu helfen (Lattschar & Wiemann, 2011; Morgenstern, 2011; Ryan & Walker, 2004). Positive Effekte sind u. a.:

- Stärkung des Selbstwertgefühls
- Erhöhung der Selbstreflexionsfähigkeit
- Förderung von Kreativität und Lebensfreude
- Bewusstmachen von Gestaltungsmöglichkeiten im aktuellen Lebensumfeld
- Schaffung positiver Beziehungsgestaltung
- Stabilisierung von Kindern und Jugendlichen bei entwicklungsbedingten Übergängen

Nutzen Sie die Zeichnungen und Vorlagen aus dem vorliegenden Tools-Buch zur Erstellung eines solchen »Ich-Buches« oder »Lebensbuches«.

Gestaltung eines eigenen Buches/»Ich-Buch«/»Lebensbuch«. Wenn Sie sich ein solches »Ich-Buch« für Ihren Patienten vorstellen können, bitten Sie ihn, sich ein Buch, Ringordner oder schönes Heft zu besorgen oder halten Sie selbiges vorrätig. Gestalten Sie gemeinsam das Buch Ihres Patienten. Dies ist in der Regel keine Aufgabe, die innerhalb nur einer einzigen Therapiestunde zu realisieren ist, sondern wird sich in der Regel über einen längeren Zeitraum ziehen und kann sehr gut begleitend in den einzelnen Therapiesitzungen erfolgen und sich so wie ein »roter Faden« durch die Therapie ziehen.

Sie können Ihrem Patienten auch vorschlagen, eigene Texte, Gedichte, Geschichten und/oder die erstellten Zeichnungen in sein Buch zu kleben. Wenn Sie Ihrem Patienten das Buch mit nach Hause geben, beachten Sie, dass Sie eine Kopie der Bilder für Ihre Akte behalten.

Themen. Für die thematische Auswahl können Sie sich sehr gut an den einzelnen Kapiteln aus diesem Tools-Buch orientieren. Themen für das »Lebensbuch« könnten sein:

- Woher komme ich?
- Meine Geburtsurkunde
- Mein Stammbaum
- Meine (Herkunfts-)Familie, ggf. auch Infos zum Herkunftsland
- Meine (neue/aktuelle) Familie bzw. Wohngruppe, o. Ä.
- Meine Geschichte
- Meine eigene Landkarte
- Meine Lebensgrafik
- Meine Vergangenheit
- Ich im Hier und Jetzt!
- Ich in der Zukunft
- Fotografien von mir
- usw.

Biografie-Arbeit mit Zeichnungen/Lebenslinien

Sie können neben der Nutzung der zahlreichen Mal- und Gestaltungsvorlagen im Rahmen der Biografiearbeit Ihren Patienten auch sehr gut völlig frei malen und zeichnen lassen. Dieses bietet sich gerade auch bei der Erarbeitung der Lebenslinie Ihres Patienten an.

Genauso können Sie die unterschiedlichen Abschnitte/Themenpunkte der Lebenslinie Ihres Patienten auch mithilfe von Vorlagen (z. B. im Kindergarten, meine Freunde usw.) erarbeiten und gestalten. So kann Ihr Patient seinen bisherigen Lebensweg mit Zeichnungen und Bildern ergänzen, diese können sowohl für belastende, schwierige Erfahrungen, beispielsweise unterhalb einer Linie oder im unteren Skalenbereich und für positive/gute Momente, oberhalb bzw. im oberen Skalenbereich eingezeichnet werden. Gleiches kann für ein Bild/Bilder für zukünftige Wünsche/Szenarien erfolgen.

Sie können solche Bilderserien im Zeitverlauf für ganz unterschiedliche Fragestellungen bei Ihren Patienten einsetzen, egal ob es um traumatische Erfahrungen geht oder beispielsweise den Verlauf von chronischen körperlichen Erkrankungen oder den Gewichtsverlauf, die schulische Leistung usw.

Alternativen zum Malen und Zeichnen

Wann immer Sie das Gefühl haben, dass Zeichnungen alleine noch nicht zum Ziel führen oder Ihr Patient sehr viel Freude an kreativen Techniken hat, können Sie die Zeichenvorlagen auch als Grundlage für weitere Arbeiten nehmen.

Collagen. So können Sie zum Beispiel die Körperumrisse nicht nur ausmalen lassen, sondern diese als Collage mit Essen und Trinken füllen, mit Kleidung »anziehen« oder auch mittels entsprechender Fotos oder Zeitungsausschnitte in eine Wohnung oder Umgebung »versetzen«. Es besteht auch die Möglichkeit, die Themen der einzelnen Malvorlagen als Inspiration für eine neue Collage auf einem weißen Blatt zu verwenden. Dies bietet sich beispielsweise an, wenn es um die Stärken und Talente, die Träume und Wünsche Ihres Patienten oder um Dinge geht, die er gerne unternimmt.

Basteln. Die Malvorlagen können auch den Ausgangspunkt für verschiedene Bastelarbeiten bilden. Sie können Ihren Patienten mithilfe der entsprechenden Zeichenvorlage beispielsweise ein Haus in einem Schuhkarton basteln lassen. Die Körperumrisse können als Vorlage auf Holz geklebt und mit einer Laubsäge ausgesägt werden. Sie können alle Materialen verwenden, die Sie für geeignet halten: Glatte Steine, die beschriftet oder beklebt werden, können beispielsweise die Dinge darstellen, die Ihren Patienten belasten.

Alles ist erlaubt! Wenn Sie das Thema »Flugangst« mit einem Ihrer Patienten erarbeiten möchten, dann ist es zum Beispiel auch »erlaubt«, aus dem Arbeitsblatt 1 oder 2 *Das bin ich* einen Papierflieger zu bauen. Auch ein »Superhelden-Mobile« kann aus vielen kleinen Zeichnungen gebastelt werden und die Ressourcen Ihres Patienten in einem kreativen Gestaltungsobjekt vereinen.

Vielleicht dienen manche Arbeitsblätter auch »nur« als Denkanstoß oder als Anregung für eine eigene Interpretation des Themas. Oder Ihr Patient versucht, mit seinem Handy das Bild nachzustellen oder, oder, oder …

Aus den Arbeitsblättern können Sie auch konkrete Aufgaben ableiten. Zum Beispiel beim Arbeitsblatt 51 *Das denke ich, dass die anderen über mich denken.* Hier kann Ihr Patient beispielsweise auch Personen befragen und die Aussagen dann in der Zeichnung dokumentieren.

Wahrscheinlich werden Sie aber in der Praxis auf die besten, kreativsten und für Ihre Patienten am »gewinnbringendsten« Ideen und Möglichkeiten kommen. Lassen Sie Ihrer Fantasie freien Lauf und fragen Sie unbedingt Ihre Patienten!

Malen nur in der Therapiestunde?

Sie finden in diesem Tools-Buch eine große Auswahl an Zeichenvorlagen, Ausmalbildern oder auch Zeichenaufgaben. Nicht alle Bilder und Zeichnungen müssen oder können in der Therapiestunde genutzt werden. Manchmal reicht die Zeit auch nicht, um eine Zeichnung zu beenden.

Zeichnen als Hausaufgabe. Nicht alle Themen und Arbeitsblätter sind als Hausaufgabe geeignet. Immer dann, wenn es um Arbeitsblätter geht, in denen möglicherweise belastende Momente eine Rolle spielen könnten, sollten Sie genau abwägen, ob diese alleine oder ohne therapeutische Begleitung bearbeitet werden sollten.

Beispiele für Zeichnungen und Aufgaben, die Ihr Patient eher im geschützten Raum erledigen sollte, sind zum Beispiel:

- AB 41 *Das denke ich, wenn ich Angst habe*
- AB 45 *Was alles unter meinem Bett wohnt*
- AB 125 *Bildergeschichte*
- AB 126 *Comic*

Gleichzeitig kann es für manche Patienten auch gerade hilfreich sein, diese zu Hause in Ruhe zu bearbeiten und dadurch vielleicht auch mehr von sich preiszugeben als während der Therapiesitzung.

Lassen Sie hierbei Ihr therapeutisches Gespür entscheiden, welche Variante Sie für Ihren Patienten am geeignetsten finden.

Wichtig ist auf jeden Fall die Nachbesprechung jeder Hausaufgabe! Lassen Sie Ihren Patienten niemals eine Aufgabe zu Hause erledigen, ohne sich die Ergebnisse mit ausreichend Zeit anzuschauen, diese entsprechend zu würdigen und dann weiter damit zu arbeiten.

Zusammen mit den Eltern?!

Wenn Sie Arbeitsblätter aus diesem Tools-Buch als Hausaufgabe mit nach Hause geben, bedenken Sie, dass es möglich ist, dass die Eltern oder Bezugspersonen aktiv oder passiv Einfluss auf die Zeichnungen oder Ergebnisse nehmen können.

Lassen Sie auch hierbei Ihr therapeutisches Gespür entscheiden, wann Sie Hausaufgaben mit nach Hause geben.

Malen mit Jugendlichen und Erwachsenen?

Malbücher sind nicht nur etwas für Kinder. Die psychologische Wirkung des Malens, zum Beispiel zur Stressreduktion durch das Ausmalen von Mandalas, hilft auch Erwachsenen. Viele Erwachsene nutzen Malen und Zeichnen mit dem Wissen um seine positiven Effekte.

Malbücher fördern Wahrnehmung und Konzentrationsvermögen und ermöglichen eine Auseinandersetzung mit unseren Gefühlen. Die oft faszinierenden und schönen Zeichnungen laden Erwachsene dazu ein, Erfahrungen aus ihrer Kindheit wiederzuentdecken.

Eine gern verwandte Technik ist das Malen eines Bildes mit der Überschrift: »Ich in meiner Familie zur Kinderzeit«, bei der ein erwachsener Patient am besten mithilfe von Wachsmalstiften ein Bild malen soll, welches Sie dann gemeinsam besprechen können. Lassen Sie sich überraschen, welche spannenden Erkenntnisse Sie bei der gemeinsamen Bildbetrachtung und -besprechung herausfinden.

Setzen Sie hierbei ganz bewusst Wachsmalstifte ein, weil mit diesen nicht »schön« gemalt werden kann und automatisch der »Kind-Modus« (wieder) aktiviert wird.

Lassen Sie auch Ihre erwachsenen Patienten erfahren, warum das Malen so heilend wie ein Spaziergang wirken kann.

Sprechen Sie bei Jugendlichen und Erwachsenen eher von einer Art »Training für das Gehirn, deren Resultate uns in der Bewältigung von Alltagsproblemen zum Vorteil sein werden«. Sie werden feststellen, dass die Akzeptanz alleine beim »Verkaufen« der Maltechnik größer sein wird.

Und wenn die ersten Schritte mit dem Mal- und Zeichenstift geschafft sind, fällt es vielen Patienten auch leichter, über diese zu sprechen oder auch andere Sachverhalte zu zeichnen oder zu skizzieren.

»Kinderkram«/Alternativen

Wenn Sie aber das Gefühl haben, dass die Malerei als »Kinderkram« abgetan wird, versuchen Sie doch mal eine der folgenden kreativen Techniken.

Die dominate/nichtdominate Hand. Wenn Sie Patienten haben, die nicht gerne malen oder zeichnen möchten, da sie mit ihren eigenen Ansprüchen an ihre Zeichnungen hadern, können Sie das folgende einmal ausprobieren:

Die Technik »Mal dein Bild mit deiner ›anderen‹ Hand!« bremst automatisch den Anspruch, genau, schön oder korrekt zu zeichnen. Gerade bei der Eltern-Kind-Kombination nähern Sie beide Zeichner mit diesem kleinen Trick an. Sie haben sozusagen jetzt zwei gleich gute Zeichner. Nebenbei haben in der Regel beide Seiten Spaß dabei zu sehen, wie schwierig das ist. Spaß ohne Perfektion und Druck!

Kritzelbilder: eine Alternative, wenn Sie ohne Vorlage arbeiten möchten. Kennen Sie Kritzelbilder? Hierbei wird tatsächlich auf einem weißen Blatt Papier einfach »herumgekritzelt«. Bitten Sie beispielsweise Ihren Patienten und ein Elternteil, je ein »Kritzelbild« anzufertigen. Danach tauschen beide ihre Kritzelbilder und nehmen das getauschte Bild als Grundlage für ihr neues Bild. Im Idealfall arbeiten beide mit einem andersfarbigen Stift weiter, so ist noch deutlicher erkennbar, welche Teile von wem stammen.

Einsatz in Gruppen und oder Familien/Bezugssystemen

Auch in Gruppen, Familien-/Bezugssystemen können Sie sehr gut mit Malen und Zeichnen arbeiten. Hier einige Anregungen.

Gemeinsame (Familien-/)Gruppenbilder. Eine sehr schöne Technik und gute Alternative zu sprachlichen Interventionen, die gerade jüngere Kinder oft als sehr langweilig empfinden, ist das gemeinsame Malen von Bildern durch alle Familien-/Gruppenmitglieder.

Durch das gemeinsame Malen erhalten Sie als Therapeut einen direkten Einblick in die Interaktion und familiären/Gruppenregeln. Beobachten Sie, wie gut die Familie/Gruppe kooperiert, übernimmt jemand die Führung, wie wird mit Konflikten umgegangen?

Die einfachste Form ist das freie Malen, also einfach das zu malen, was immer allen in den Sinn kommt, alternativ geben Sie ein Thema vor. Genauso gut können Sie aber auch eine der Vorlagen wählen und zum Beispiel die Familie/Gruppe bitten, sich beispielsweise in eine der Szenarien (Boot, Theater …) einzusortieren und aufzumalen. Dies kann jeder Teilnehmer auf seiner eigenen Vorlage machen, sodass im Anschluss verglichen werden kann, oder alle Teilnehmer sprechen gemeinsam über die einzelnen Rollenverteilungen und malen dann alle gemeinsam das Ergebnis in die Vorlage.

Das Eingruppieren eignet sich ebenfalls sehr gut z. B. in Selbsterfahrungs- oder anderen Gruppen.

Kettenbilder. Sie können auch ein »Kettenbild« in Auftrag geben. Hierbei können z. B. Ihr Patient und Sie oder Ihr Patient und eine Bezugsperson oder auch eine ganze Gruppe abwechselnd malen. Sobald einer den Stift wechselt, wechselt auch der Zeichner. Das Bild wird so häufig gewechselt, bis sich alle Beteiligten darüber einig sind, dass es fertig ist. In einer Gruppe können so auch mehrere Bilder entstehen, indem ein Bild von jedem Teilnehmer angefangen und dann im Kreis herum weiter gegeben wird, bis jeder Teilnehmer sein Startbild wieder bei sich hat. Dies kann auch mit einem Thema geschehen, z. B. einer positiven Rückmeldung für den jeweiligen »Bildbesitzer«.

Gemeinsames Malen – Therapeut und Patient

Das gemeinsame Malen mit Ihnen als Therapeut kann die therapeutische Beziehung intensivieren. Das gemeinsame Malen kann der Festigung der therapeutischen Beziehung dienen, gleichzeitig haben Sie die Möglichkeit, die kreativen Fähigkeiten Ihres Patienten zu »testen«.

Eine Möglichkeit ist die des »Kritzelns«. Sicher kennen Sie die von Winnicott (1971) entwickelte Squiggletechnik, was auf Deutsch so viel wie kritzeln heißt. Beim »Kritzeln« oder »Schnörkelbildzeichnen« malen Sie als Therapeut einen oder mehrere Kritzel auf ein Blatt Papier und bitten dann Ihren Patienten, was immer er möchte daraus zu malen. Anschließend können Sie die Reihenfolge ändern und Ihr Patient beginnt mit einem Schnörkel, aus dem Sie dann etwas malen sollen.

Das Setting

Der Raum. Wenn Sie in Ihrer Praxis die Möglichkeit haben, ein eigenes Spiel- oder Malzimmer einzurichten, dann ist das mit Sicherheit eine gute Sache. Viele Familientherapeuten empfehlen die Einrichtung einer Spielecke mit Spielsachen, Malutensilien, Schreibtafel und Materialien für Bau- und Steckspiele (Cierpka, 2008; Keith & Whitaker, 1981; Zilbach, 1986; Zilbach et al., 1972).

Wenn dieses nicht möglich ist, kann sich der Spielbereich auch räumlich etwas von der eigentlichen Gesprächszone abgrenzen. Achten Sie bei der Einrichtung darauf, Material zur Verfügung zu stellen, das Kinder und Eltern als einladend empfinden und auch ein echtes Malen (Arbeiten) ermöglicht. Sie signalisieren alleine schon durch die Ausstattung und Präsentation des Mal- und Zeichenthemas die Meta-Botschaft, dass Kinder in dieser Praxis ernst genommen werden. Dieses wird übrigens nicht nur von den Kindern so empfunden, sondern gleichermaßen auch von den Eltern oder Bezugspersonen.

Sie schaffen durch die professionelle Aufbereitung des Themas (auch durch die richtige Auswahl der Zeichenvorlagen aus diesem Buch) eine Ernsthaftigkeit und gleichzeitig gute Bedingungen, dass niemand auf die Idee kommt oder auch nur denken würde: »In der Praxis malen die ja nur … – ob das wirklich Therapie ist?!«

Die Ausstattung. Neben einem geeigneten Ort für das Malen und Zeichnen ist eine professionelle Ausstattung ebenfalls hilfreich. Zur Grundausstattung gehören:

- Wachsmalstifte
- Buntstifte
- Filzstifte
- Bleistifte
- Radiergummi
- Schere
- DIN-A3-Papier

- DIN-A4-Papier
- Tonpapier
- Klarsichthüllen für den sicheren Transport nach Hause
- Laminiergerät und Laminierhüllen

Wenn Sie keinen eigenen Mal- und Zeichentisch haben, dann ist eine große Schreibtischunterlage sicherlich hilfreich.

Die richtige Einstellung: auf jeden Fall (aus-)probieren

Nur wenn Sie wirklich Freude an kreativen Techniken und den damit verbundenen »Zeichnungen oder Basteleien« haben, werden Sie die kreativen Techniken und Vorlagen aus diesem Tools-Buch glaubhaft und effektiv einsetzen können. Aber auch wenn Sie so gar keine Lust am Malen und Zeichnen haben, möchten wir Sie ermuntern und ermutigen, vielleicht die eine oder andere neue Zeichenvorlage doch einmal mit Ihrem Patienten auszuprobieren.

Ein Kollege, der sich auf einem Seminar zunächst ganz entrüstet zeigte, weil er ein Bild mit Wachsmalstiften malen sollte, setzt diese seither regelmäßig und begeistert in seiner Arbeit mit seinen Patienten ein. Probieren Sie es einfach mal aus.

Unser Tipp: Tauschen Sie sich mit Kollegen aus, zum Beispiel im Rahmen Ihrer Intervisionsgruppe oder Qualitätszirkel. Schlagen Sie doch einmal vor, über die Zeichnungen Ihrer Patienten zu sprechen, oder tauschen Sie sich darüber aus, wer welche Dinge zeichnen lässt bzw. wer wie an welche Themen »zeichnerisch« herangeht.

Vielleicht haben Sie auch Lust sich zu einem Zeichenkurs anzumelden.

Lassen Sie malen und zeichnen!
Testen Sie!
Seien Sie kreativ und lassen Sie Ihre Patienten kreativ arbeiten!

Umgang mit den Zeichnungen

Kopie für Ihre Akten. Als Therapeut entscheiden Sie, was mit den Zeichnungen geschehen soll, die Ihre Patienten in der Therapie malen, zeichnen und basteln. Da Zeichnungen sowohl eine diagnostische als auch eine interventionstechnische Bedeutung haben, sollten Sie immer eine Kopie für Ihre Akten machen.

Mit nach Hause geben? Zeichnungen von Kindern und Jugendlichen werden meistens zur Externalisierung von Problemen und zur »Internalisierung« von Ressourcen und Lösungsvisionen genutzt. Die Zeichnungen können Ihren Patienten aber auch helfen, einmal die Sichtweise zu verändern. Dieses »von außen schauen« kann auch zu Hause hilfreich sein. Deshalb kann es in vielen Fällen Sinn ergeben, die Zeichnungen mit nach Hause zu geben, damit diese dort eine »Depotwirkung« entfalten können. Ein Bild von einem sicherer Ort oder einer positiven Fähigkeit oder einem helfenden Team können zu Hause an einem gut sichtbaren Ort (z. B. auf dem Schreibtisch, Nachttisch, am Spiegel usw.) oder in einem Hefter oder Block oder verkleinert (und laminiert) in einem Etui oder Mäppchen gute Dienste tun. Ein Bild kann auch Teil eines Rituals werden, indem zum Beispiel bei einem Gute-Nacht-Ritual in einen gemalten Tresor vor dem Schlafengehen negative Gedanken eingesperrt werden oder ein gemalter Helfer so noch besser imaginiert werden kann.

Zeitlicher Einsatz und Evaluation

Beim zeitlichen Einsatz müssen Sie Ihr therapeutisches Gespür entscheiden lassen. Sie haben hier alle Möglichkeiten von Anfang bis Ende der Therapie.

Die Möglichkeit der Evaluation mit ein und demselben Zeichenthema ist eine schöne Technik, um Ihrem Patienten seine Therapiefortschritte zu verdeutlichen: Geeignet wäre hierzu zum Beispiel Arbeitsblatt 1 oder 2 *Das bin ich*, das Ihr Patient zum Beginn, in der Mitte und zum Ende der Therapie ausmalen kann. Oder Sie nutzen eines der Skalierungsbilder (s. Kap. 8), je nach Geschmack Ihres Patienten lassen Sie ihn seine jeweiligen Therapiefortschritte immer wieder in dem Bild eintragen.

Die Bedeutung von Kinderzeichnungen

Der Umgang mit Stiften, Malen und Zeichnen gehört zur normalen Entwicklung eines jeden Kindes. Ab dem beginnenden zweiten Lebensjahr ist das normal entwickelte Kind in der Lage, Papier und Stifte zu gebrauchen und seine eigenen Spuren zu hinterlassen. Kinder können ihre Zeichnungen als eigene Sprache nutzen, mit der sie ihre Gedanken und Bilder ausdrücken können, bevor sie diese in Worte fassen können. Kinderzeichnungen können auch eine Art »Geheimsprache« sein, weshalb sie manchmal auch als direkter Weg zur Psyche eines Kindes bezeichnet werden. Sie haben sicherlich auch schon oft festgestellt, dass ein Kind in einem Bild ausdrückt, was es beschäftigt. Auch wenn die Darstellungsart oft eine ganz eigene Art und Weise ist, so stellt es auf seine eigene Art dar, wie es seine Lebenssituation wahrnimmt. Das Kind malt seine Eindrücke, nicht seine visuellen Beobachtungen (DiLeo, 1970).

Fast alle Kinder lieben das Malen, da es eine Aktivität ist, die frei von inhaltlichen Einschränkungen oder Begrenzungen der Umwelt ist. Kinderzeichnungen können deshalb sowohl diagnostisch als auch therapeutisch von großem Wert sein. In diagnostischer Hinsicht ist die Bedeutung von Kinderzeichnungen jedoch nicht unumstritten (Jolley & Vulic-Prtoric, 2001).

Die Deutung von Kinderbildern: umstritten und nicht immer eindeutig!

Wie Sie wissen, ist die diagnostische Bedeutung von Kinderzeichnungen wissenschaftlich nicht unumstritten. Die häufige Übergeneralisierung und einseitige Deutungen im Bereich der Diagnostik von kindlichen Missbrauchserfahrungen haben sicherlich dazu beigetragen, dass Kinderzeichnungen als eindeutiges diagnostisches Instrument nicht anerkannt, sondern sogar etwas in Verruf geraten sind.

Billmann-Mahecha (1994) fordert einen behutsamen Umgang in der Anwendung des vorhandenen Wissens in Bezug auf die Interpretation von Einzelzeichnungen. Selbst statistische Häufigkeiten sind kein Hinweis auf eine eindeutige Interpretation oder Deutung einer Zeichnung. Ein durchgestrichenes Gesicht oder ein rotes Bein könnten auch ein misslungener Ausmalversuch oder die falsche Farbwahl sein. »Normale« Kinder können Bilder malen, die wie Ereignisse traumatisierter Kinder aussehen, und auch traumatisierte Kinder können schöne und unverfänglich aussehende Bilder malen.

Aber hilfreich!

Kinderzeichnungen sind in der Praxis hilfreich, da diese einen Zugang zum Erleben des Kindes ermöglichen können. Die Zeichnungen sollten aber immer hinterfragt werden. Die Befragung des Kindes ist hier in vielen Fällen sicher hilfreicher als eine vorschnelle Interpretation.

Vertrauen Sie auf Ihr therapeutisches Gespür und ziehen Sie im Zweifelsfall weitere Fachleute zu Rate.

10 Gründe für den Einsatz von Mal- und Zeichenvorlagen in der Psychotherapie mit Kindern und Jugendlichen

(1) schnellerer und leichterer Einstieg in die Therapie und auch zu Emotionen
(2) bessere Verankerung der Therapieinhalte durch aktive kreative Vertiefung und Verarbeitung
(3) Reduktion des sprachlichen Übergewichtes in der Therapie: »Nicht immer nur reden ...!«
(4) Erweiterung der Repertoires durch nicht-sprachliche Methoden auf der nonverbalen Ebene
(5) Nutzung zusätzlicher Sinneskanäle
(6) Mobilisierung von therapeutischem Wissen durch die implizite Förderung von Kreativität
(7) Hürdenabbau durch die sprachlich geringeren intellektuellen Ansprüche an den Patienten
(8) Förderung von Leichtigkeit, Freude, Kreativität und positiver Kommunikation und Entspannung in der Therapiesituation
(9) Herstellen einer besseren Verbindung zwischen Körper und Geist
(10) leichteres Verstehen von Gedanken und Gefühlen und dem daraus folgenden Verhalten durch die eigene Visualisierung

Gestaltung und Einsatz der Arbeitsblätter

Die Arbeitsblätter und Materialien sollen Ihnen im täglichen Praxisalltag eine konkrete Hilfestellung sein. Um sich in diesem Tools-Buch direkt und schnell zurechtzufinden, ist dieses Buch mit verschiedenen Icons ausgestattet. Mit Hilfe dieser Icons sind Sie schnell in der Lage zu erfassen, welche Informationen Ihrer besonderen Aufmerksamkeit bedürfen oder welche Arbeitsblätter für welche Patienten geeignet sind. Die folgenden Icons werden Ihnen innerhalb des Buches begegnen.

T **Therapeut:** Dieses Icon verdeutlicht, dass das Arbeitsblatt von den Therapeuten selbst verwendet werden soll.

K **Kind:** Dieses Icon zeigt an, dass das Arbeitsblatt von den Kindern selbst verwendet werden soll.

J **Jugendliche:** Diese Arbeitsblätter enthalten Aufgaben, die für Jugendliche spezifische Anforderungen und Kompetenzen berücksichtigen.

Hier passiert was: An diesen Stellen werden Handlungsanweisungen vergeben.

Wie sag ich's? Dieses Icon signalisiert, dass der Therapeut dem Patienten etwas vorliest.

Gleichstellung

Aus Gründen der besseren Lesbarkeit des Textes wurde, sofern es sich nicht um Zitate handelt, auf die Schreibweise »-er/Innen« verzichtet. Generell wurden stattdessen die Begriffe stets in der kürzeren, männlichen Schreibweise (z. B. Psychotherapeut) verwendet.

1 Hallo, das bin ich!

Manchmal ist es gerade in der ersten Stunde nicht so einfach, Kinder zu motivieren, von sich zu erzählen.

Zum »Aufwärmen«

Als Warming-up können Sie als Therapeut Ihren Patienten bitten, etwas von sich, aus seiner Lebenswelt zu zeichnen, beispielsweise seine Familie, das Zuhause, oder Sie fordern ihn auf zu malen, wer zu seiner Familie dazugehört (Vogt-Hillmann, 1999; Zilbach et al., 1972; Zilbach, 1986).

Mithilfe von Zeichnungen können Sie Ihren kleinen und großen Patienten einen einfachen Einstieg in viele Themen ermöglichen und gerade die Kennenlernphase erleichtern, auch dann, wenn die Patienten nicht (gerne) reden möchten.

Eine gute Eröffnung sind Steckbriefe, die zusammen mit dem Kind erstellt werden können oder auf einem vorgedruckten Blatt ergänzt werden: den eigenen Namen in farbigen Buchstaben, Alter, Lieblingsessen, Lieblingsfarbe, Lieblingstier, Lieblingsfernsehsendung, Lieblingsbeschäftigung, etwas, das es gut kann oder erreicht hat.

In diesem Kapitel finden Sie eine Auswahl an Zeichenvorlagen, die Ihnen helfen, Ihren Patienten besser kennenzulernen und erste diagnostische Erkenntnisse zu gewinnen.

Geben Sie Ihrem Patienten so wenig wie möglich vor. Ermutigen Sie ihn, kreativ zu sein und sich an keine Grenzen zu halten. Fragen Sie ihn ruhig, ob er neben den Stiften eventuell Bastelmaterialien, Schere oder Kleber oder mehr Papier benötigt, weil er vielleicht eine der Vorlagen zu den Seiten vergrößern möchte.

In diesem Kapitel finden Sie Malvorlagen zu den folgenden Themen:

Thema	**Name**	**Seite**
Selbstbild	AB 1 *Das bin ich* (Bilderrahmen)	20
	AB 2 *Das bin ich* (Bilderrahmen)	21
Name	AB 3 *So heiße ich*	22
	AB 4 *Mein Name und was die einzelnen Buchstaben über mich verraten*	23
Essen/Ernährung	AB 5 *Das esse ich gerne*	24
	AB 6 *Das esse ich gar nicht gerne!*	25
Hobbys	AB 7 *Meine Hobbys*	26
Sport/Bewegung	AB 8 *Sport und Bewegung: Was ich gerne mache*	27
Computer und Co.	AB 9 *So sieht es auf meinem Smartphone aus*	28
	AB 10 *So sieht es auf meinem Computer/Laptop/Tablet aus*	29
Ressourcen/Ziele	AB 11 *Das kann ich besonders gut*	30
	AB 12 *Das möchte ich gerne lernen*	31
	AB 13 *Davon hätte ich gerne mehr oder weniger*	32
Glaube/Religion	AB 14 *Daran glaube ich*	33

Thema	**Name**	**Seite**
Tagesstruktur	AB 15 *Mein Tag im Kindergarten*	34
	AB 16 *Mein Schultag*	35
	AB 17 *Meine Woche und mein Wochenende*	36
Zu Hause	AB 18 *Hier wohne ich*	37
	AB 19 *Wenn ich aus meinem Fenster schaue*	38
	AB 20 *So sieht mein Zimmer aus*	39
	AB 21 *In meinem Schrank*	40

Zeichne dein Gesicht oder dich als ganze Person in diesen Bilderrahmen. Du hast alle Möglichkeiten und darfst dich genauso darstellen, wie du es möchtest!

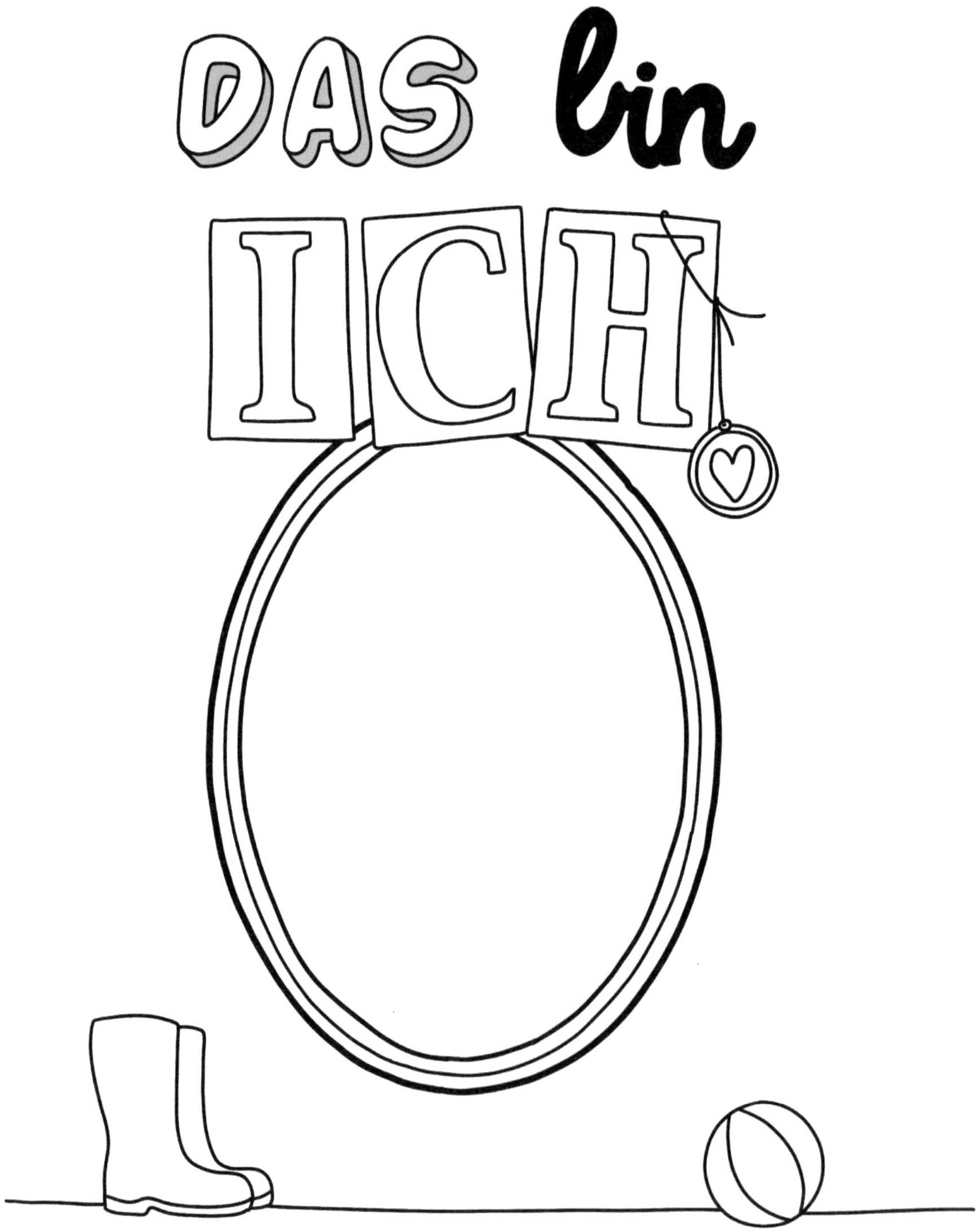

Zeichne dein Gesicht oder dich als ganze Person in diesen Bilderrahmen. Du hast alle Möglichkeiten und darfst dich genauso darstellen, wie du es möchtest!

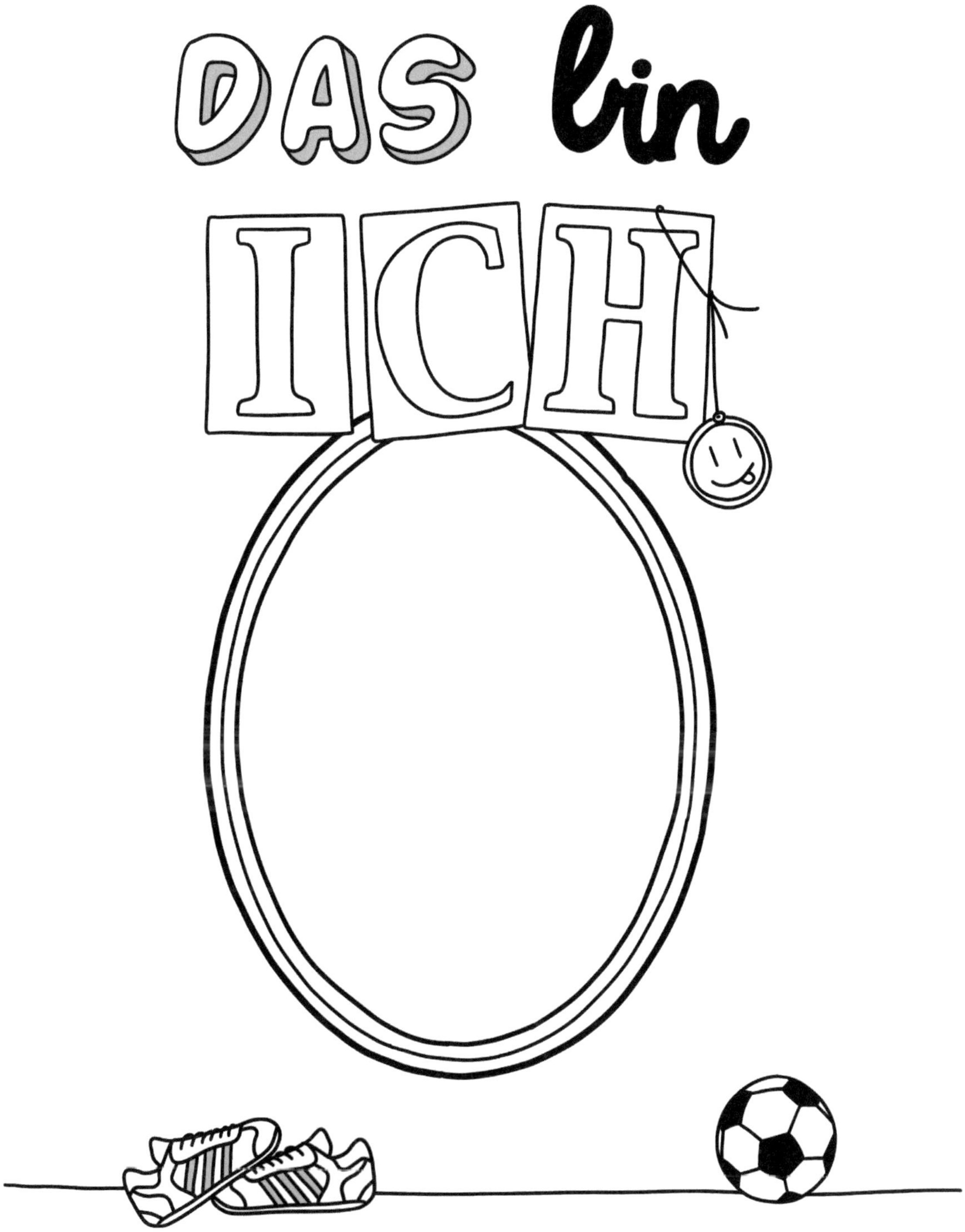

So heiße ich

Schreibe deinen Namen auf die Tafel. Wenn du magst, kannst du das restliche Bild auch gerne noch verschönern! Was fällt dir alles zu deinem Namen ein? Weißt du, was dein Name bedeutet? …

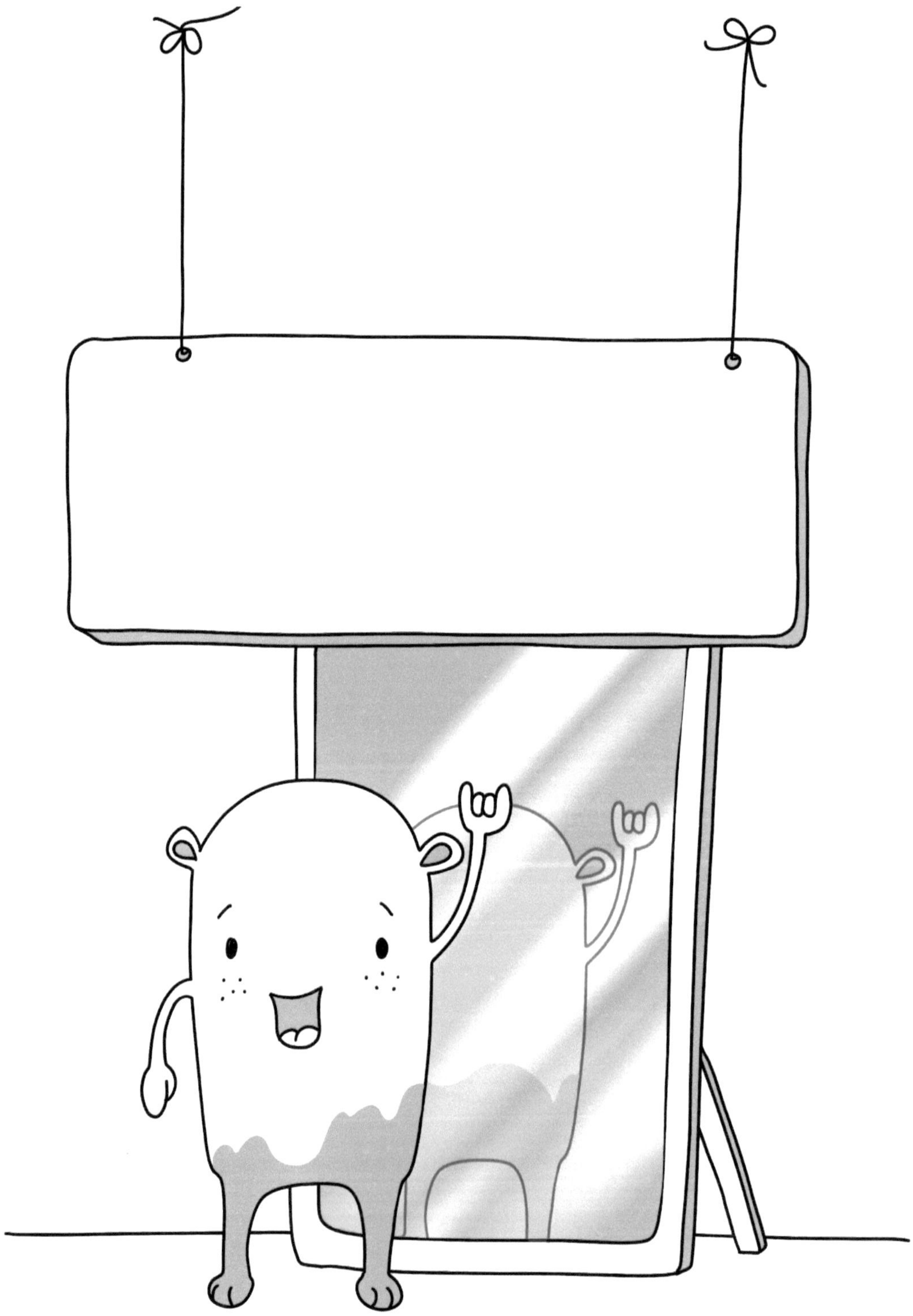

AB 4

Mein Name und was die einzelnen Buchstaben über mich verraten

K J

Trage die einzelnen Buchstaben deines Namens von oben nach unten in die Würfel ein. Notiere neben den Würfeln zu jedem Buchstaben ein Wort, das dich beschreibt, etwas was du gut kannst …

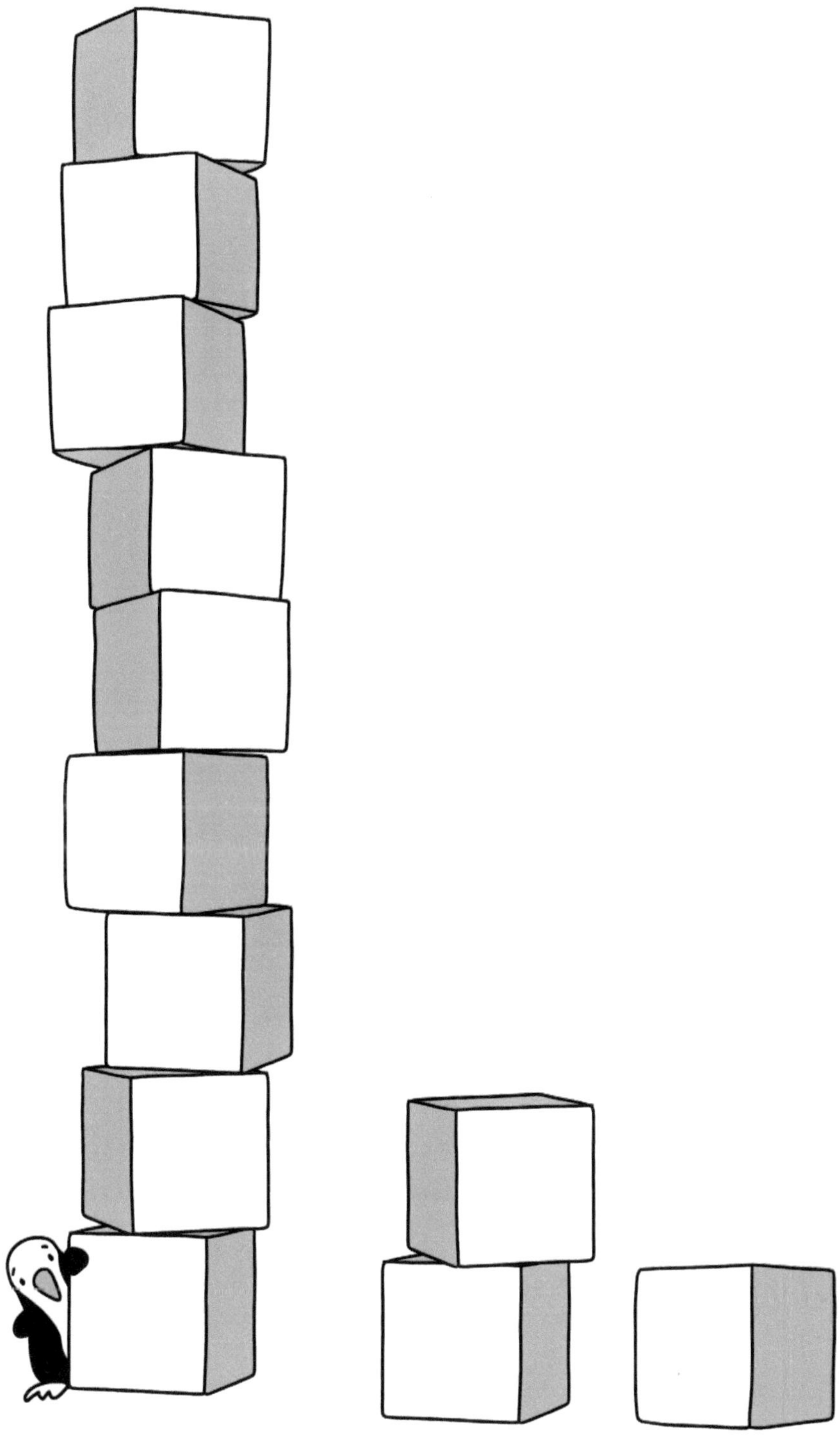

AB 5 **Das esse ich gerne** K J

Zeichne alle Dinge, die du gerne isst, in den Einkaufswagen oder male diese im Regal an. Du kannst auch noch mehr Regale mit anderen Sachen zeichnen und ausmalen.

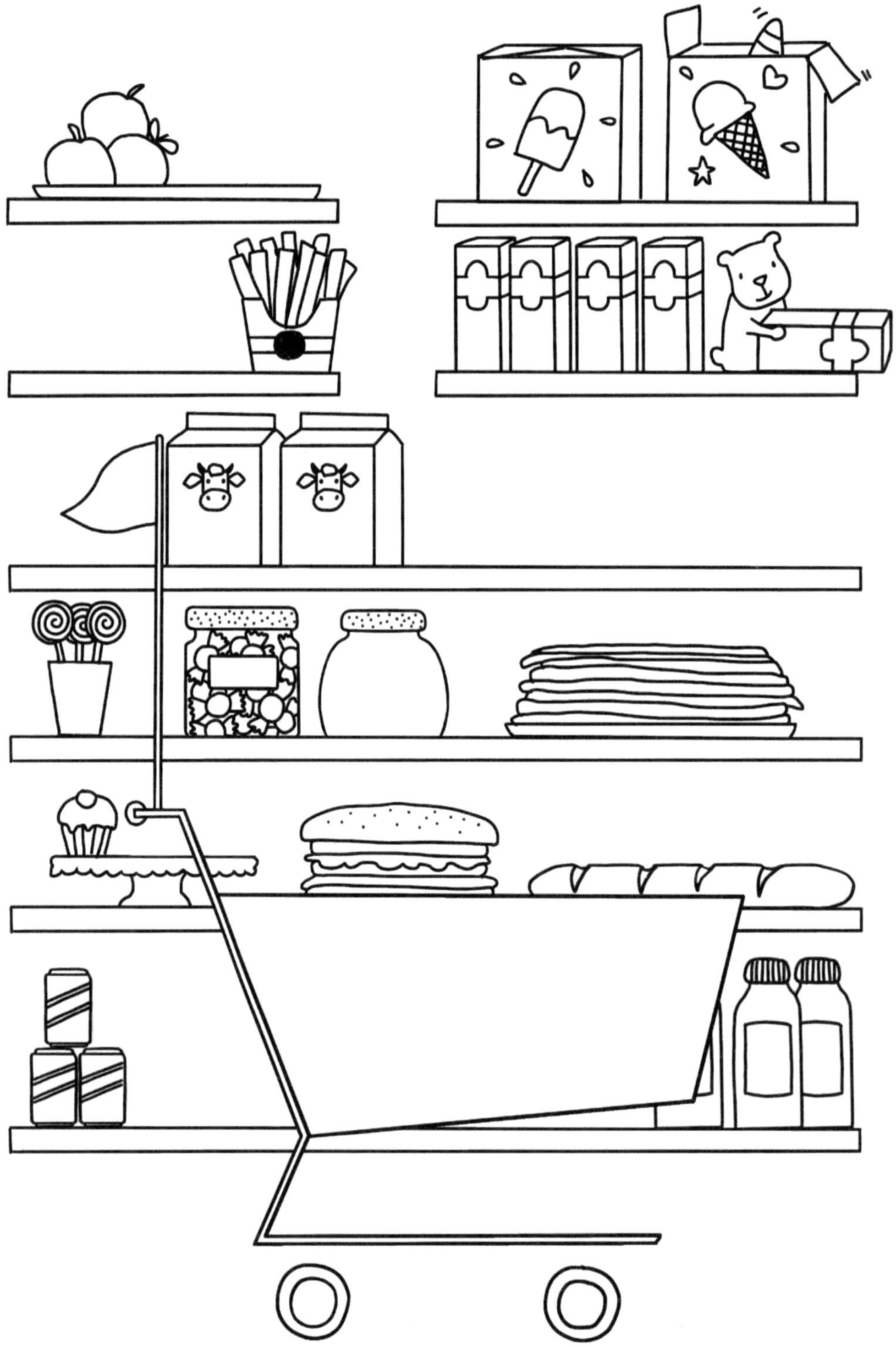

AB 6	Das esse ich gar nicht gerne!	K J

Male die Dinge auf deinen Teller, die du gar nicht gerne essen magst!

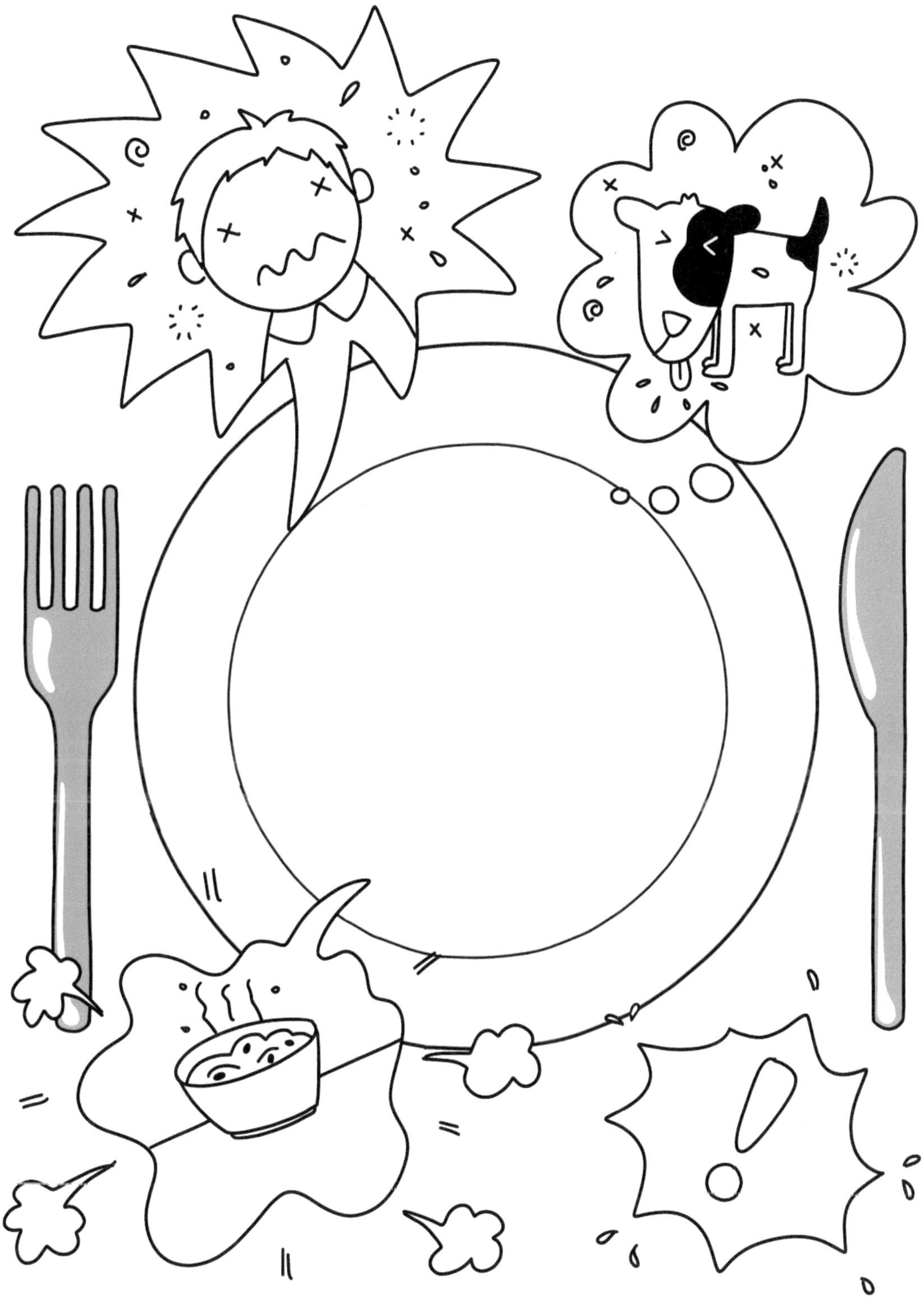

AB 7 **Meine Hobbys** K J

Was machst du am liebsten in deiner Freizeit? Du kannst die Bilder oder die freien Kästchen nutzen, die Zeichnungen ausmalen, die, die du nicht magst, durchstreichen oder andere dazu malen.

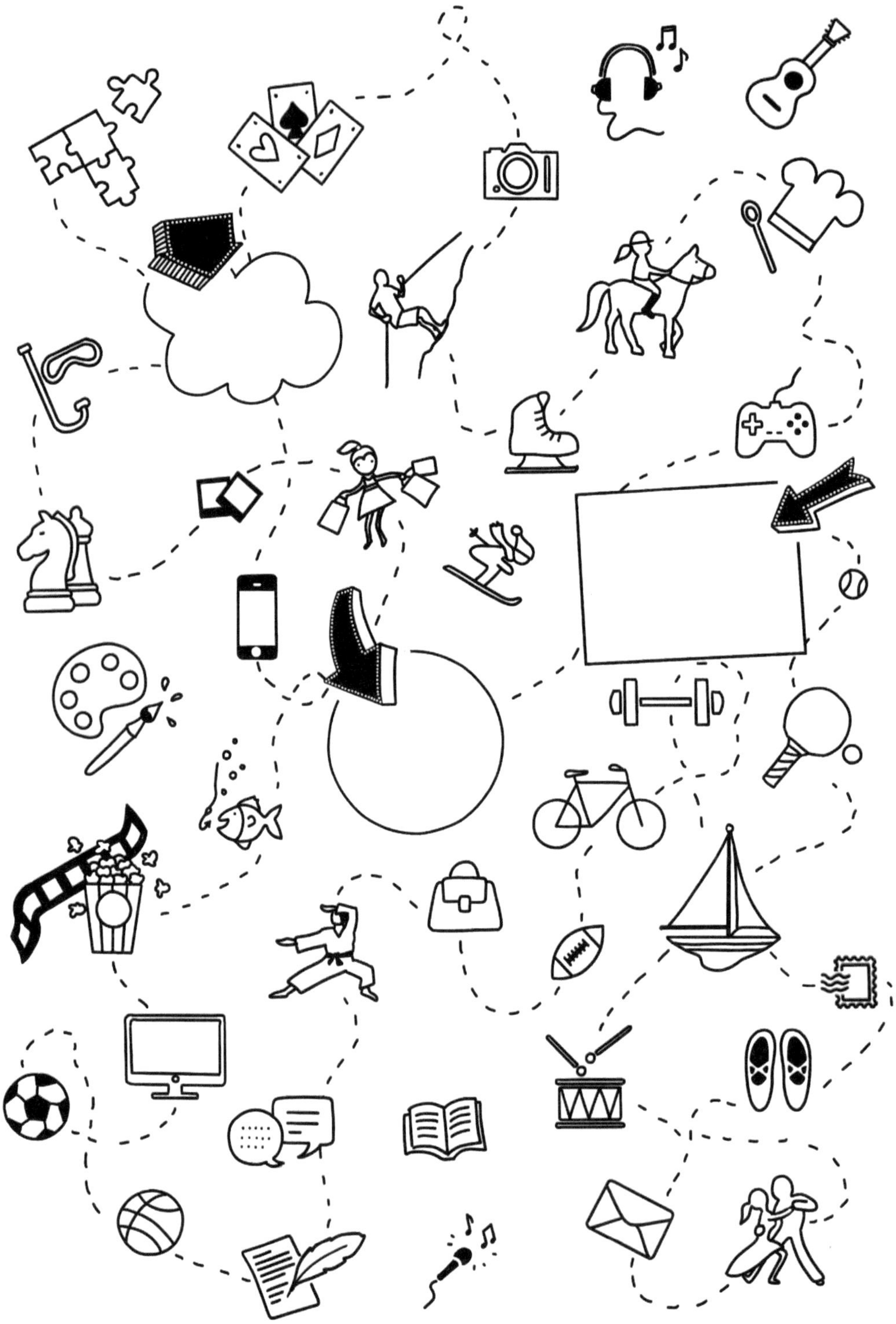

Sport und Bewegung: Was ich gerne mache

K J

Zeichne dich bei deinem Lieblingssport!

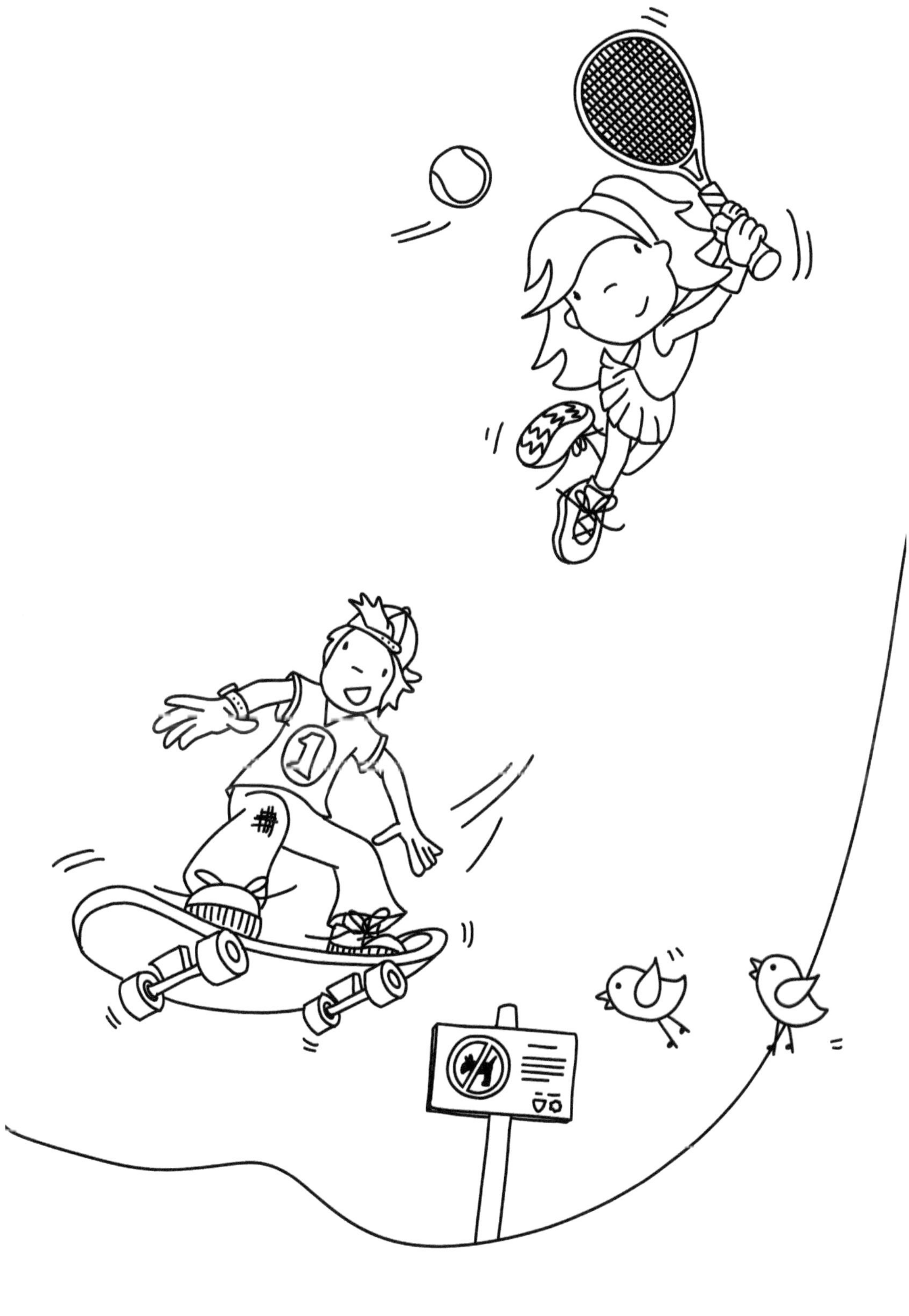

So sieht es auf meinem Smartphone aus

Welche Apps magst du am liebsten? Und welche Apps hast du noch auf deinem Handy? Wie viel Zeit verbringst du mit deinem Handy am Tag?

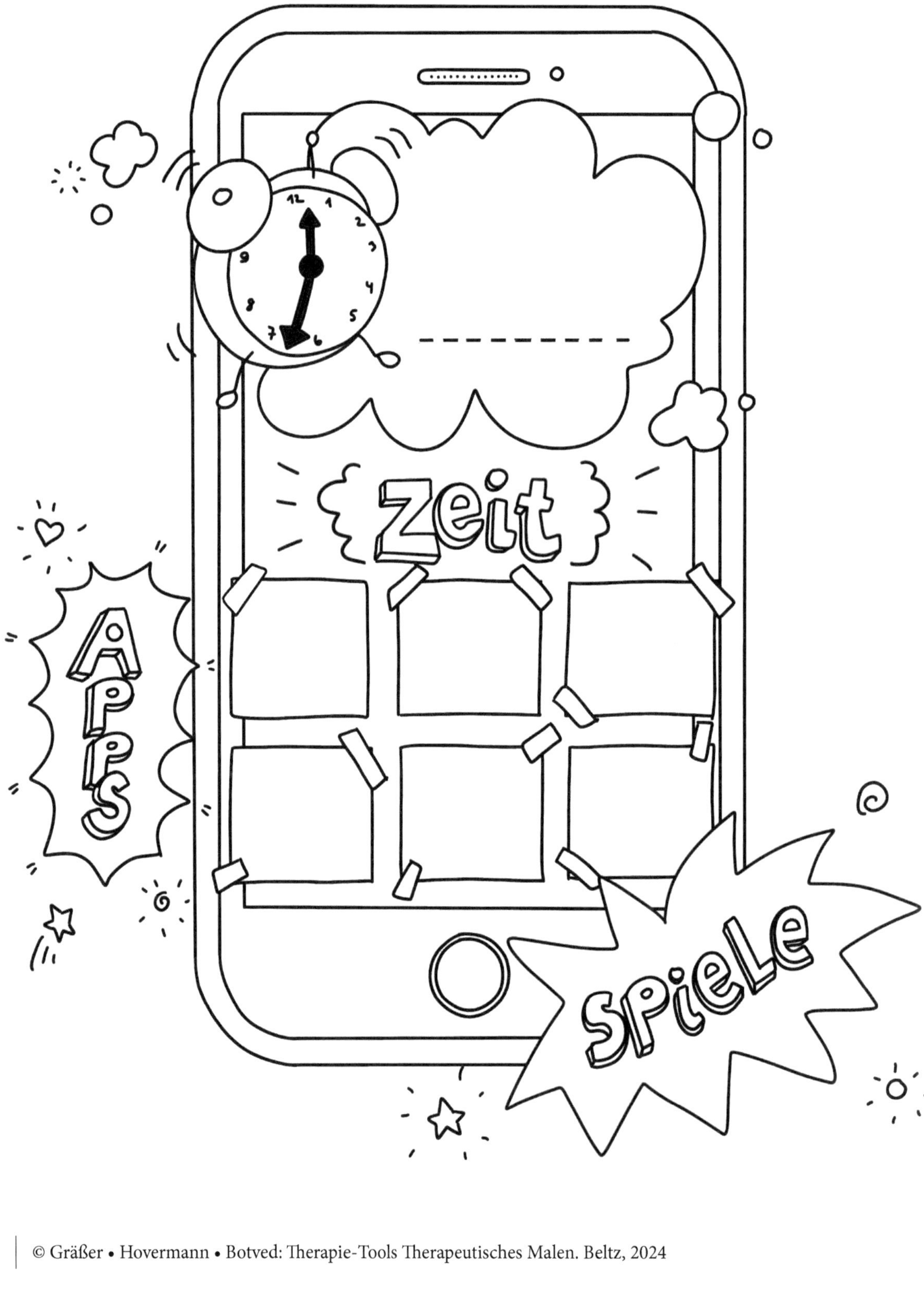

AB 10 So sieht es auf meinem Computer/Laptop/Tablet aus

K J

Was machst du am liebsten am Computer/Laptop/Tablet? Ergänze das Bild mit allem, was dir zum Thema Computer einfällt! Wie viel Zeit verbringst du jeden Tag an deinem Computer/Laptop/Tablet?

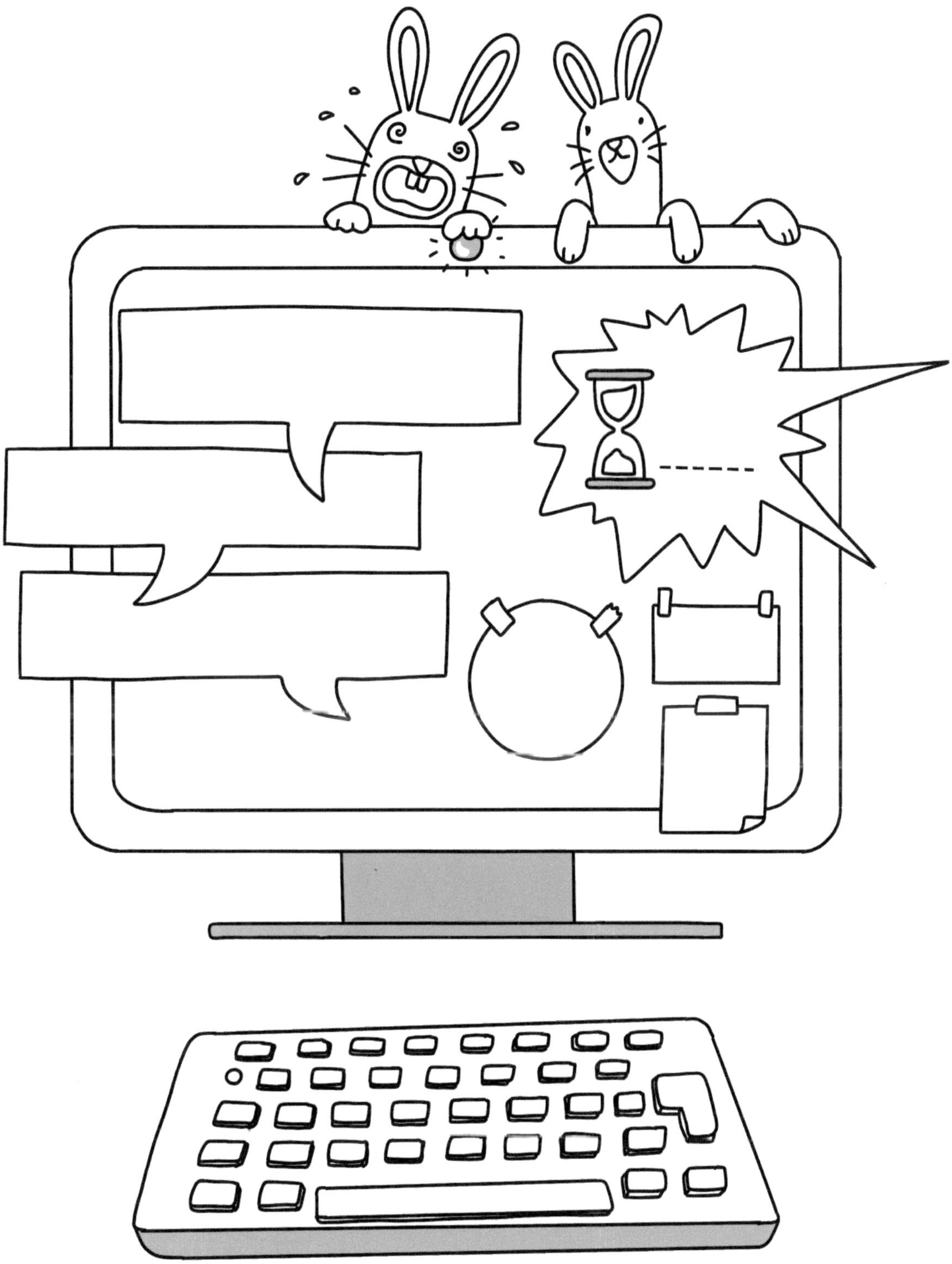

Das kann ich besonders gut

Fülle die Ballons mit deinen Talenten. Worin bist du richtig gut? Was kannst du gut?

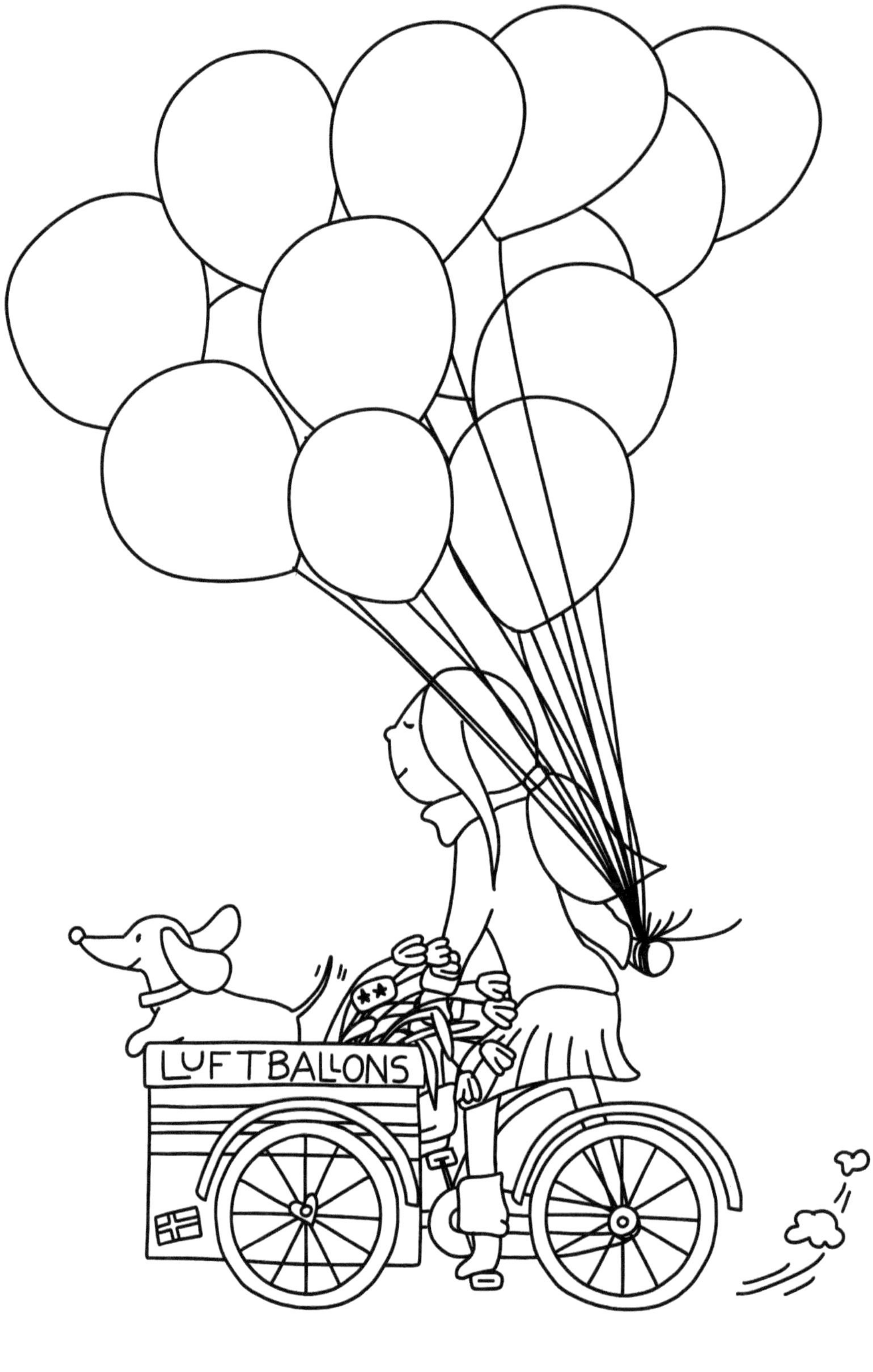

Das möchte ich gerne lernen

K J

Was möchtest du gerne können, lernen, ausprobieren oder wissen? Schreibe oder male es auf.

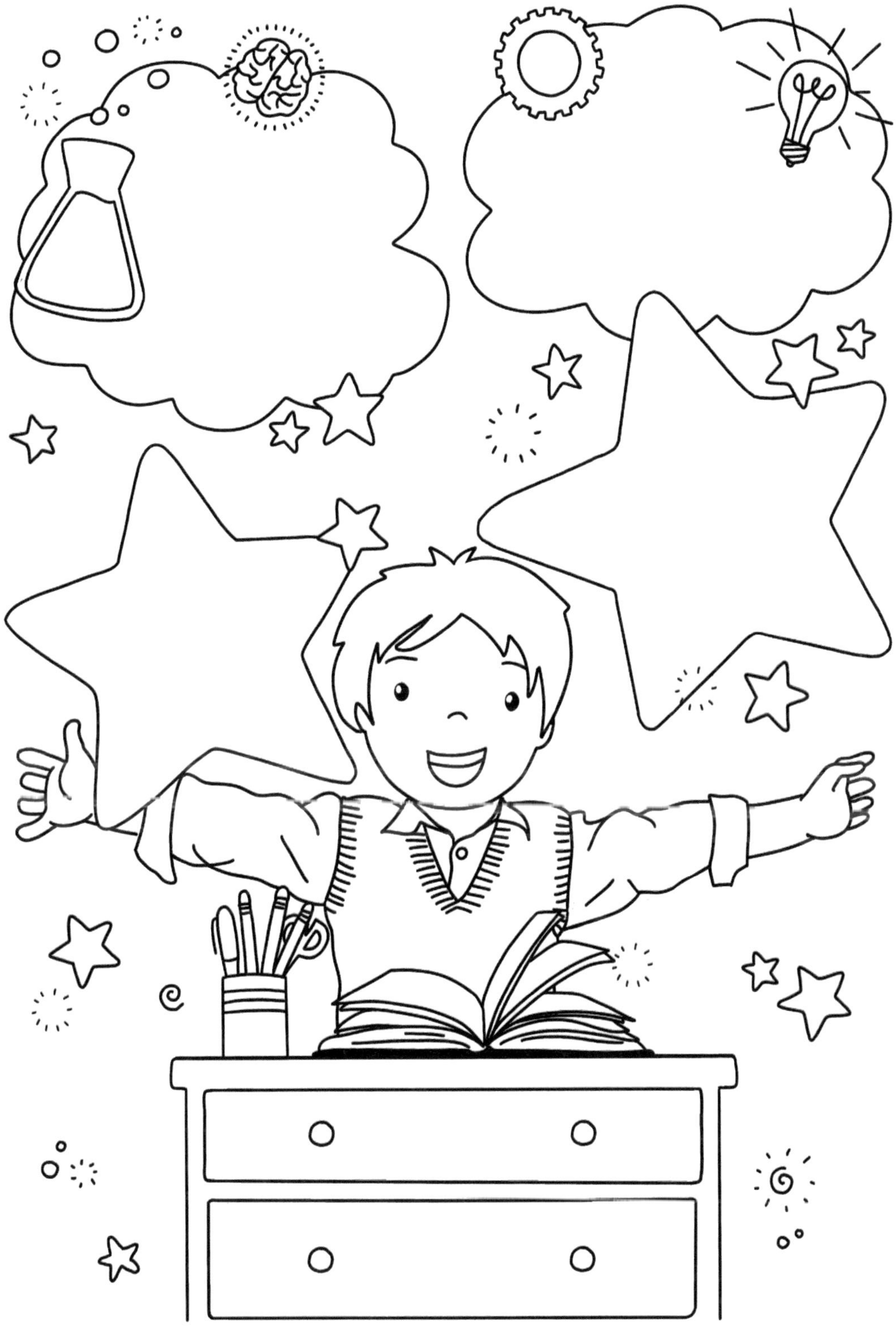

AB 13 Davon hätte ich gerne mehr oder weniger

K J

Schreibe oder zeichne in die Kisten, was du gerne mehr oder weniger hättest. Wenn du möchtest, nutze für »Mehr« die Farbe Grün und für »Weniger« die Farbe Rot! Du darfst auch gerne weitere Kisten dazu malen.

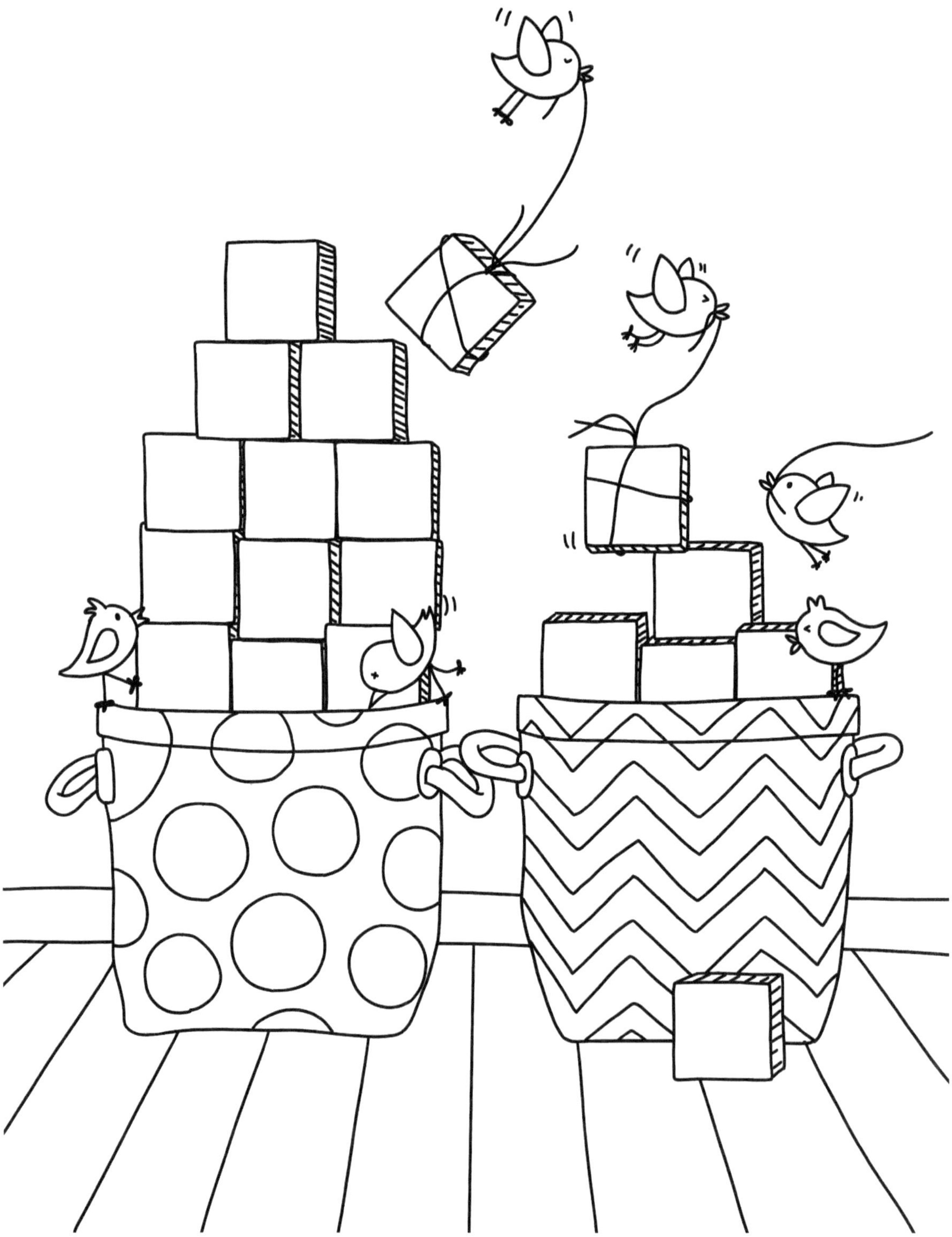

AB 14 **Daran glaube ich** K J

Male und/oder schreibe, an was du glaubst oder was dich »Berge versetzen« lässt!

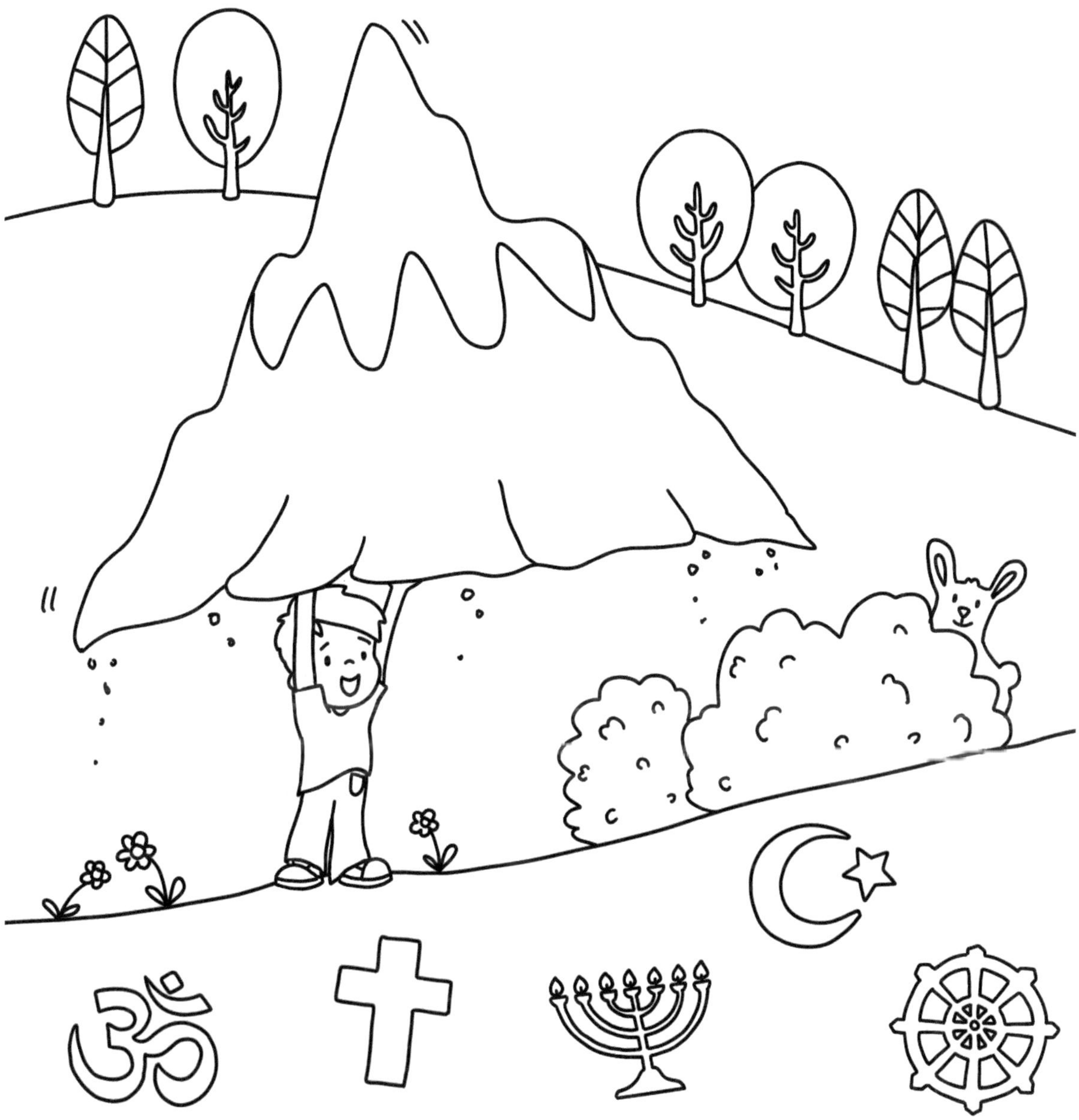

AB 15 Mein Tag im Kindergarten K J

Male deinen Tag im Kindergarten. In der Mitte kannst du dein schönstes Erlebnis oder deinen besten Freund / deine beste Freundin malen. Du entscheidest! Du darfst das Bild auch ergänzen und verschönern!

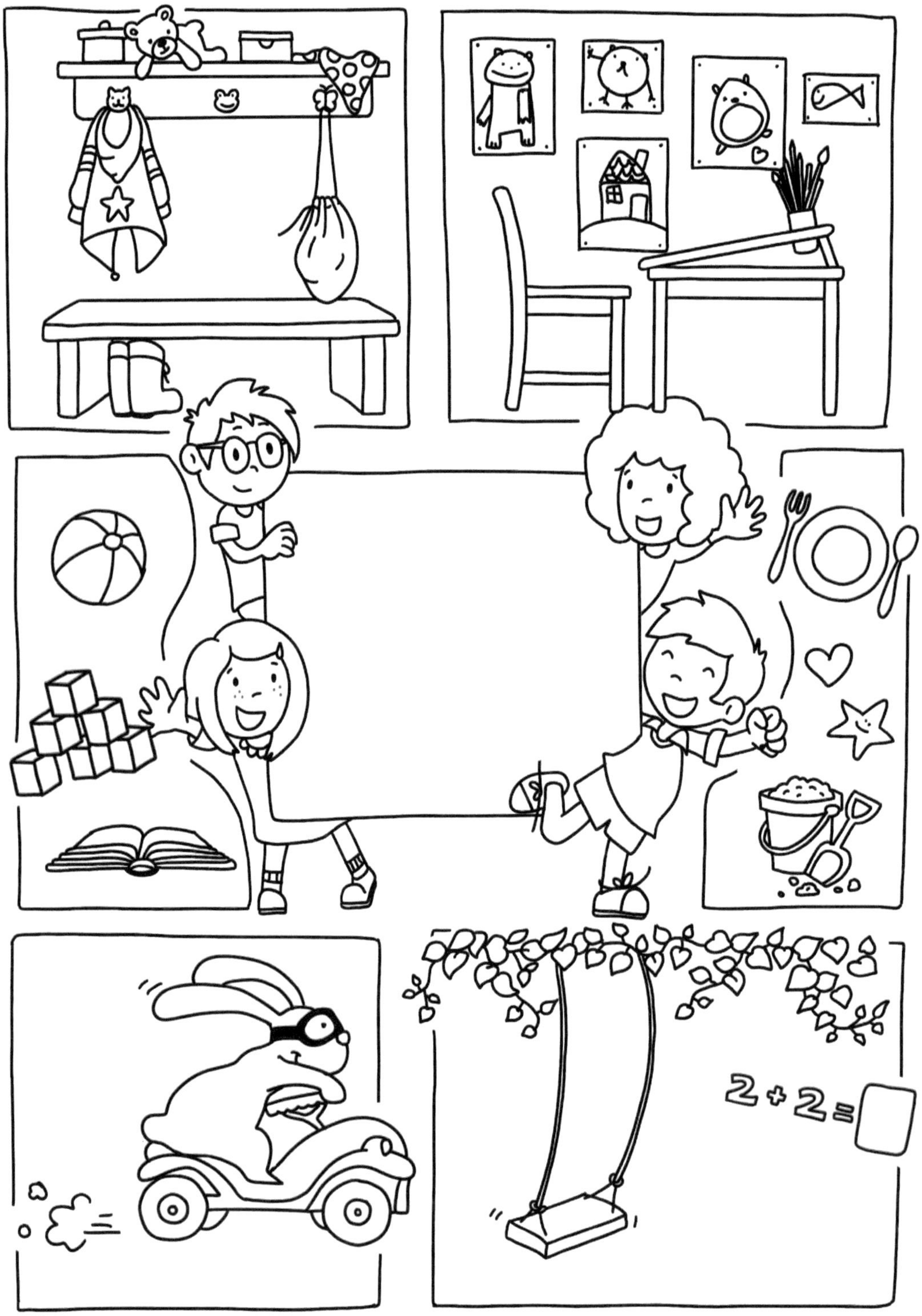

Male, wie dein Tag in der Schule war. Zeichne eines deiner Erlebnisse aus der Schule in das Bild. Du entscheidest, welches! Du darfst das Bild auch ergänzen, ausmalen und verschönern!

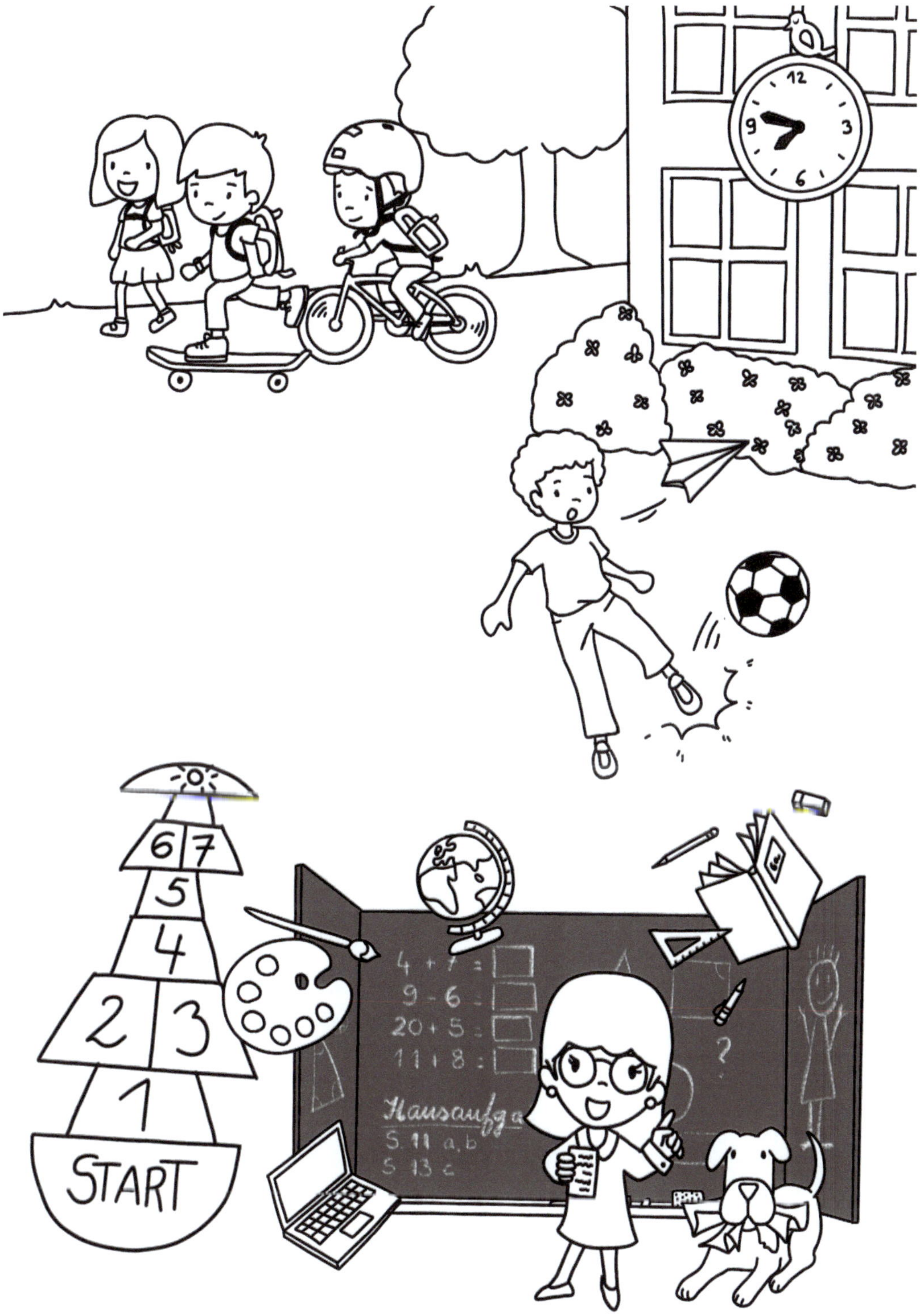

AB 17 ## Meine Woche und mein Wochenende **K J**

Schreibe oder male deinen Wochenplan. Was hast du vor? Auf was freust du dich? Was musst du an einem bestimmten Tag erledigen? Was ist der Höhepunkt der Woche?

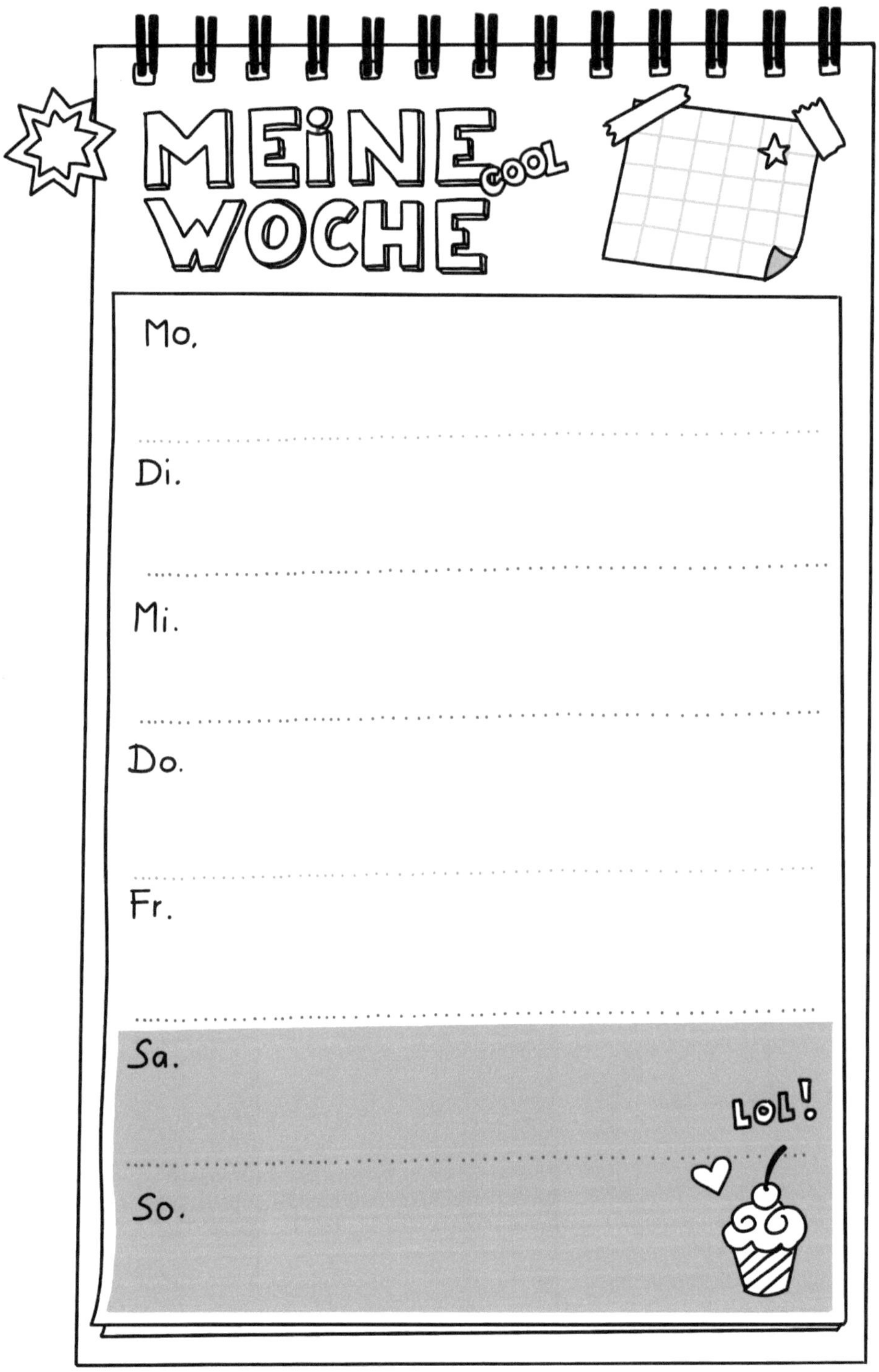

Zeichne alle Dinge, die deinen Wohnort gut beschreiben. Du kannst auch noch mehr Dinge und Besonderheiten oder andere Sachen in das Bild zeichnen oder es einfach nur ausmalen.

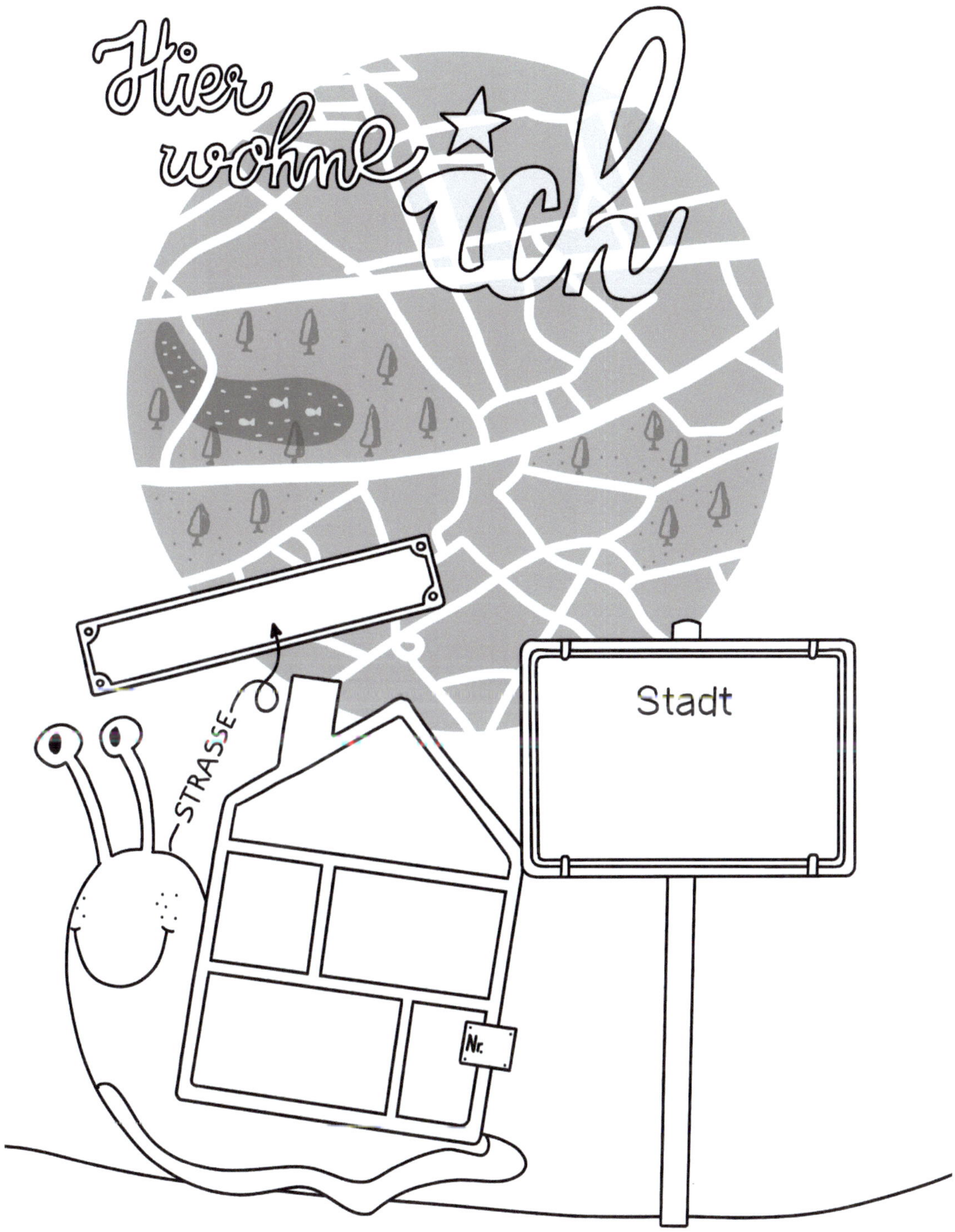

AB 19 Wenn ich aus meinem Fenster schaue

K J

Was siehst du, wenn du aus deinem Fenster schaust? Wenn du möchtest, kannst du aber auch zeichnen oder schreiben, was du gerne sehen würdest.

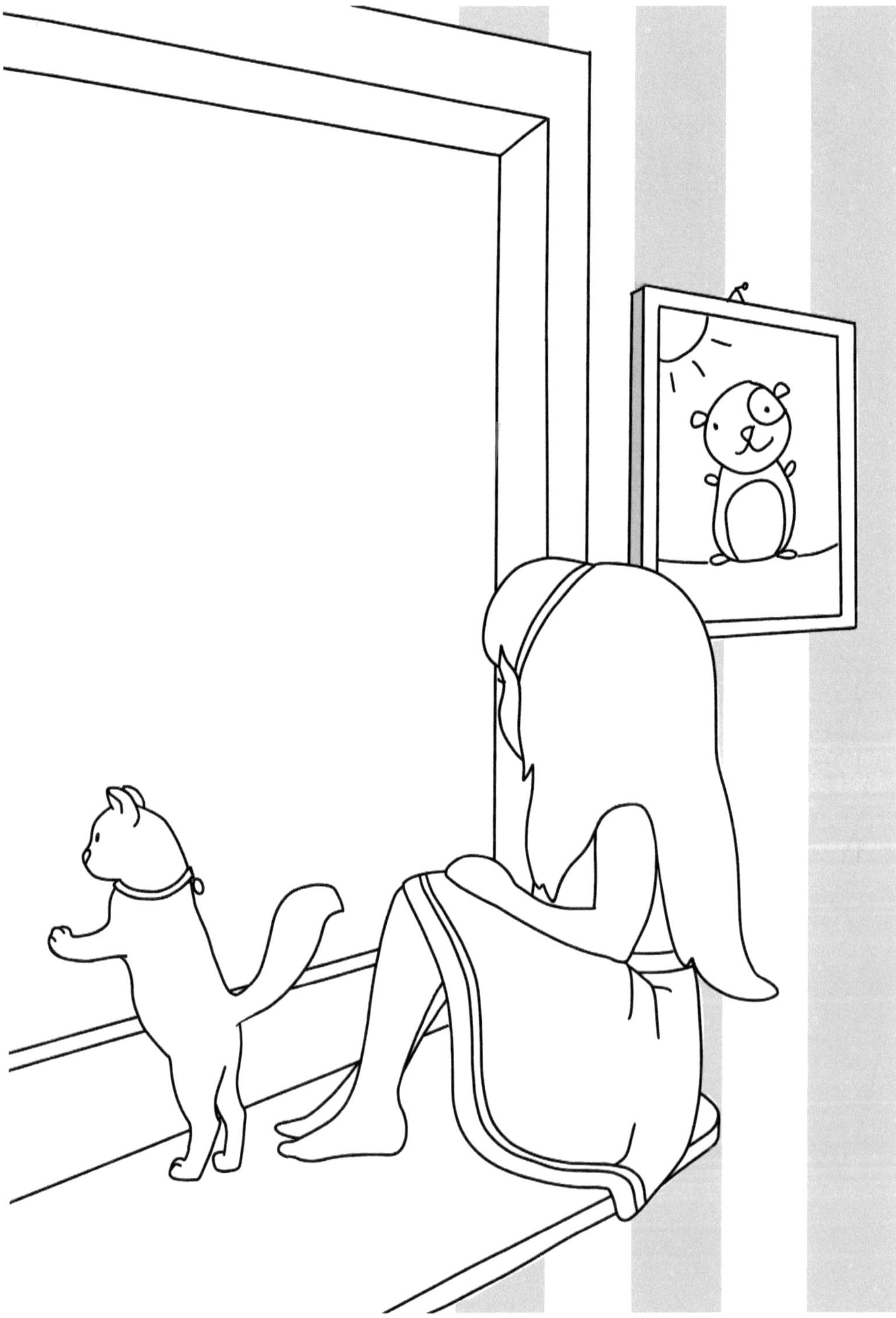

So sieht mein Zimmer aus

K J

Male dein Zimmer oder wie du es gerne hättest. Alles ist erlaubt … vom Hochbett bis zur Höhle!

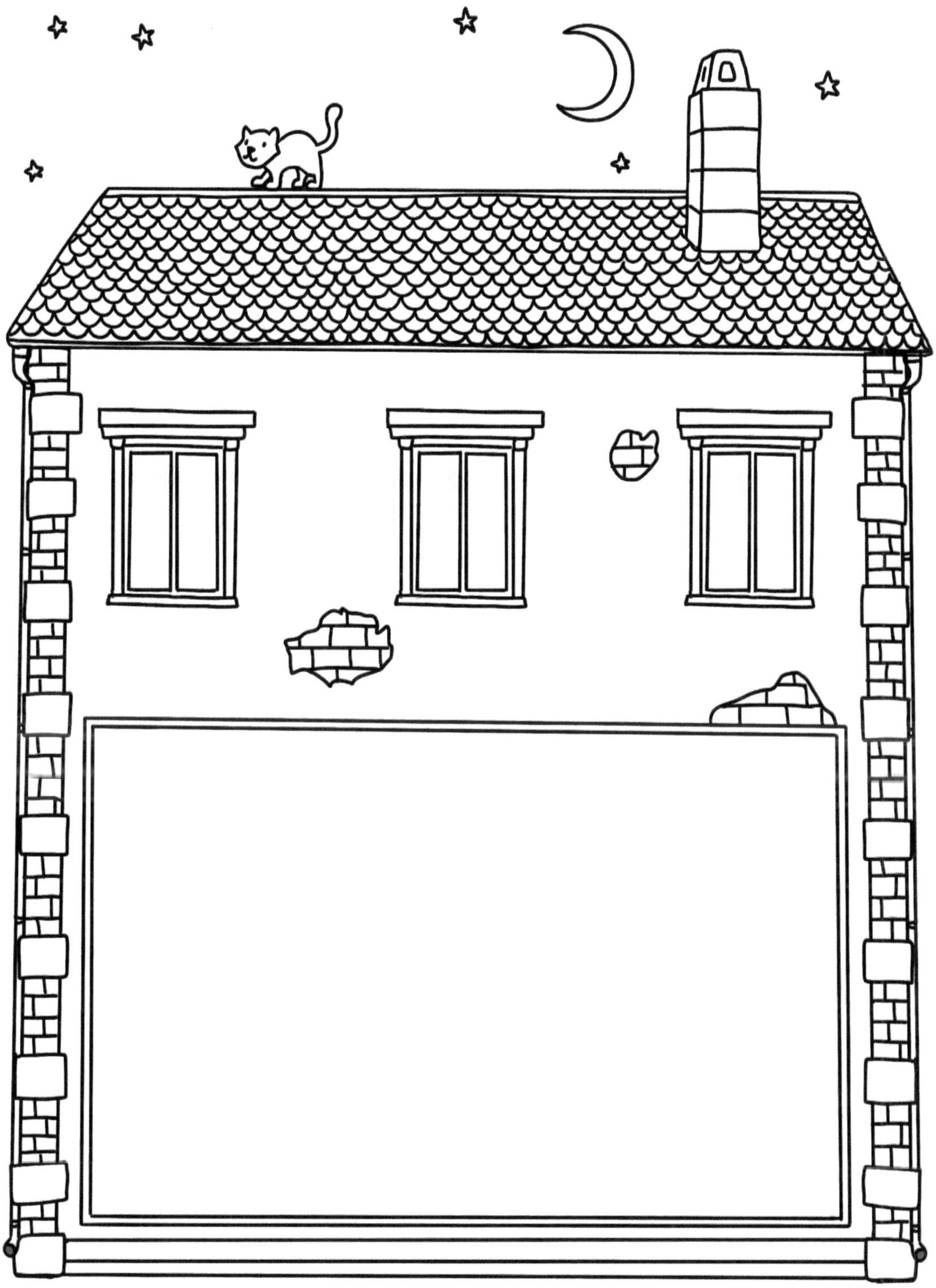

AB 21 **In meinem Schrank** K J

Male, was alles in deinem Schrank ist oder was du dir für deinen Schrank wünschen würdest! Was sind deine Lieblingsanziehsachen? Falls der Schrank zu klein ist, erweitere ihn einfach nach oben.

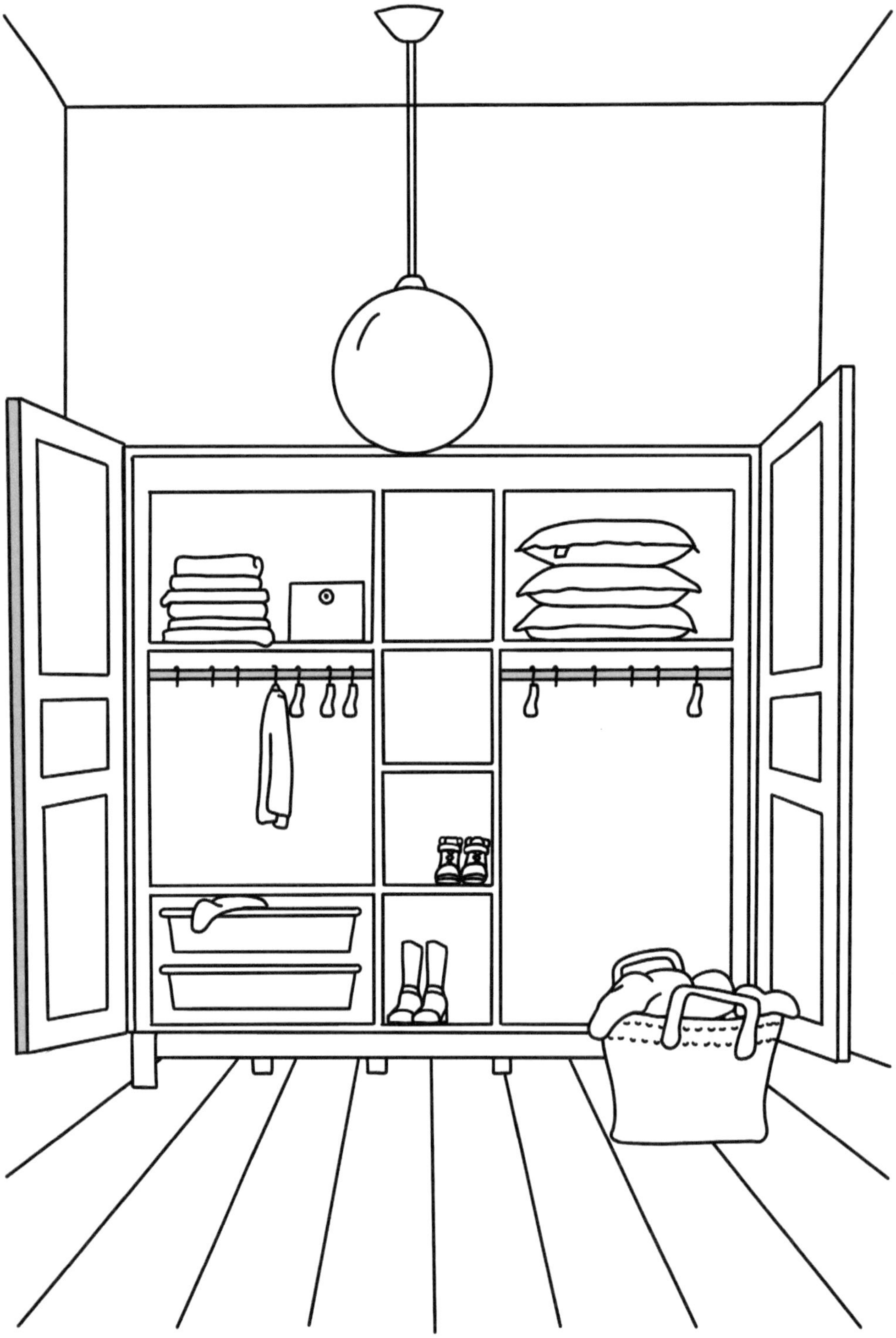

2 Hallo, das ist meine Familie!

Als Therapeut möchten Sie natürlich auch vieles über die Familie, die Lebensumstände und die Freunde Ihres Patienten erfahren. Dieses können Sie ganz klassisch mit einem Genogramm machen und/oder Sie nutzen (zusätzlich) die grafischen Vorlagen auf den nächsten Seiten.

Für Familiendarstellungen im Allgemeinen gilt, dass sie das Kind anregen, über seine Familie nachzudenken, sich selbst einmal im Rahmen der Familie darzustellen und Ihnen damit gewisse Interpretationsmöglichkeiten an die Hand zu geben, wie das Kind sich in der Familie fühlt und wo es eventuell Probleme hat.

Die Beurteilung von Familienbildern könnte nach folgenden Aspekten erfolgen:

- Wie malt sich der Patient selbst als Kind innerhalb der Familie?
- Welche Person zeichnet er zuerst?
- Wie stellt er seine Eltern (Mutter, Vater, Bezugspersonen) dar?
- Sind die Personen offen aufeinander bezogen?
- Werden einzelne Familienmitglieder durch Kästen ausgegrenzt?
- Werden einzelne Familienmitglieder an den Rand gemalt?
- Wie sind die Größenverhältnisse der einzelnen Personen?
- Gibt es Gegenstände, Tiere oder Nichtfamilienmitglieder, die noch auf den Bildern auftauchen?
- Welche Farben wurden verwendet?
- Welche Personen wurden in den gleichen Farben gezeichnet?
- Welche Familienmitglieder wurden mit einer anderen Farbe gemalt?
- Welche Person steht dem Patienten am nächsten und wie wird diese dargestellt?
- Wie ist der Gesamteindruck des Bildes?
- Wurde ein Familienmitglied weggelassen/vergessen?
- Was sagt Ihr Patient über sein eigenes Bild?

Auch ein weißes Blatt Papier kann funktionieren

Bitten Sie Ihren Patienten, auf einem weißen Blatt Papier ein Bild von seiner Familie zu malen: »Mal ein Bild deiner Familie« (Hulse, 1951; Oaklander, 1969). Das Ergebnis dieser projektiven Aufgabe kann Hinweise auf das Familienleben, das Familienklima und das Miteinander geben. Die Hinweise in den Zeichnungen können auch erste mögliche Interaktionsmuster aufzeigen. Es können aber auch mögliche Koalitionen, Sympathien oder auch offene Konflikte veranschaulicht werden.

Alternative Malaufgabe

Lassen Sie Ihren Patienten nicht nur seine Familie als Bild zeichnen, sondern vergeben Sie eine konkrete Bildaufgabe: »Mal dich und deine Familie, wie ihr zusammen etwas tut!« (Burns & Kaufman, 1972; Gil, 1994).

Wenn Sie als Therapeut eine solche Zeichenaufgabe geben, ermöglicht das Ergebnis manchmal eine bessere Sichtweise auf die Familieninteraktion als ein statisches Bild. Aber auch hier gilt natürlich wieder: Überinterpretieren Sie nichts!

Tipps & Tricks

Sie kennen wahrscheinlich auch Kinder, die nicht gerne malen oder zeichnen, weil sie der Meinung sind, sie könnten das nicht gut. Wenn Kinder – und Erwachsene – sehr gehemmt sind, können Sie vorschlagen, Bilder mit der nicht-dominanten Hand zu malen. Oder Sie versuchen es einfach einmal mit einem Schnörkelbild. Nutzen Sie diese Techniken, um in den Zeichenprozess hineinzukommen. Sie können das als Therapeut auch einmal vormachen. Manchmal sorgt dieses »Vormachen« schon für Spaß und funktioniert ebenfalls als kleiner Eisbrecher.

In diesem Kapitel finden Sie Malvorlagen zu den folgenden Themen:

Name	**Seite**
AB 22 *Das ist meine Familie*	43
AB 23 *Alle, die mir wichtig sind*	44
AB 24 *So ist meine Mama*	45
AB 25 *So ist mein Papa*	46
AB 26 *Meine Geschwister*	47
AB 27 *Meine Haustiere*	48
AB 28 *(Familien-)Wappen*	49

AB 22 **Das ist meine Familie** K J

Wen gibt es alles in deiner Familie? Male und zeichne deine Familie/alle, die dir wichtig sind.

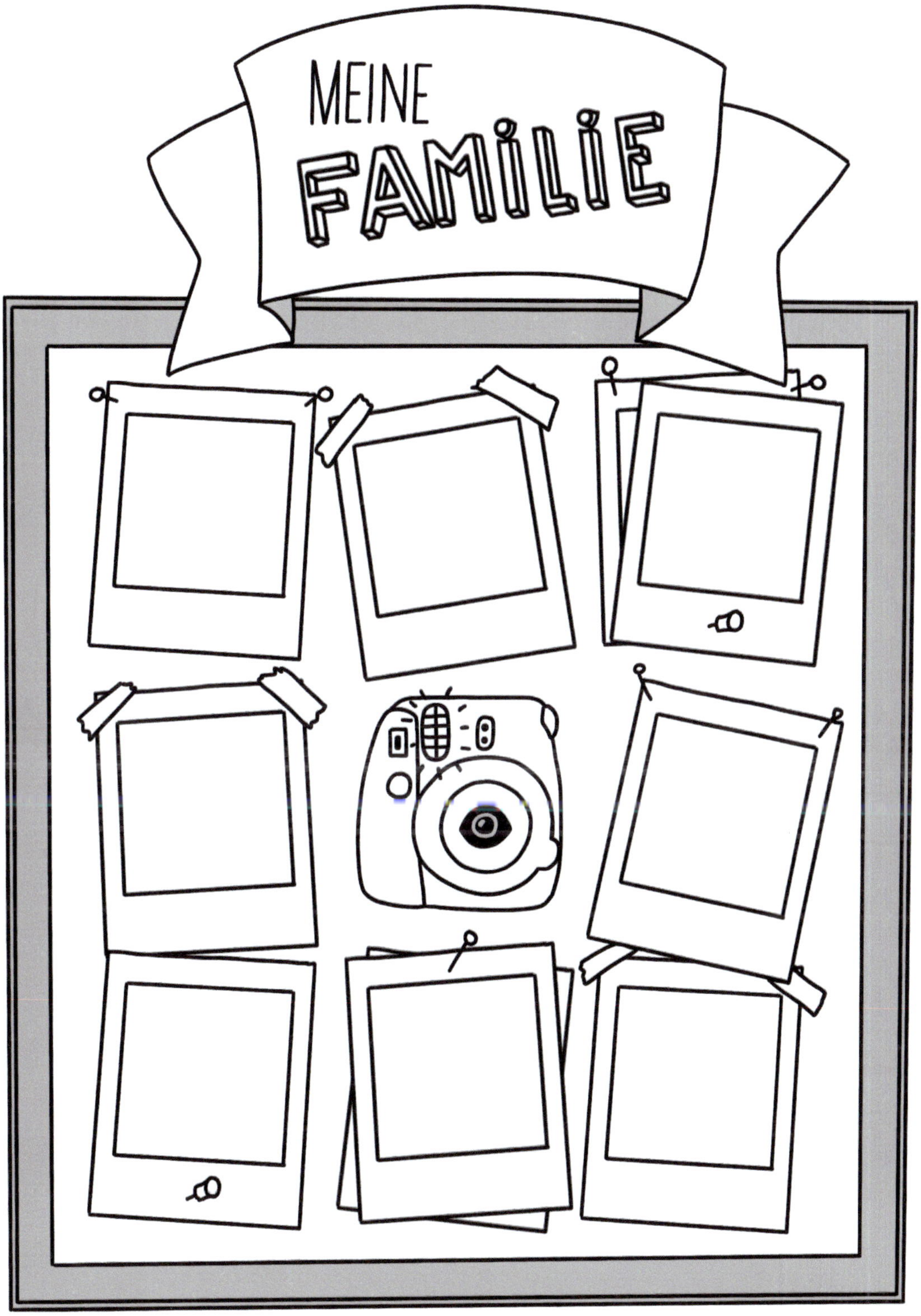

Alle, die mir wichtig sind

Welche Personen sind dir wichtig? Zeichne alle Menschen, die für dich eine besondere Bedeutung haben und/ oder dir wichtig sind.

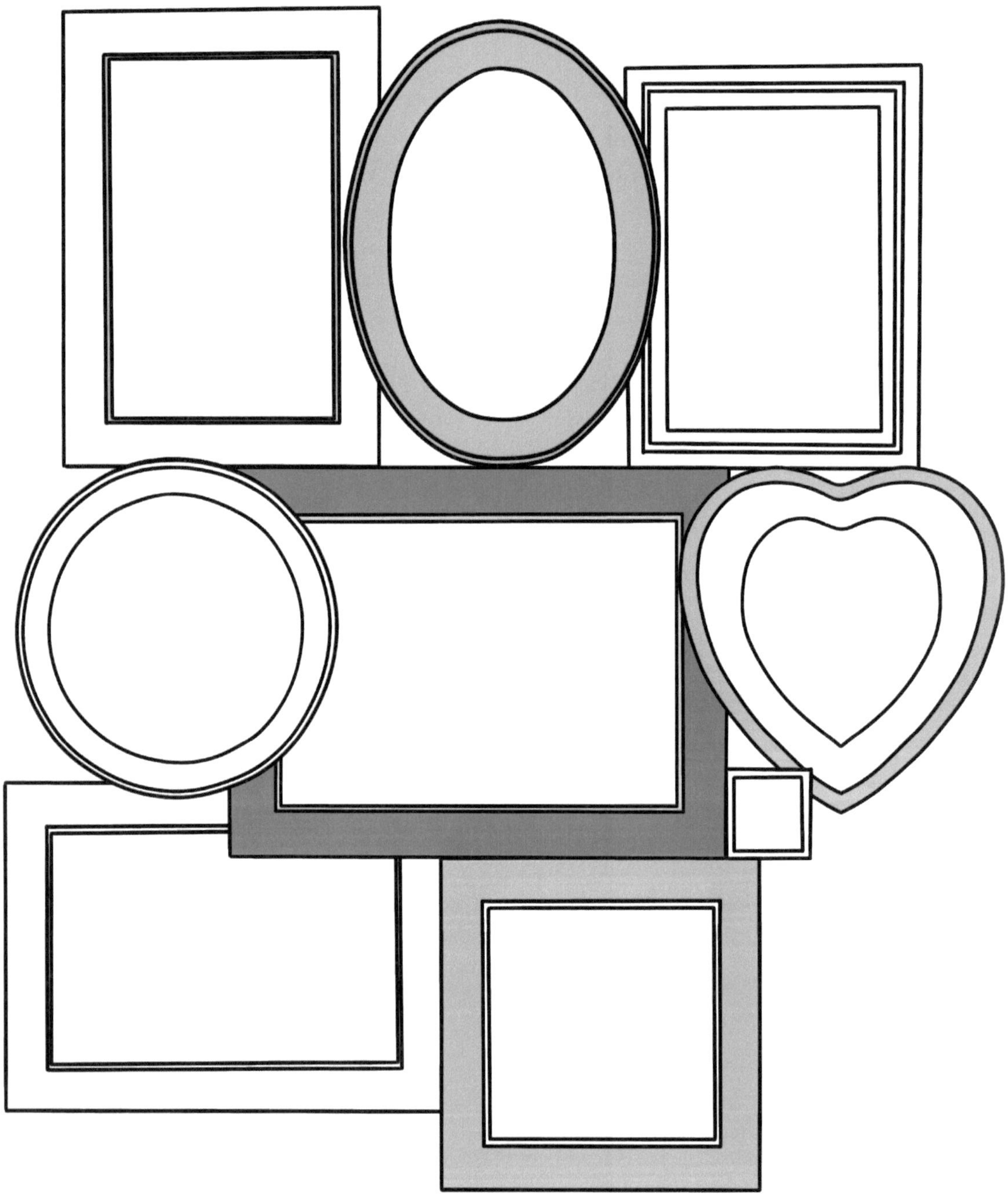

AB 24 | **So ist meine Mama** | K J

Wie sieht deine Mama aus? In die Sprechblasen kannst du typische Sätze deiner Mutter oder auch andere Gedanken oder Sachen schreiben, die deine Mutter immer sagt.

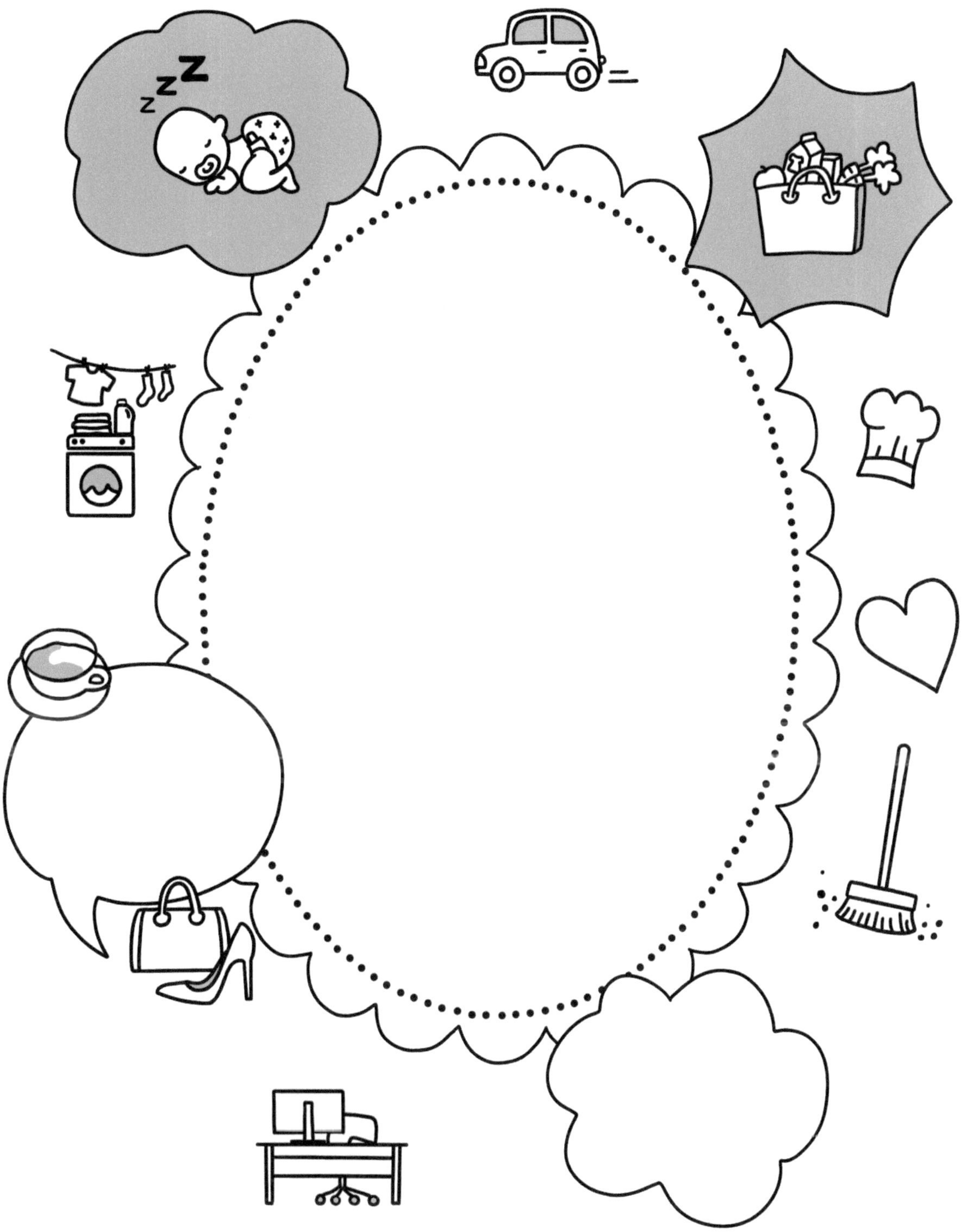

AB 25 So ist mein Papa K J

Wie sieht dein Vater aus? In das freie Feld kannst du typische Sätze oder Sachen, die dein Vater sagt, oder auch andere Gedanken und Dinge, die dir zu deinem Vater einfallen, schreiben.

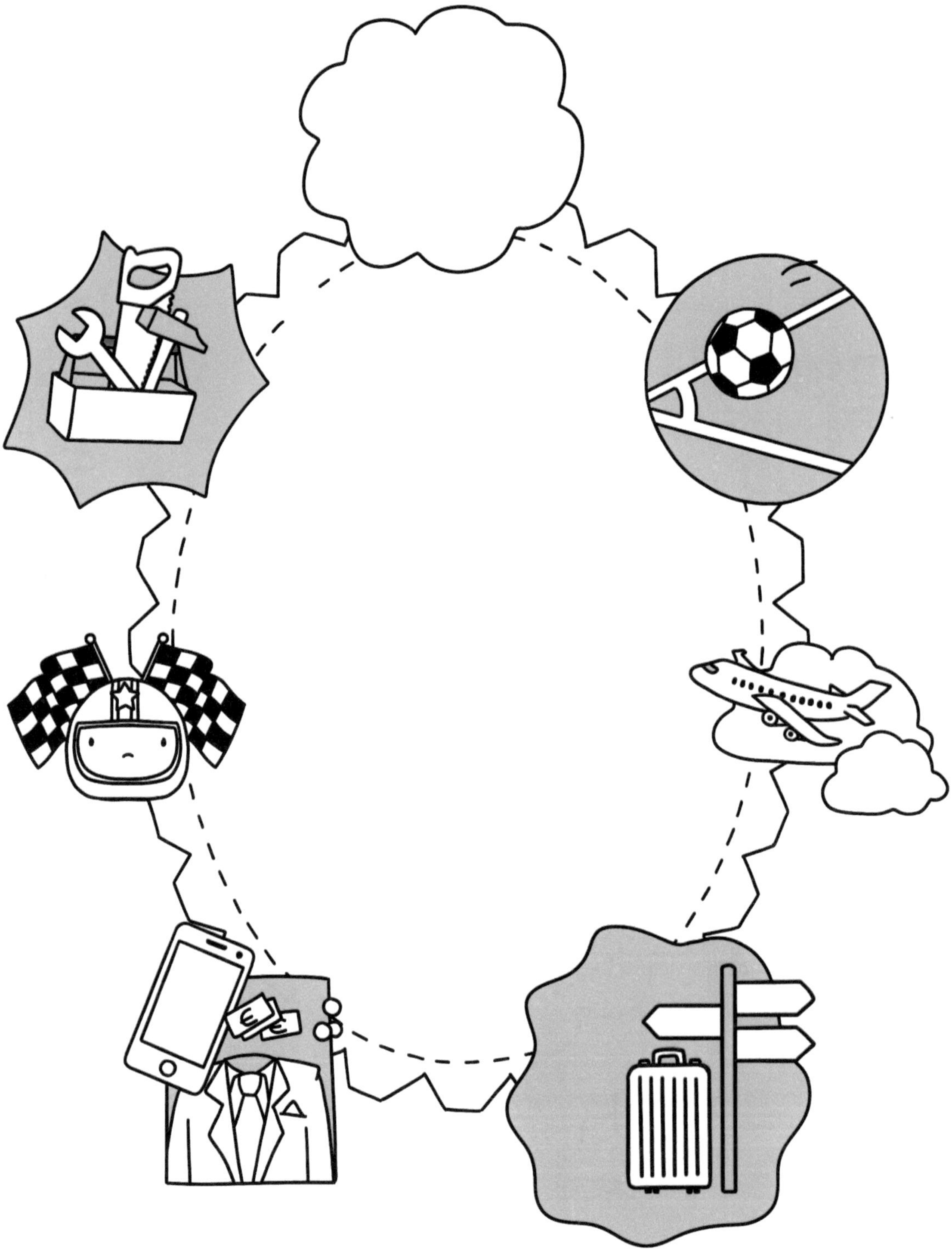

AB 26 Meine Geschwister

K J

Schreibe die Namen deiner Geschwister auf die Namensschilder und zeichne einen typischen oder passenden Gesichtsausdruck. Auf den freien Feldern kannst du auch ganz eigene Bilder zeichnen.

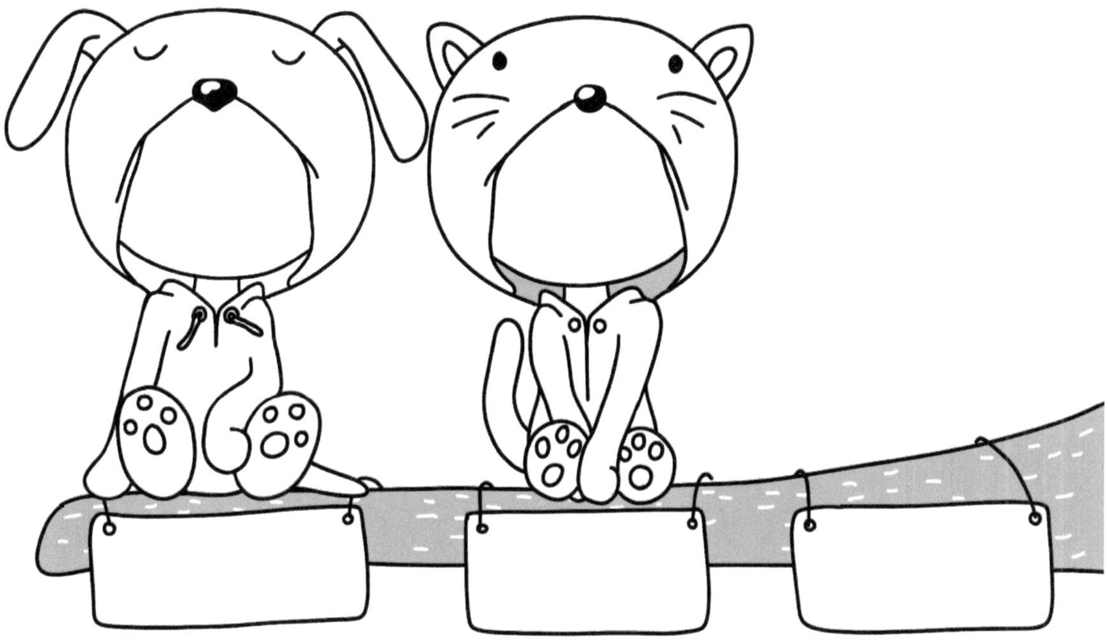

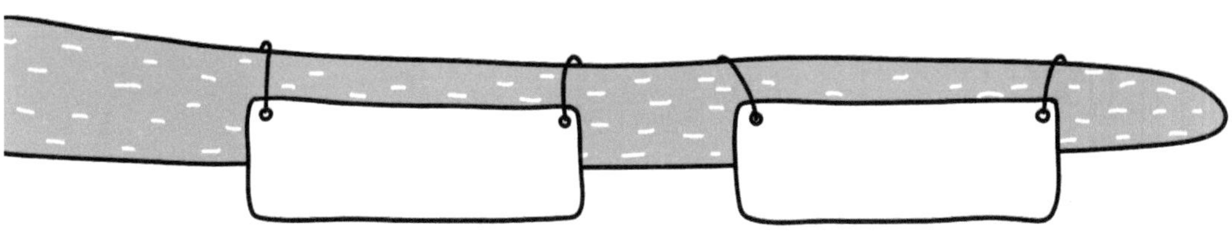

Hast oder hättest du gerne ein Haustier? Wie sieht es aus? Was macht es und wie heißt es?

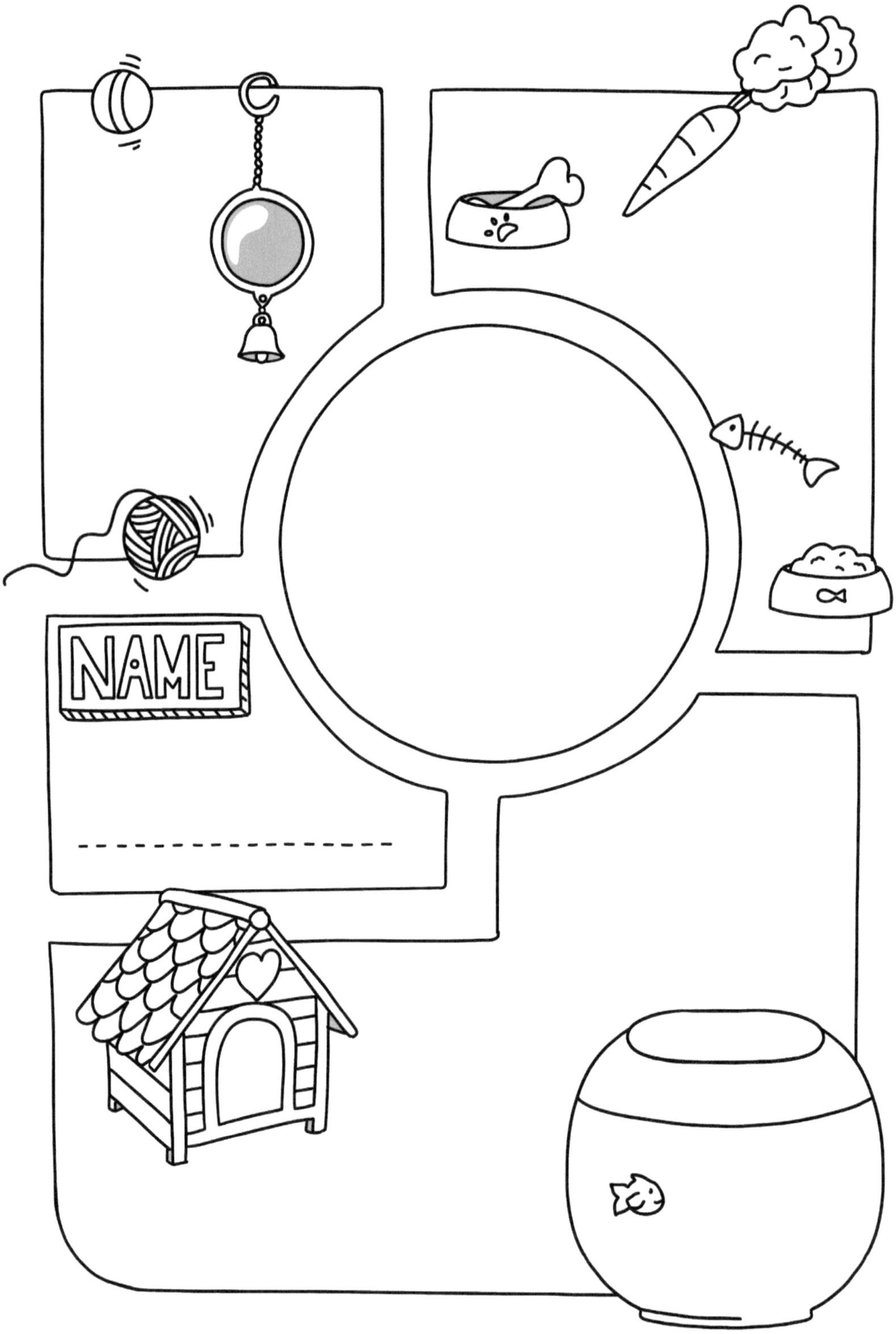

AB 28 (Familien-)Wappen

K J

Wenn du für deine Familie/Gruppe ein eigenes (Familien-)Wappen kreieren könntest: Wie würde es aussehen? Wie ist euer Motto?

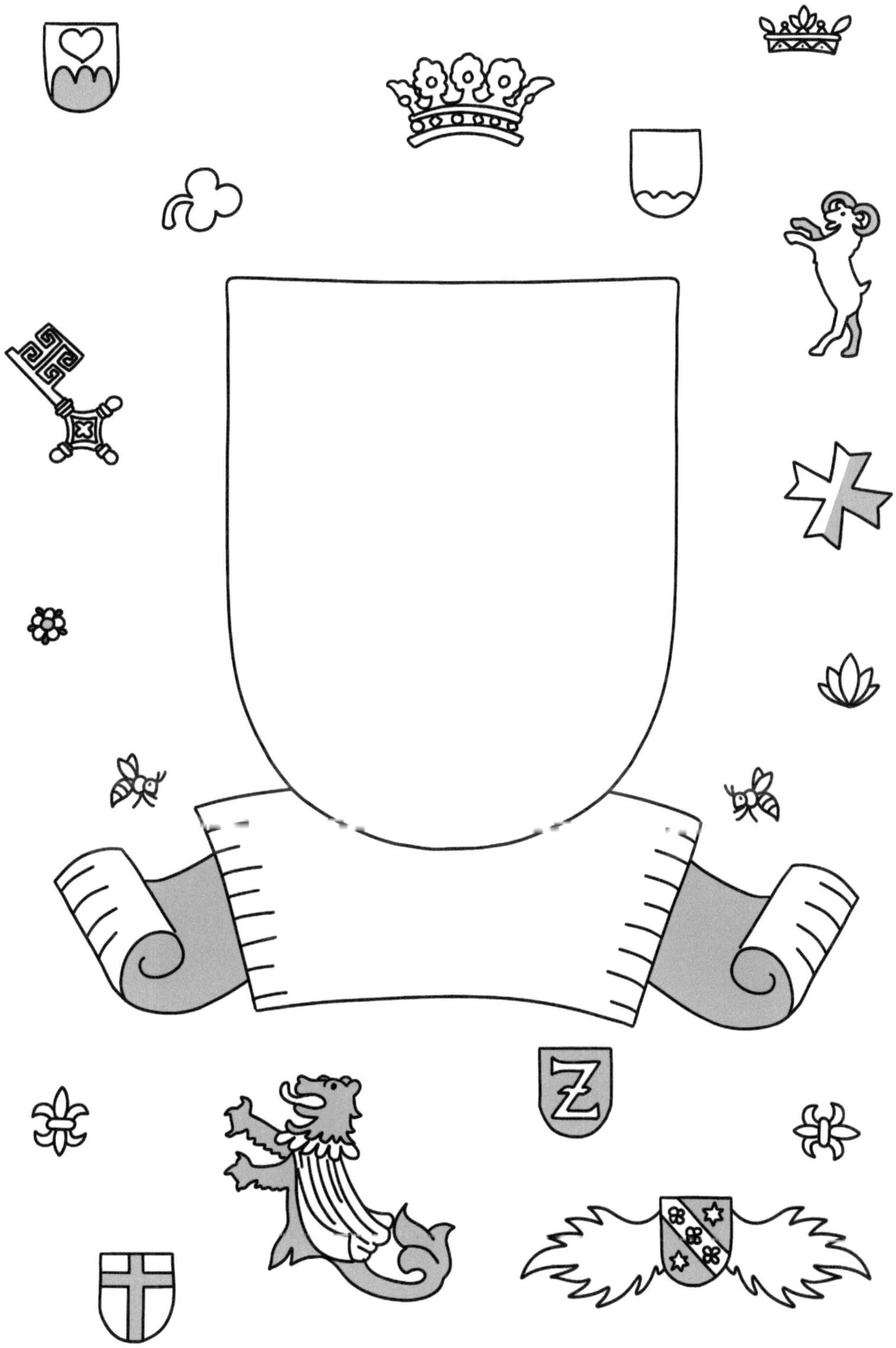

3 Meine Freunde

Viele Kinder und Jugendliche erleben während ihres Erwachsenwerdens kleine und größere Krisen, in der Familie, im Kindergarten, in der Schule oder im Freundeskreis. Um diese zu meistern, ist es wichtig, eigene Ressourcen zu erkennen, zu aktivieren oder zu entwickeln.

Mithilfe der Zeichenvorlagen auf den folgenden Seiten können Sie Ihre Patienten einen der wichtigsten Ressourcenfaktoren »Freunde« erarbeiten und darstellen lassen. Im therapeutischen Gespräch können Sie dann die erkannten Freunde-Ressourcen besprechen und auch als Ressource für Kinder und Jugendliche in schwierigen Situationen nutzbar machen.

Manchmal sind es kleine und auch größere Herausforderungen, die Kindern und Jugendlichen zu schaffen machen. Auf eigene Ressourcen zur Bewältigung zurückgreifen zu können, hilft dabei sehr. Damit eine Ressource wie Freunde aber auch genutzt werden kann, muss häufig erst ein Perspektivenwechsel geschehen. Dabei helfen Ihnen die Zeichenvorlagen auf den folgenden Seiten.

Traumprinz/Traumprinzessin?

Die erste Freundin, der erste Freund, ein Idol, ein Vorbild, eine Clique, in der man gerne Mitglied wäre … All das sind Dinge, über die viele Kinder und besonders Jugendliche nicht gerne offen sprechen. Nutzen Sie die Zeichenvorlagen, um auch hier »das Eis zu brechen« und einen vielleicht leichteren zeichnerischen Zugang zum Thema zu eröffnen.

In diesem Kapitel finden Sie Malvorlagen zu den folgenden Themen:

Name	**Seite**
AB 29 *Meine Freunde* (für jüngere Kinder)	51
AB 30 *Meine Freunde* (für ältere Kinder/Jugendliche)	52
AB 31 *Mit … mache ich gerne*	53
AB 32 *Das ist meine Traumprinzessin*	54
AB 33 *Das ist mein Traumprinz*	55
AB 34 *Das ist mein Superteam*	56

Meine Freunde

K

Wer sind deine besten Freunde? Was fällt dir spontan zu ihnen ein?

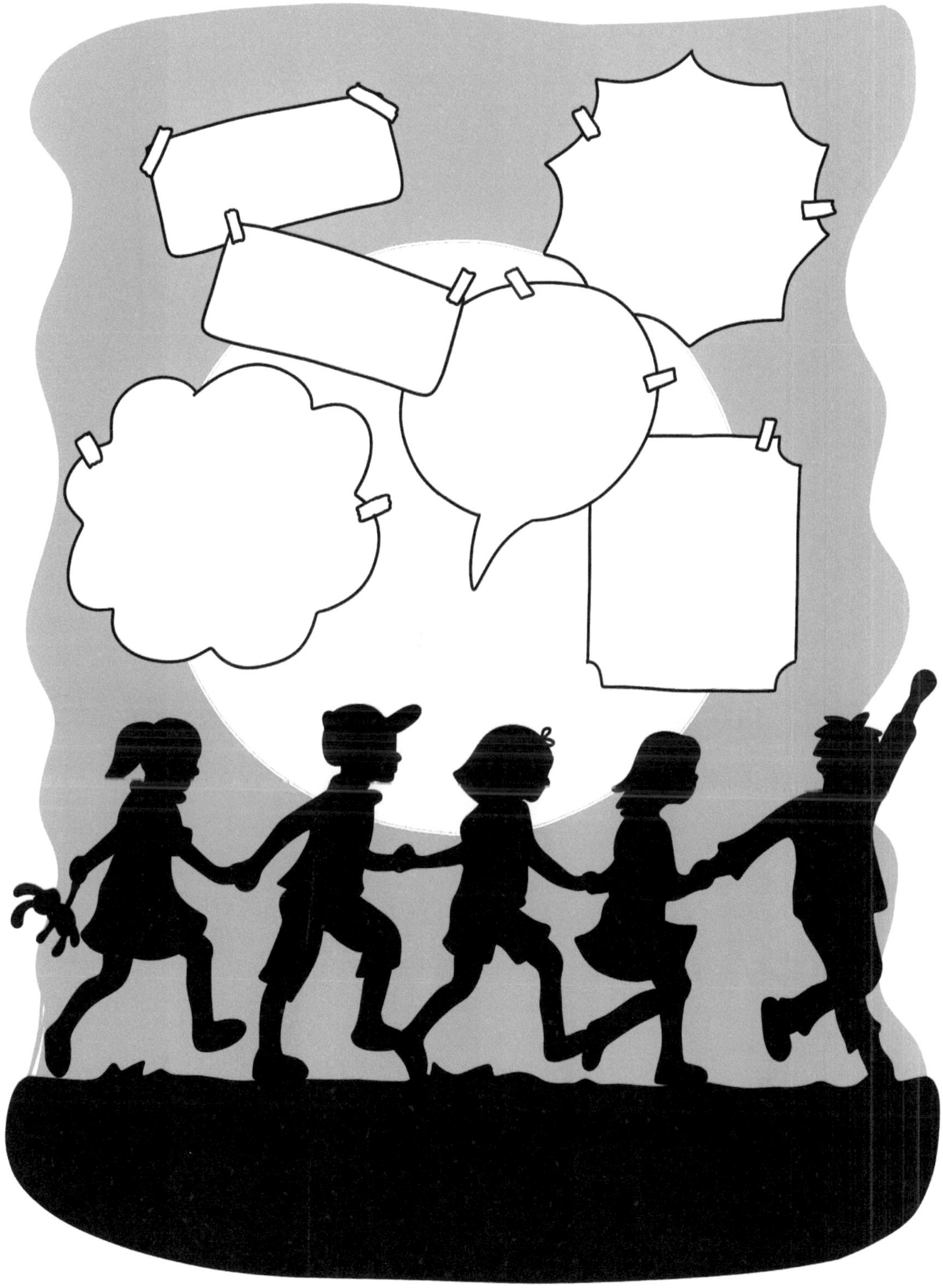

Wer sind deine besten Freunde? Was fällt dir spontan zu ihnen ein? Habt ihr ein Motto?

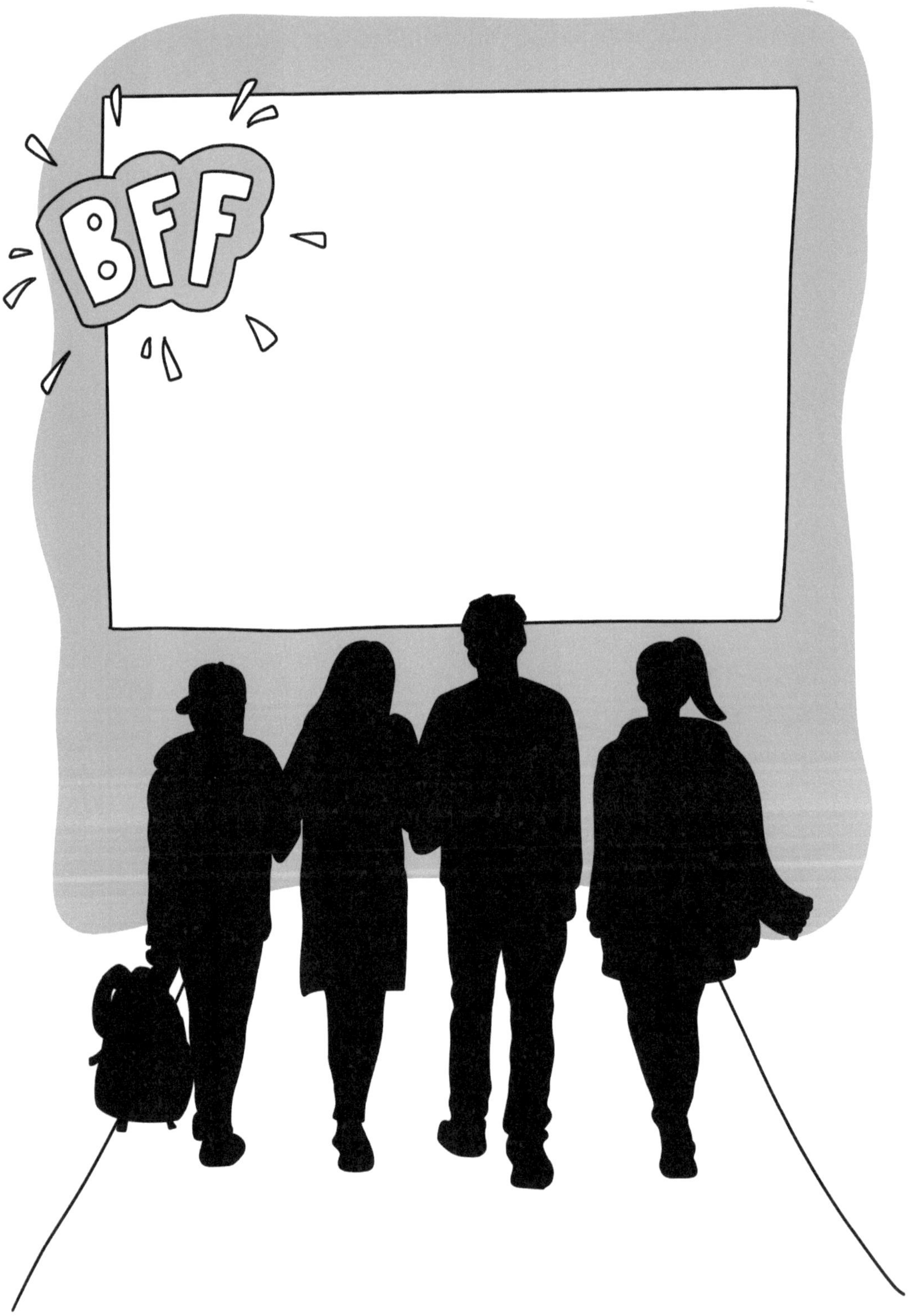

Mit welchen Personen machst du was am liebsten? Fallen dir sechs schöne Beschäftigungen ein? Gibt es Sachen, die du gerne mit einer Person alleine oder mit mehreren zusammen machst?

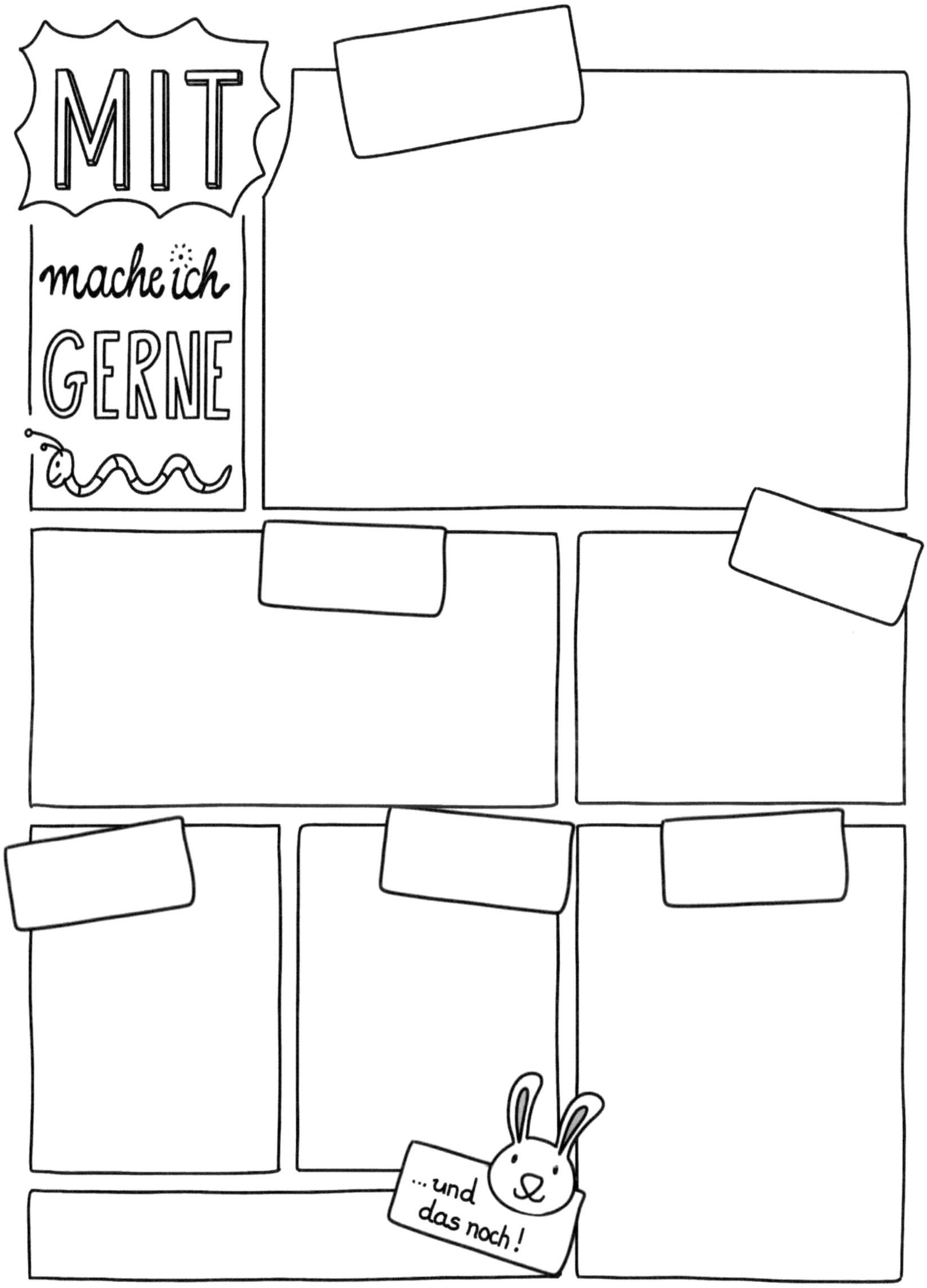

AB 32 Das ist meine Traumprinzessin

K J

Gibt es eine Traumprinzessin in deinem Leben? Hat sie einen Namen? Wie sieht sie aus?

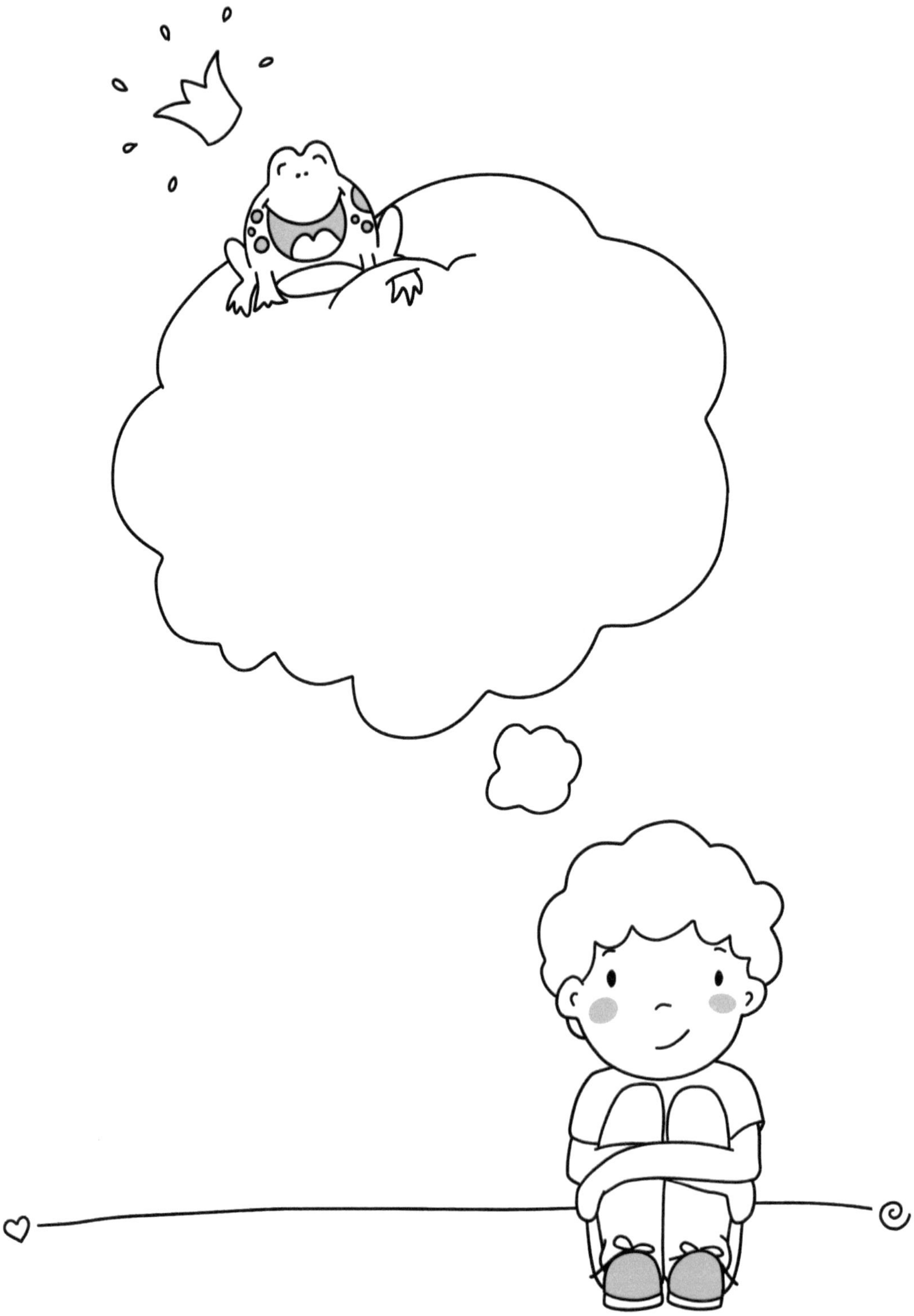

AB 33 Das ist mein Traumprinz

K J

Gibt es einen Traumprinzen in deinem Leben? Hat er einen Namen? Wie sieht er aus?

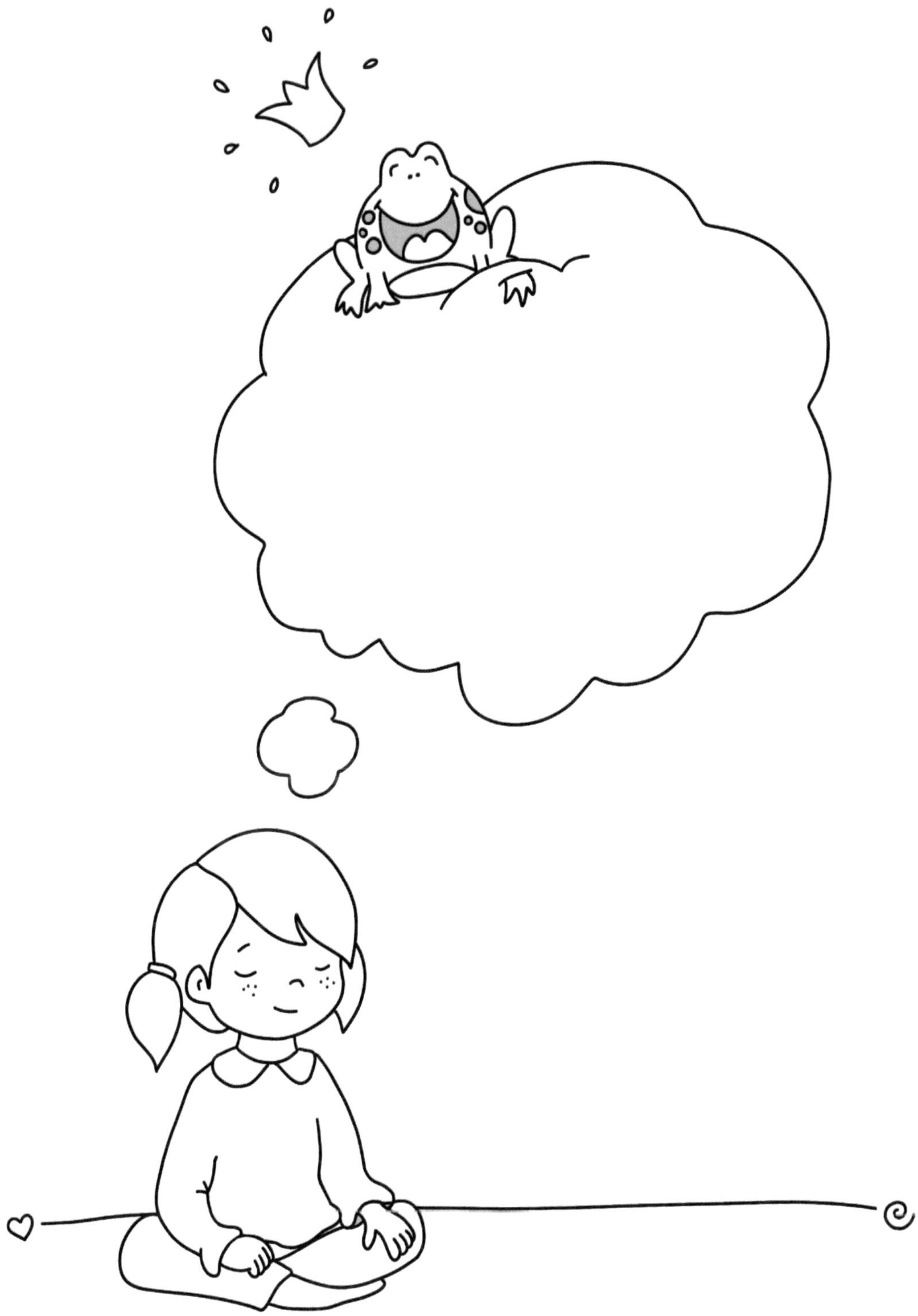

AB 34 Das ist mein Superteam K J

Wer gehört zu deinem Superteam? Wenn du dir ein Superteam zusammenstellen könntest, wer wäre in deinem Team und warum? Wer kann was besonders gut?

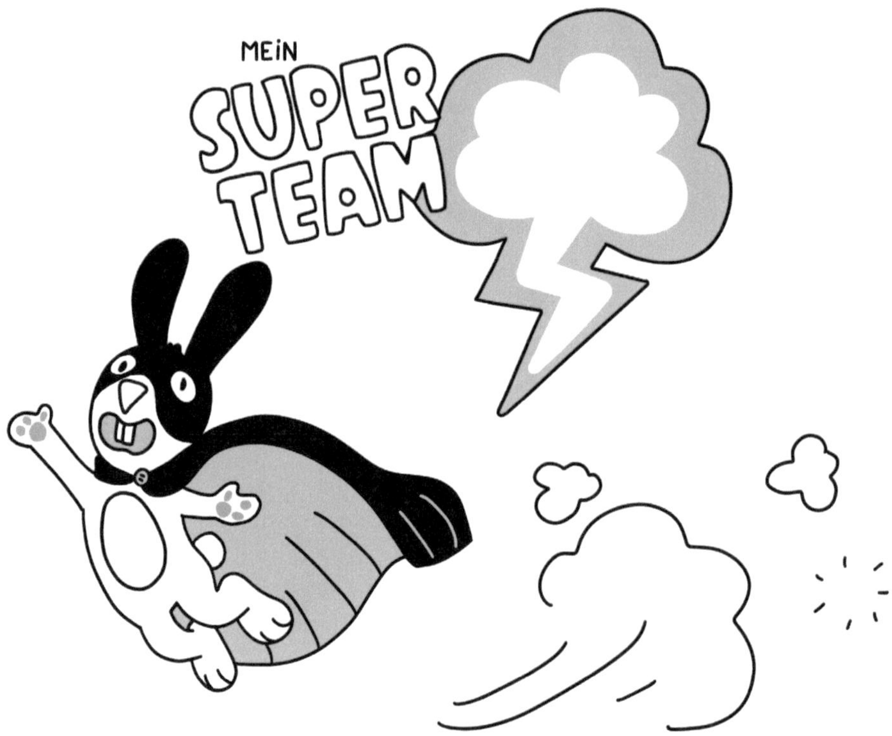

4 Das ist bei mir los

Sie wissen, wie schwer es Kindern, Jugendlichen, aber auch Erwachsenen fällt, über Belastungen, Beschwerden, Gefühle, insbesondere Ängste zu sprechen. Gerade in diesem Zusammenhang bietet es sich an, Malen und Zeichnen oder andere gestalterische Tätigkeiten einzusetzen. Manchmal kann es auch hilfreich sein, sich beim Zeichnen auf die Beschwerden zu fokussieren. Bieten Sie Ihrem Patienten dazu eine der folgenden Malvorlagen aus diesem Kapitel oder einfach ein weißes Blatt Papier an.

Sie haben nun verschiedene Möglichkeiten. Nutzen Sie offene Fragen, wie zum Beispiel »Was belastet dich alles?«, oder relativ konkrete Fragen, wie zum Beispiel: »Wenn du ein Bild malen würdest von deiner Wut – wie würde deine Wut ausschauen?«, »Wäre sie groß oder klein?«, »Welche Farbe hätte sie?« usw. Wenn es Ihnen gelingt, auf diese Weise das Eis zu brechen, können Sie Ihrem Patienten nun konkrete Fragen zu seiner Zeichnung stellen und in ein vertiefendes Gespräch über sein gezeichnetes Gefühl und/oder seine Beschwerden beginnen. Zur weiteren Vertiefung der Gedanken- und/oder Gefühlswelt und wie sich das im Körper widerspiegelt, finden Sie in den Abschnitten 4.1, 4.2 und 4.3 weitere schöne Zeichenvorlagen.

Vergessen Sie nicht, ausreichend Stifte und Farben zur Verfügung zu stellen, damit der kreative Prozess nicht unterbrochen werden muss.

Tipps & Tricks

Steigen Sie nicht zu schnell in die Betrachtungen der Belastungen ein, beachten Sie, dass Ihr Patient ausreichend Vertrauen zu Ihnen aufgebaut hat und genügend Ressourcen besitzt, um mit der Betrachtung seiner Belastungsmomente umgehen zu können.

In diesem Abschnitt finden Sie Malvorlagen zu den folgenden Themen:

Name	Seite
AB 35 *Das ist bei mir los*	58
AB 36 *Das belastet mich alles*	59
AB 37 *Alle meine Sinnesorgane*	60

AB 35 Das ist bei mir los

K J

Welche schönen und vielleicht nicht so schönen Dinge beschäftigen dich gerade?

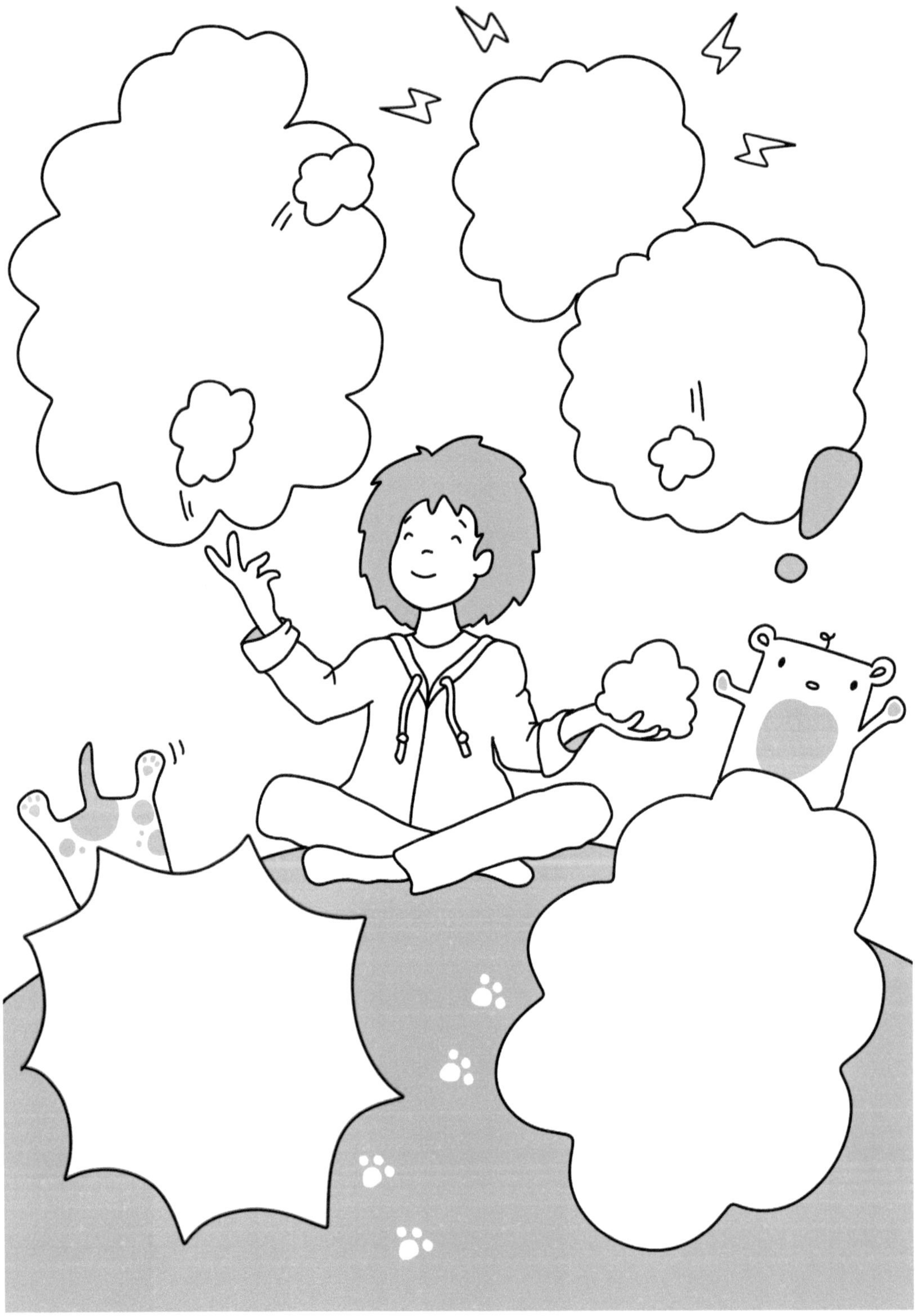

AB 36 Das belastet mich alles

K J

Puh … Manchmal ist es echt schwer …! Zeichne oder schreibe, was dich alles belastet oder dir das Leben schwer macht.

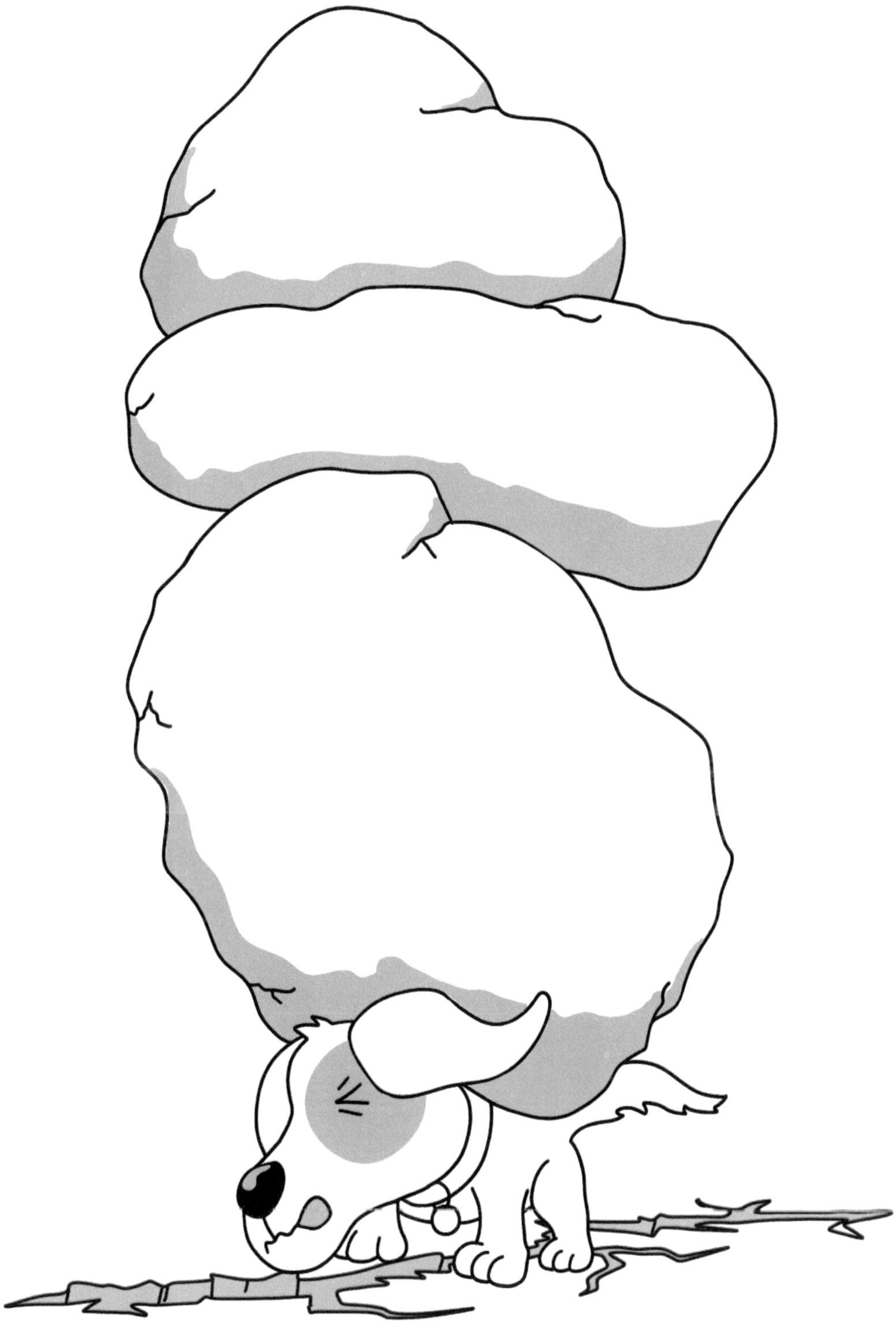

Alle meine Sinnesorgane

K J

Wenn du an deine Sinne denkst: Welche Gedanken, Bilder und Ideen hast du? Welche Gedanken spuken durch deinen Kopf, welche Gefühle hast du, was hörst, riechst, schmeckst, fühlst du? Was geht in deinem Körper vor?

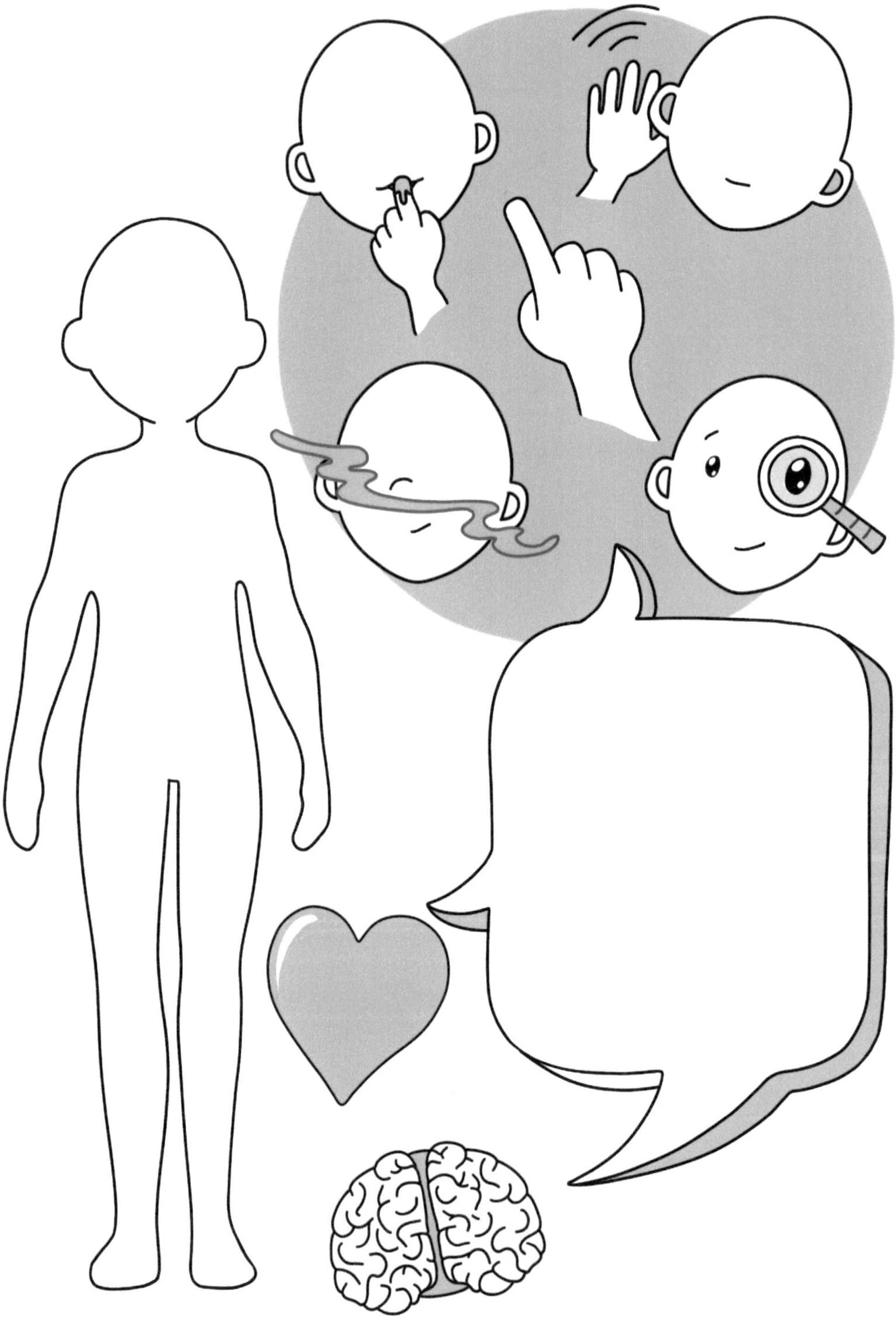

4.1 Meine Gedanken

Gedankenkreisen, negative Gedanken, Steuerung von Gedanken und »Kopfkino«: In der Therapie geht es häufig darum, Gedanken zu erkennen und zu benennen. Das ist nicht immer einfach. Die Zeichnungen in diesem Abschnitt sollen Ihrem Patienten dabei helfen, seine Gedanken kreativ und zeichnerisch zu visualisieren, damit diese dann im Verlauf der Therapie besprochen und bearbeitet werden können und negative in positive umgewandelt und ersetzt werden können.

Tipps & Tricks

Das Ablenkungs-ABC

Die Anleitung für Ihren Patienten:
»Wenn dir alles zu viel wird und deine Gedanken nur um Probleme oder Negatives kreisen, kann dir diese Übung sehr gut dabei helfen, dich abzulenken. Bei dieser Übung sollst du zu allen Buchstaben des Alphabetes Wörter aus einer bestimmten Wortgruppe finden. Denke dabei immer an die richtige Reihenfolge und lasse nach Möglichkeit keinen einzigen Buchstaben aus!
Bevor du starten kannst, musst du dir zuerst überlegen, welche Wortgruppe du dir vornehmen möchtest, dies kannst du je nach Lust und Laune, Jahreszeit oder eigenen Interessen entscheiden. Wortgruppen könnten zum Beispiel sein: Tiere, Länder, Fußballspieler, Schimpfwörter, Blumen, Weihnachten, Musik, Fernsehsendungen …
Hier ein kleines Beispiel zur Wortgruppe »Länder«: Angola, Belgien, China, Dänemark, England, Finnland, Griechenland … Und nun bist du dran! Wenn du mit einer Wortgruppe fertig bist und zu allen Buchstaben Wörter gefunden hast, kannst du gerne noch eine weitere Wortgruppe ausprobieren. Viel Spaß macht das ABC auch mit jemandem zusammen, dann müsst ihr euch natürlich immer abwechseln.«
(aus: Gräßer et al., 2015).

Dieses Ablenkungs-ABC können Sie Ihren Patienten auch schreiben oder malen lassen.

In diesem Abschnitt finden Sie Malvorlagen zu den folgenden Themen:

Name	**Seite**
AB 38 *Ich kann, ich will, ich möchte, ich darf*	62
AB 39 *Ich muss, ich soll*	63
AB 40 *Das denke ich, wenn ich gut drauf bin*	64
AB 41 *Das denke ich, wenn ich Angst habe*	65
AB 42 *Das denke ich, wenn ich wütend bin*	66
AB 43 *Das denke ich, wenn ich traurig bin*	67
AB 44 *Das Monster zähmen!*	68
AB 45 *Was alles unter meinem Bett wohnt*	69
AB 46 *Gedanken, die mir den Schlaf rauben*	70
AB 47 *Mein Alptraum*	71
AB 48 *Mein schönster Traum*	72
AB 49 *Ich kann nicht aufhören, über … nachzudenken*	73
AB 50 *Ich muss immer an … denken*	74
AB 51 *Das denke ich, dass andere das von mir denken*	75

AB 38 Ich kann, ich will, ich möchte, ich darf

K J

Was »kannst/willst/möchtest/darfst« du alles? Schreibe oder male alle deine Gedanken hierzu auf. Wenn der Platz nicht reicht, nimm dir ein weiteres Blatt.

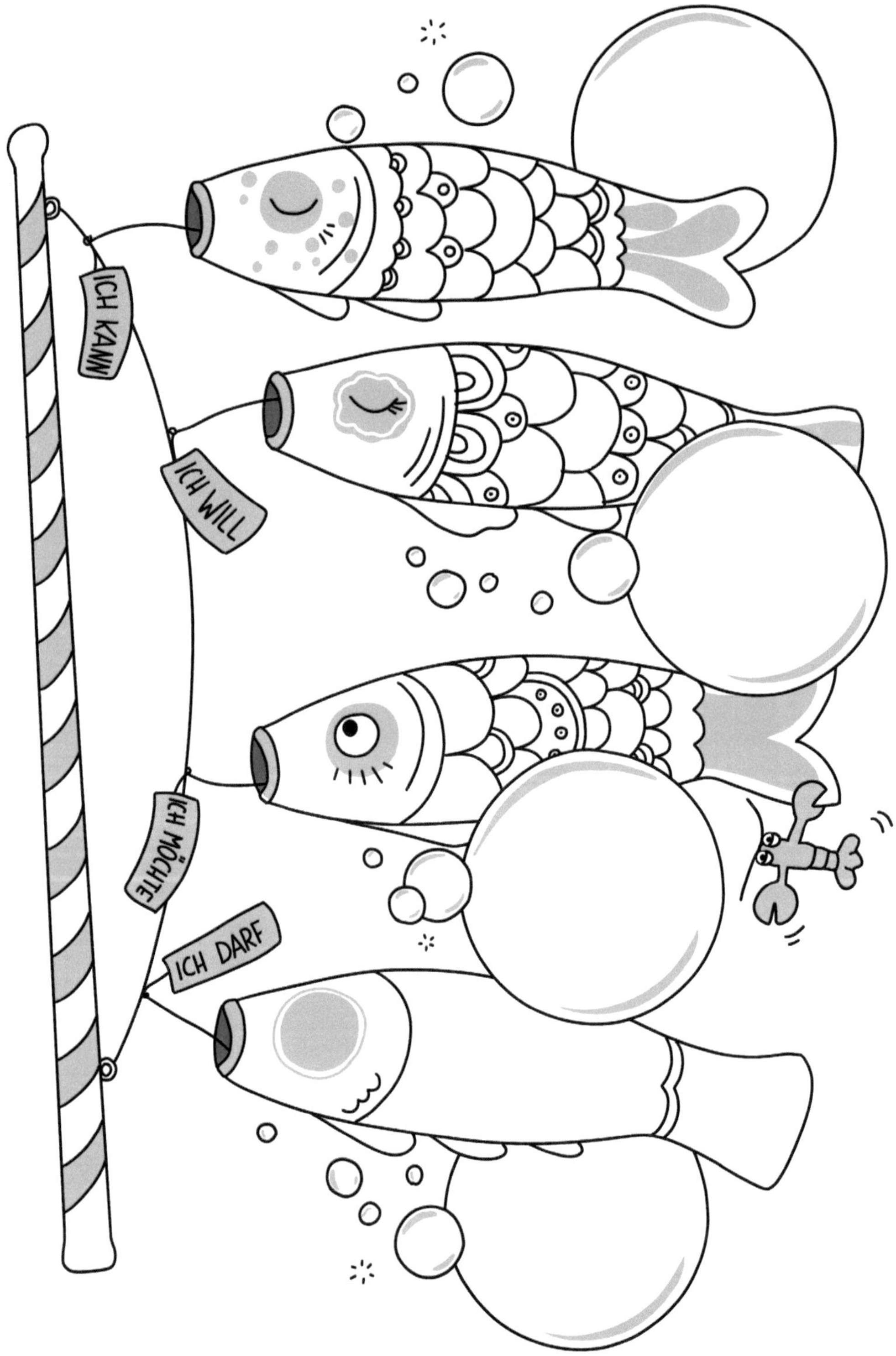

AB 39 **Ich muss, ich soll** K J

Was »sollst/musst« du alles? Schreibe oder male alle deine Gedanken hierzu auf.

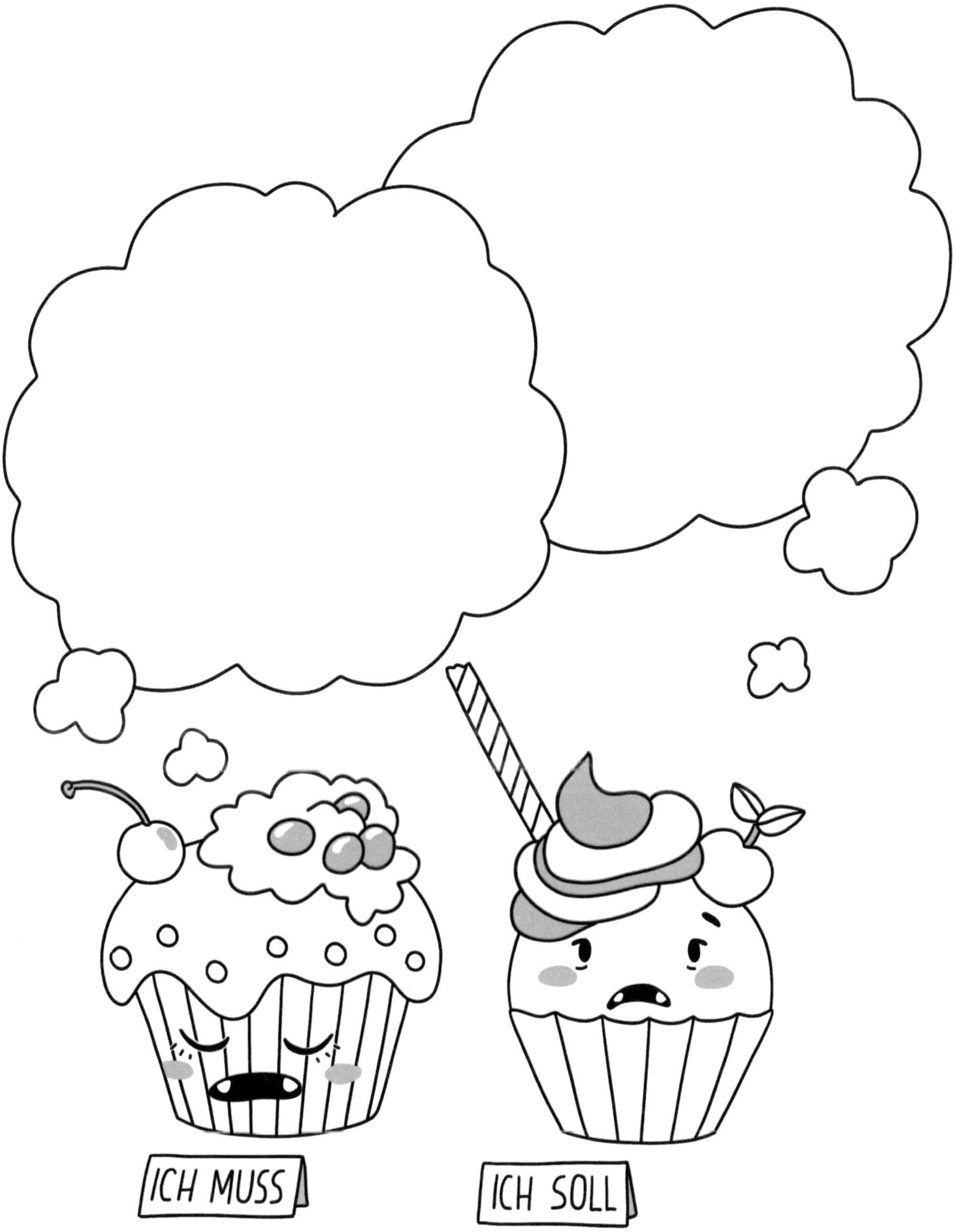

Das denke ich, wenn ich gut drauf bin

Was sind deine Lieblingsgedanken, wenn es dir so richtig gut geht?

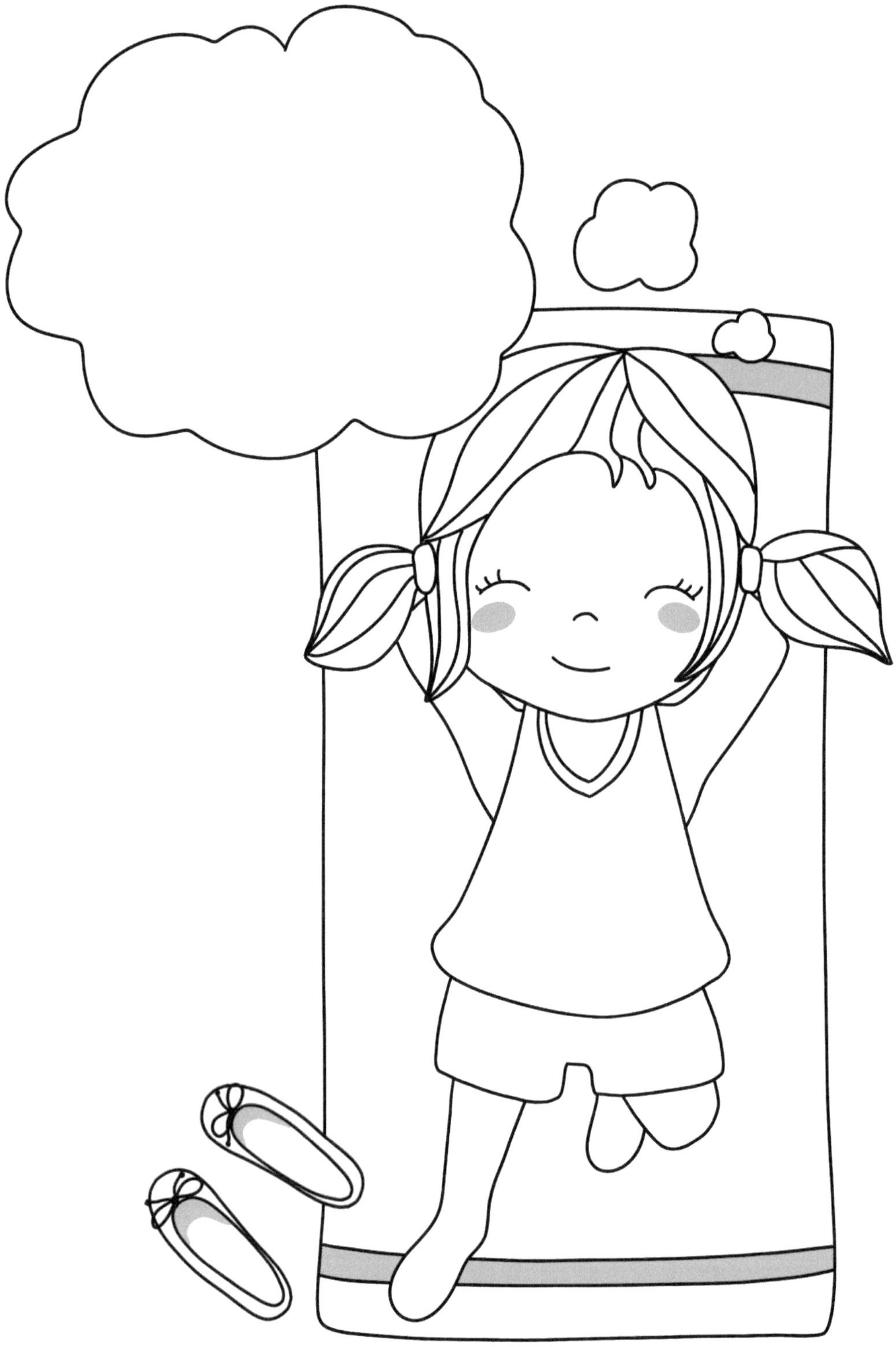

Das denke ich, wenn ich Angst habe

K J

Angst? Welche Gedanken schießen durch deinen Kopf? Wer oder was macht dir Angst?

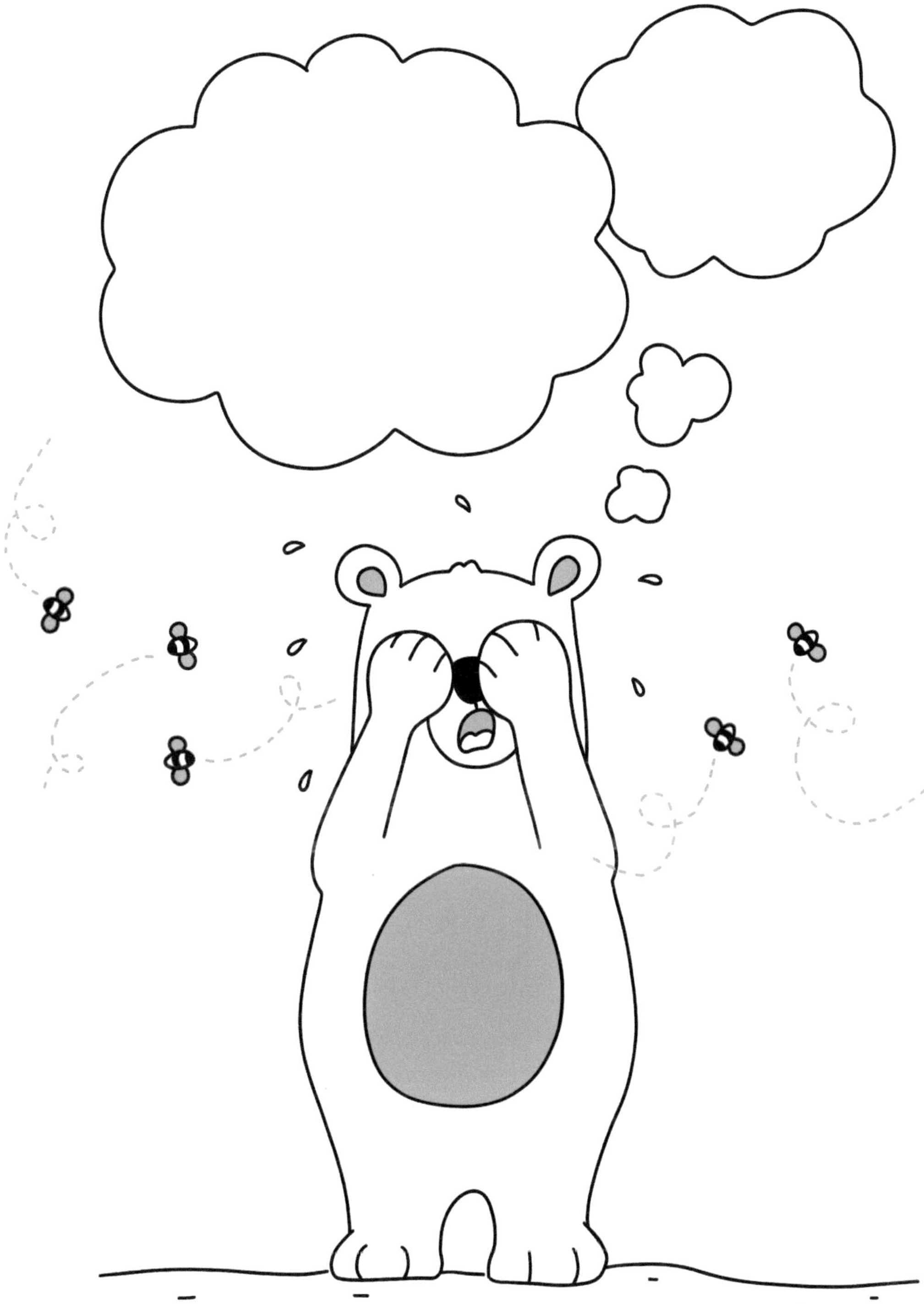

AB 42 Das denke ich, wenn ich wütend bin

K J

Wütend? Was denkst du? Was würdest du gerne sagen?

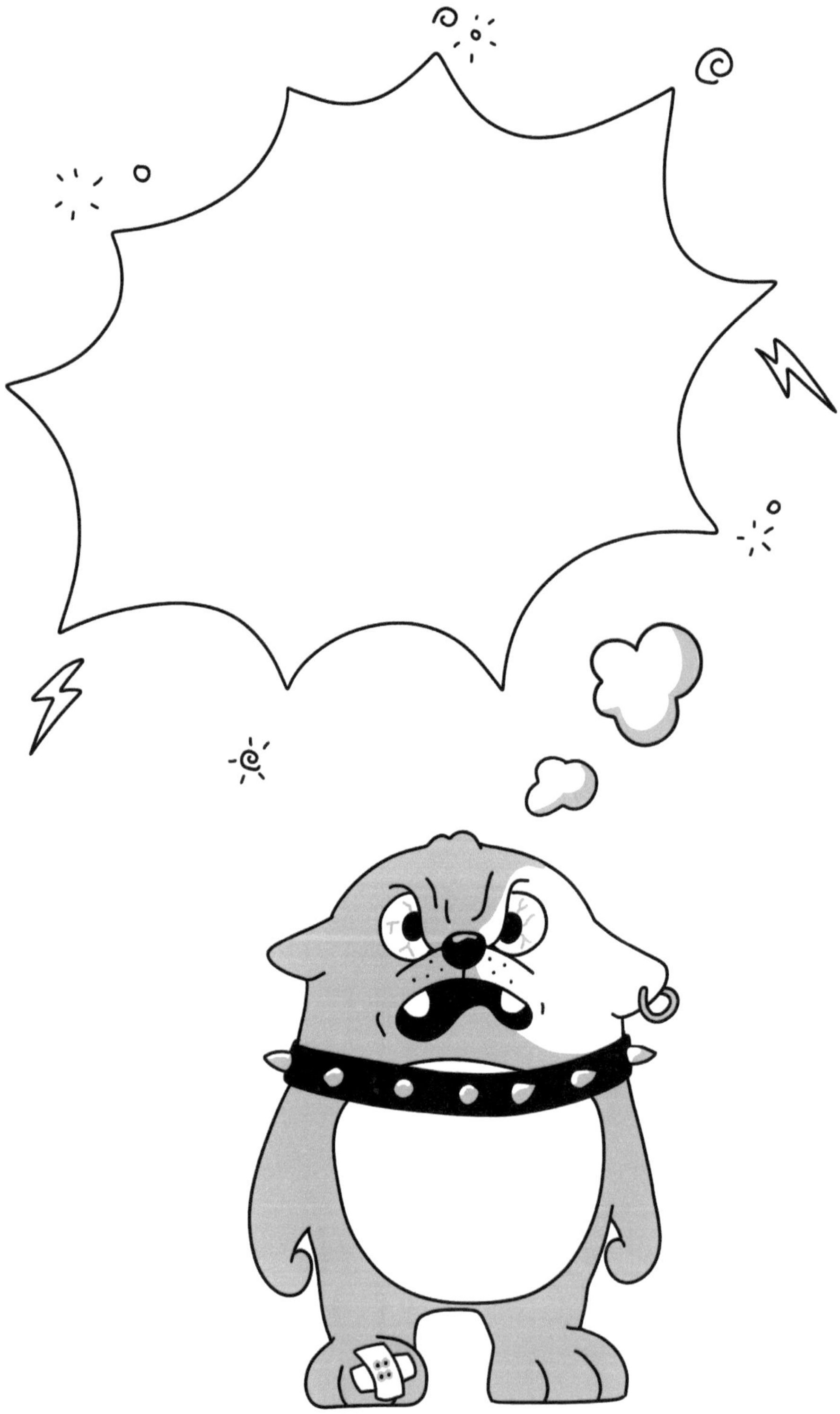

AB 43 Das denke ich, wenn ich traurig bin

K J

Welche Gedanken oder Bilder hast du im Kopf, wenn du traurig bist?

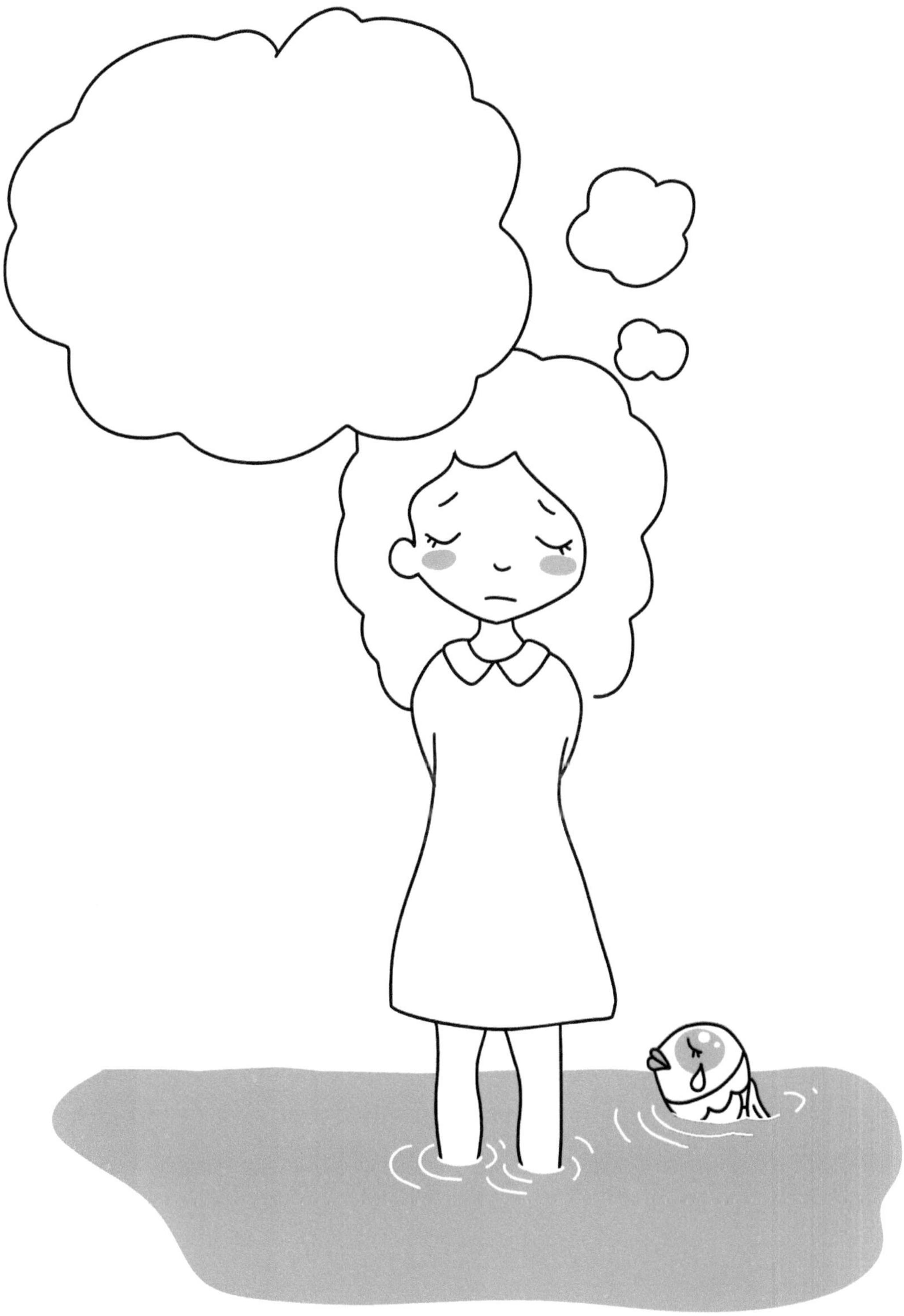

Die Monsterzähmung nach M. White (White & Epston, 1990)

Der Familientherapeut M. White hat eine sehr hilfreiche Intervention für die Behandlung von nächtlichen Ängsten entwickelt. Bei dieser Intervention wird zuerst das Problem externalisiert und gemalt und dann einer ritualisierten Nutzung unterzogen. Wie die Intervention funktioniert, wird an dem folgenden Beispiel deutlich.

Wenn Ihr Patient zum Beispiel über nächtliche Alpträume und über Monster unter dem Bett oder im Schrank klagt, können Sie ihn fragen, ob er nicht die Monsterregeln kennt?!

Eine der wichtigsten Monsterregeln besagt, dass Monster nur dann Kinder in der Nacht belästigen, wenn sie tagsüber nicht genügend Beschäftigung oder Auslauf haben. Es gäbe aber eine Möglichkeit, das Monster zu zähmen, damit es in der Nacht nicht mehr auftaucht.

Wenn Ihr Patient bereit ist, das Monster zu zähmen, erklären Sie ihm und seinen Eltern die folgenden Regeln:

Regel 1: Zeichne das Monster.
Regel 2: Besorge eine Kiste mit Schloss oder mit Ketten, in der das Monster sicher eingesperrt werden kann.
Regel 3: Abends wird das gezeichnete Monster in der Kiste eingeschlossen und in den Garten oder auf den Balkon oder in den Keller gestellt.
Regel 4: Morgens wird gemeinsam die Kiste geöffnet und das Monster freigelassen, damit es sich austoben kann und richtig müde wird, damit es auch nachts gut schläft.
Regel 5: Falls ein neues unbekanntes Monster auftaucht, wird dieses ebenfalls gezeichnet und nachts zu dem ersten Monster in die Kiste gelegt.
Regel 6: Verfahren Sie mit dem nächtlichen Einsperr-Ritual mindestens 7 Tage lang.

Vergessen Sie aber nicht, das Ritual wieder auszuschleichen …

Erklären Sie den Eltern, wie wichtig und mächtig dieses Ritual ist. Ermutigen Sie die Eltern, das Ritual gemeinsam in den Tagesablauf einzubinden und auch daran aktiv teilzunehmen!

Erklären Sie den Eltern gleichzeitig noch einmal, wie wichtig Rituale sind.

AB 45 Was alles unter meinem Bett wohnt

K J

Was ist alles unter deinem Bett? Gibt es Unterschiede zwischen Tag und Nacht?

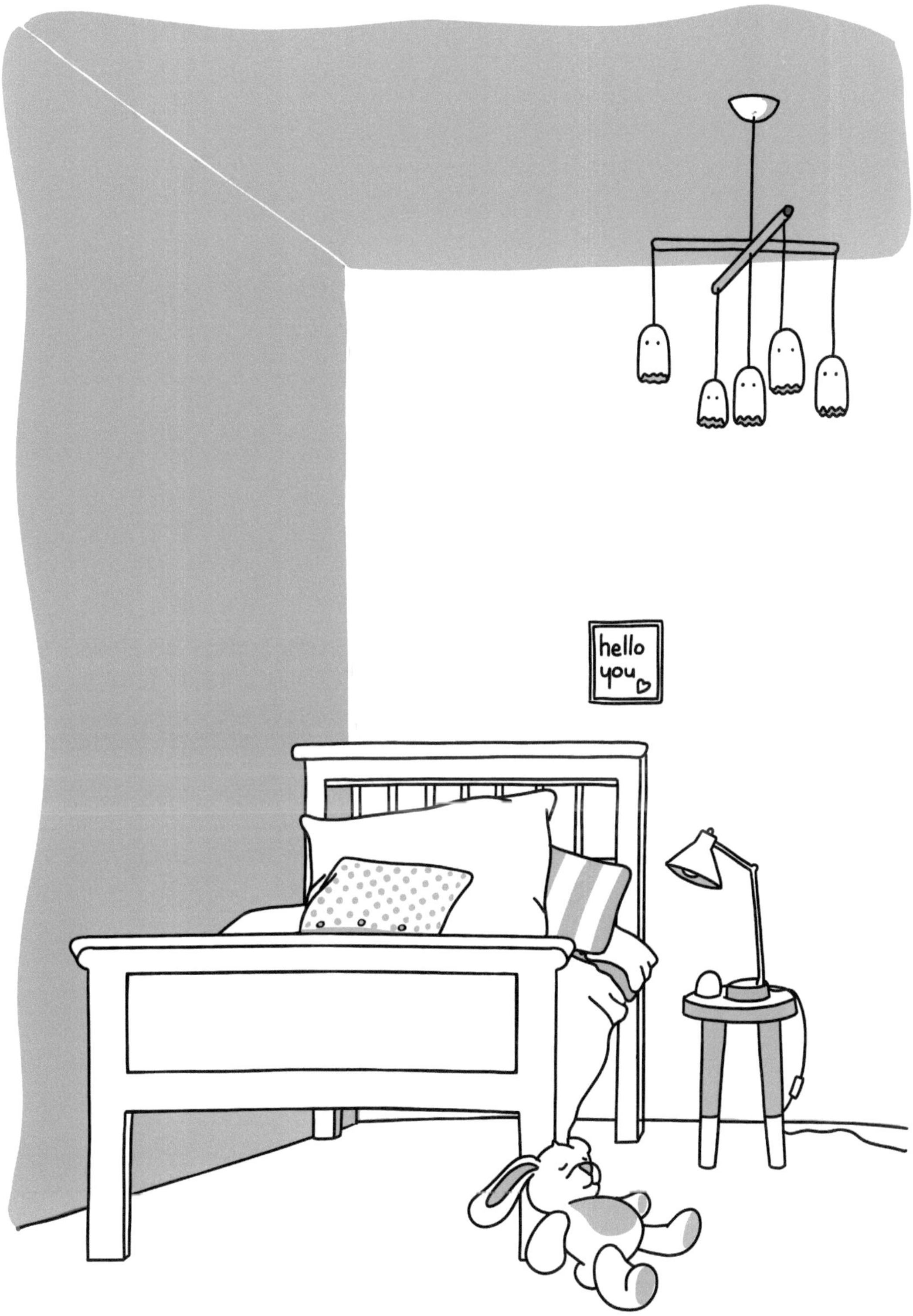

AB 46 Gedanken, die mir den Schlaf rauben

K J

Welche Gedanken oder Bilder rauben dir manchmal deinen Schlaf oder lassen dich gar nicht erst einschlafen?

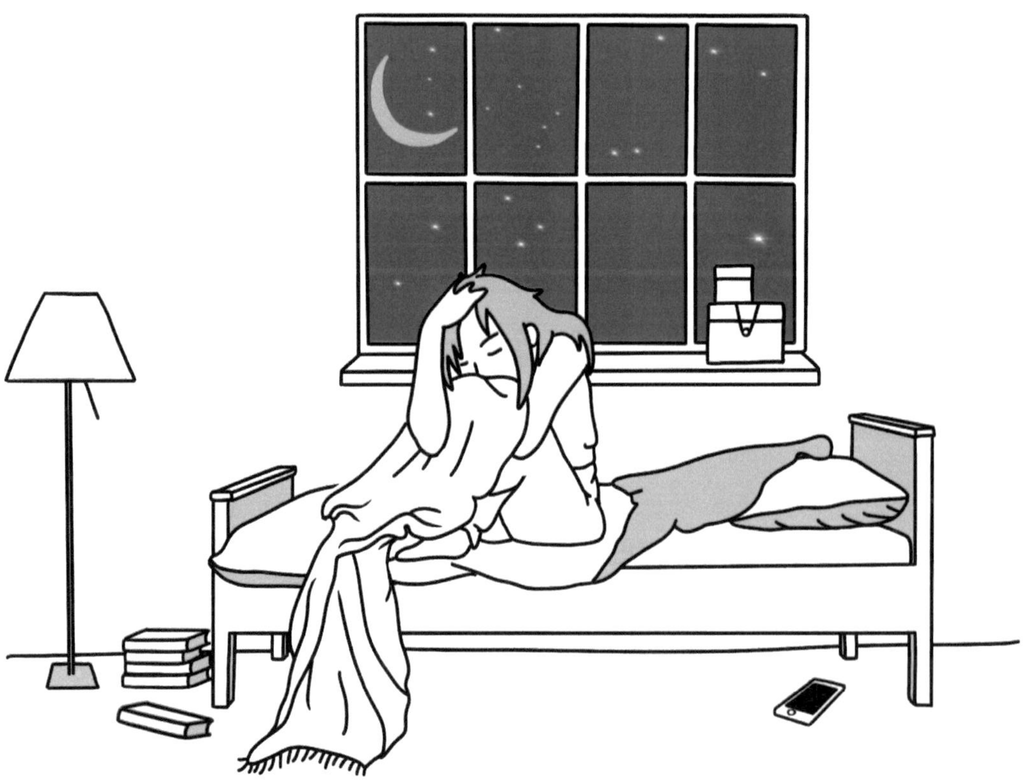

AB 47 **Mein Alptraum** K J

Hattest du einen Alptraum – zeichne ihn auf!

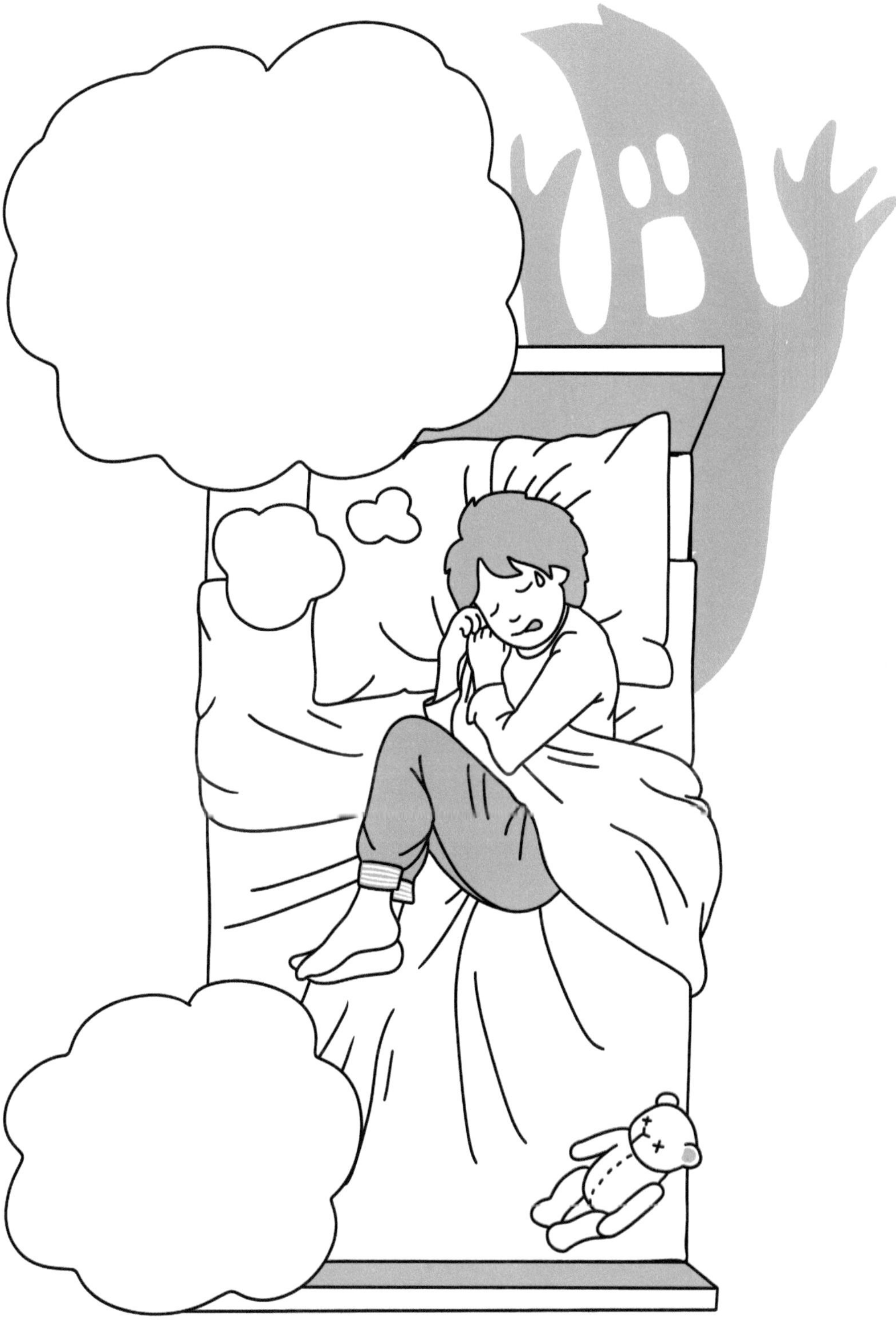

AB 48 **Mein schönster Traum** K J

Kannst du dich an deinen letzten richtig tollen Traum erinnern? Worum ging es? Kannst du ihn aufmalen oder aufschreiben? Wovon würdest du gerne träumen?

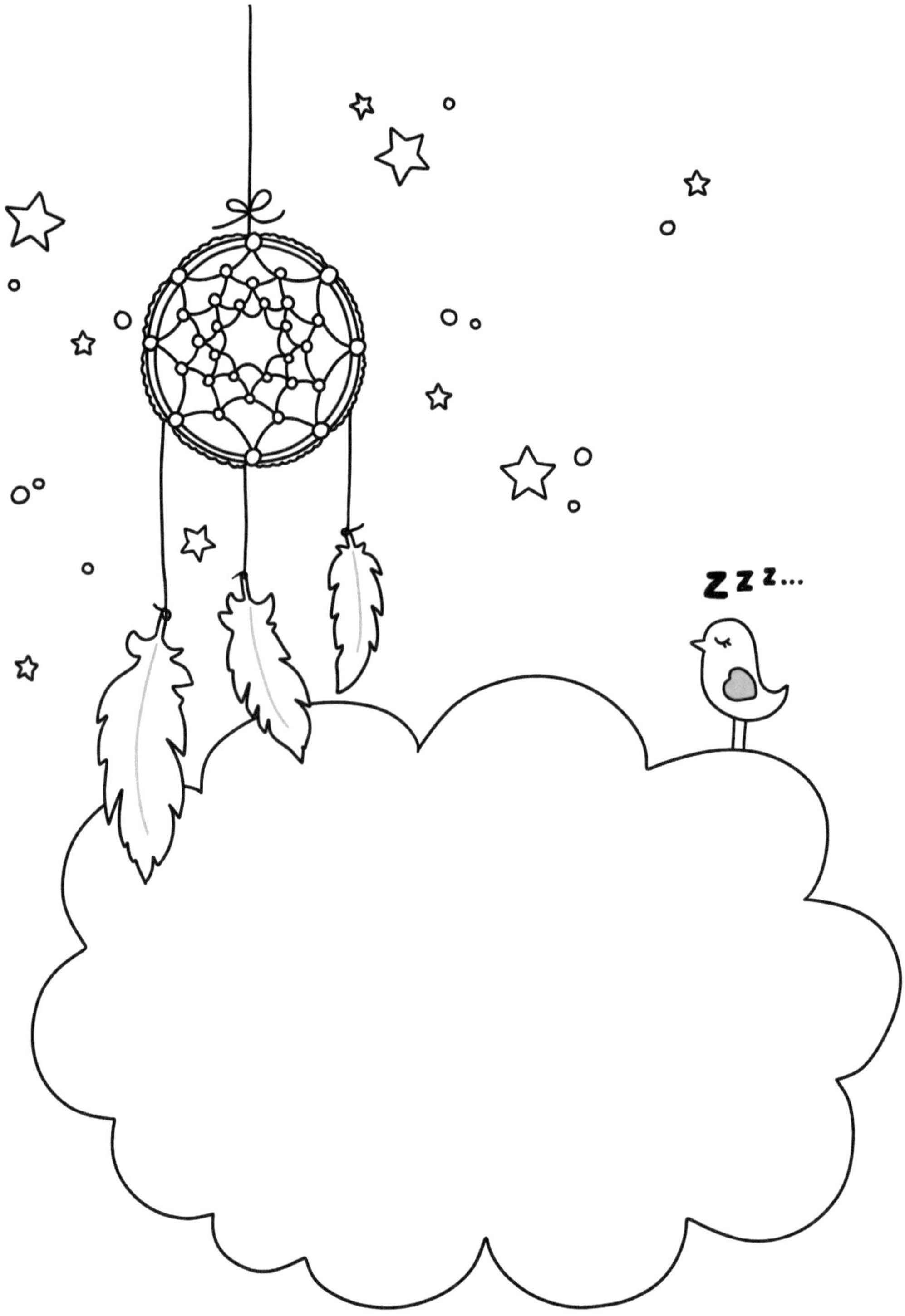

Ich kann nicht aufhören, über … nachzudenken

K J

An was musst du immer wieder denken? Welche Gedanken kannst du nicht stoppen?

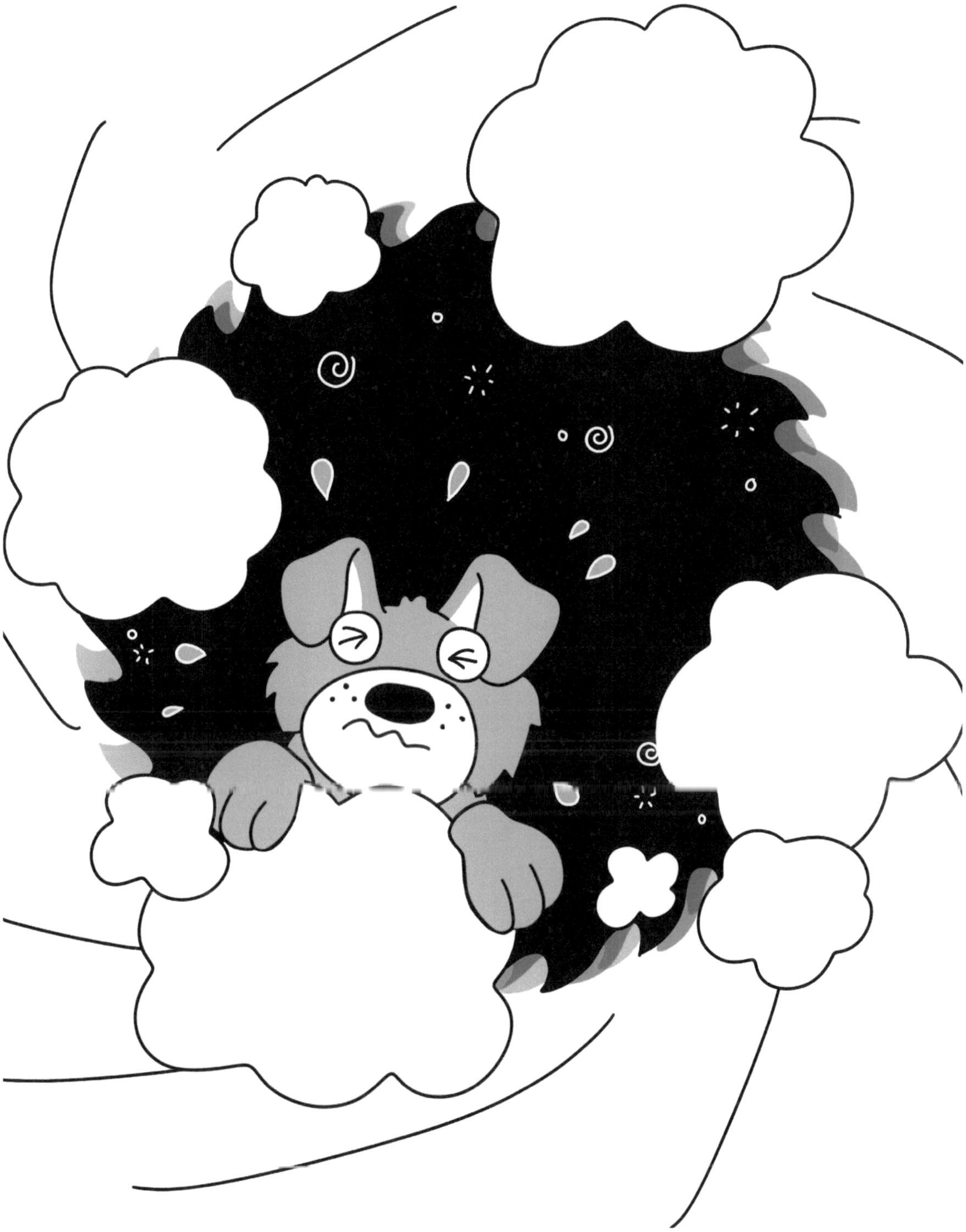

AB 50 Ich muss immer an ... denken

K J

An wen oder was musst du immer denken? Welche Gedanken bekommst du nicht aus deinem Kopf?

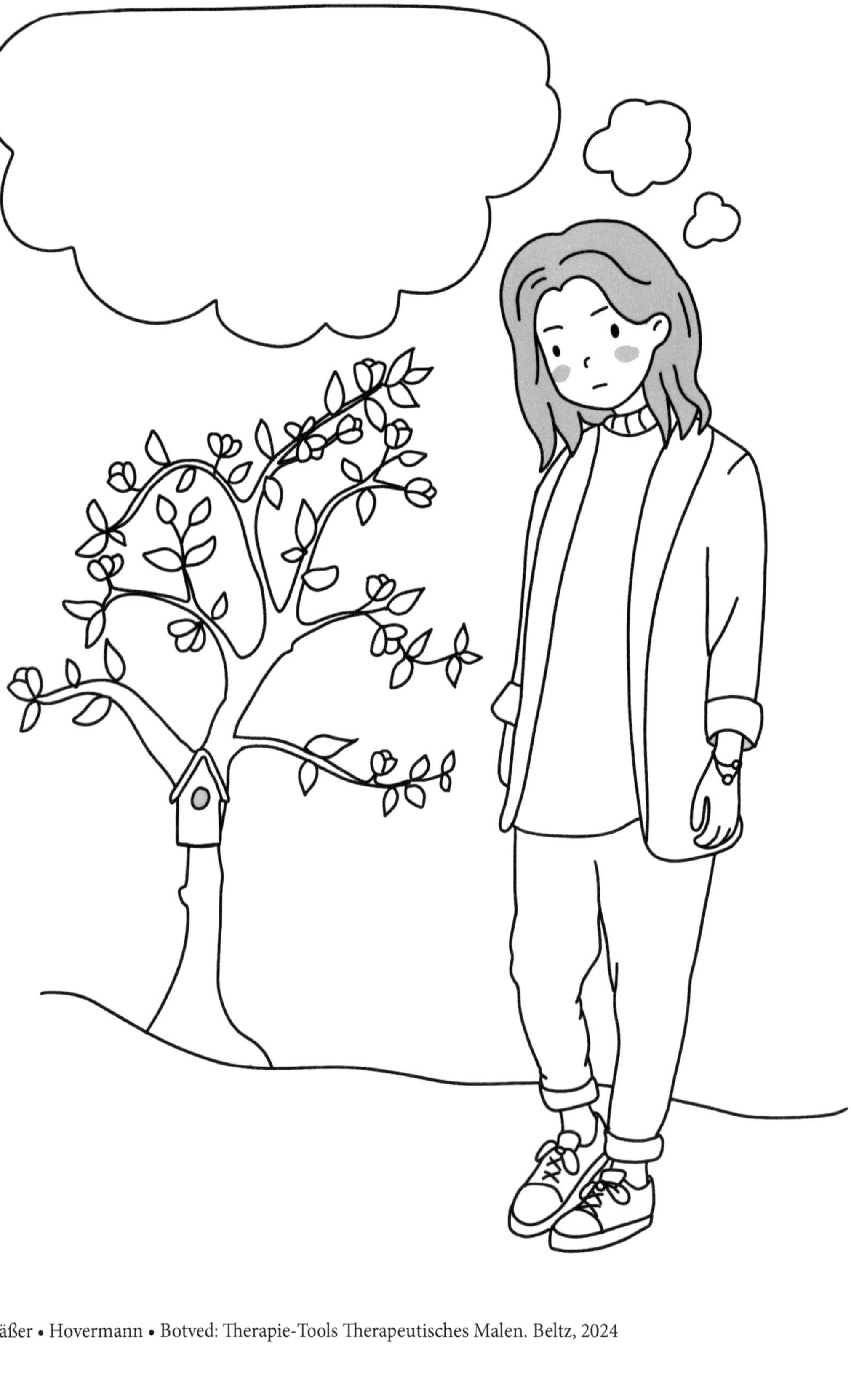

AB 51 Das denke ich, dass andere das von mir denken K J

Was glaubst du, was andere über dich denken? Male oder schreibe es auf. Wenn es spezielle Personen oder Situationen gibt, kannst du das Bild gerne auch noch ergänzen.

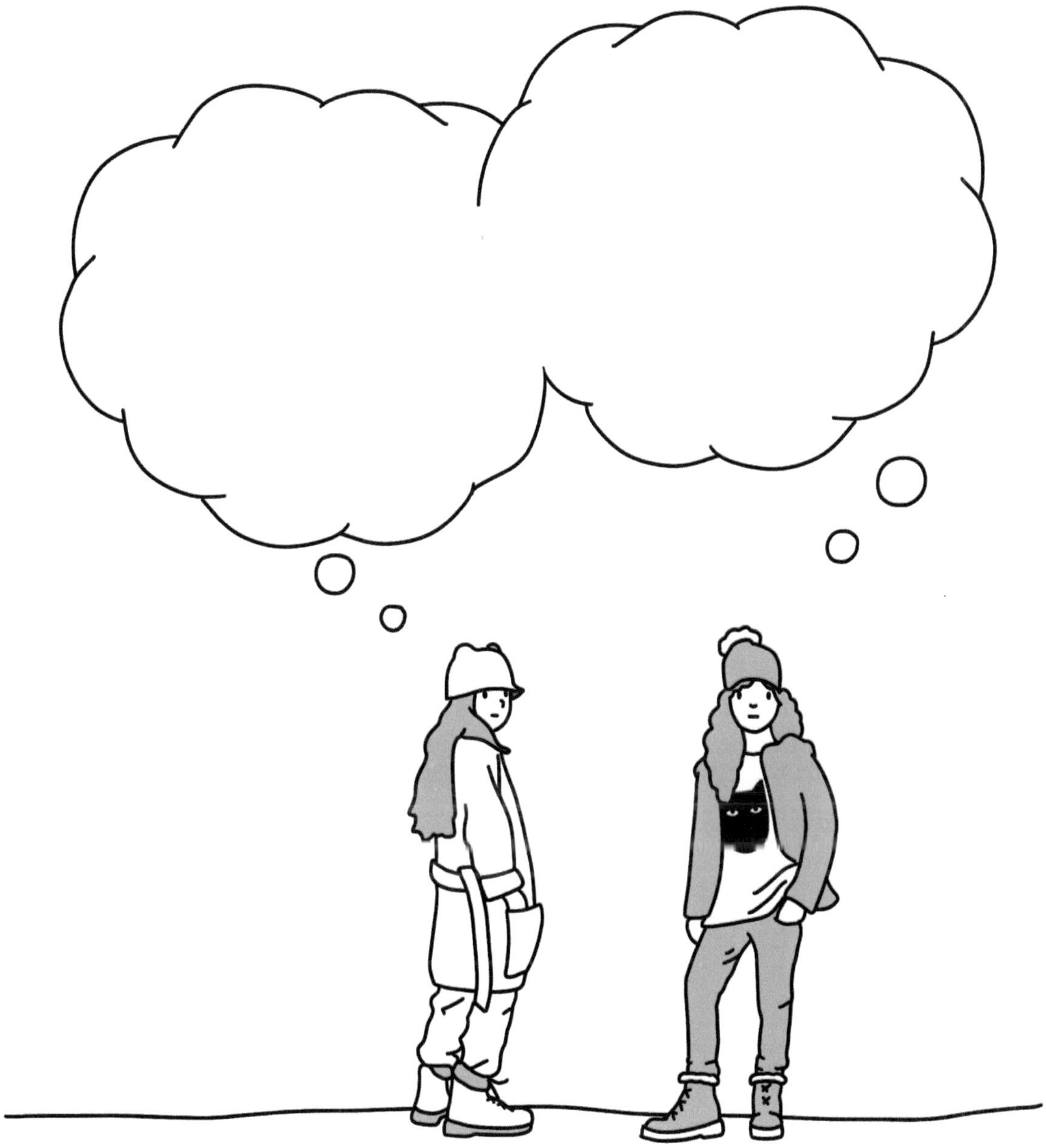

4.2 Meine Gefühle

Gerade Kindern und Jugendlichen fällt es oft schwer, über die eigenen Gefühle zu sprechen oder diese zu benennen. Häufig sind sie sich ihrer Empfindungen zum Teil gar nicht bewusst oder können sie nicht genau einordnen.

Die Malvorlagen dieses Abschnitts können Ihrem Patienten die Bandbreite verschiedener Emotionen vor Augen führen und es ihm ermöglichen, sowohl positive als auch negative Gefühle zu benennen oder zeichnerisch darzustellen. Über die Zeichnungen und Situationen kommen Sie als Therapeut schnell und sicher mit Ihren Patienten über die verschiedensten Emotionen ins Gespräch und können so erfolgreicher gemeinsam Lösungen für den Umgang auch mit schwierigen Gefühlen erarbeiten.

Dieses Kapitel macht es Ihren Patienten leichter, diffuse »Bauchgefühle« zu beschreiben oder einfach zu zeichnen: Mithilfe der Vorlagen können Sie Ihren Patienten spielerisch zur Wahrnehmung, Benennung und/oder Deutung seiner eigenen Stimmungslage ohne viele Worte animieren.

Die Vorlagen sind für jede Altersstufe geeignet und können auch gut bei Erwachsenen oder auch in Gruppen eingesetzt werden.

In diesem Abschnitt finden Sie Malvorlagen zu diesen Themen:

Name	**Seite**
AB 52 *So sehe ich aus, wenn ich gute Laune habe*	77
AB 53 *Mein Wetterbericht*	78
AB 54 *Das brodelt alles in mir*	79
AB 55 *Meine »Gefühle-Suppe«*	80
AB 56 *»Gefühledurcheinander«*	81
AB 57 *Das sind die Steine meiner ...-Mauer (Wut, Angst ...)*	82
AB 58 *So funktioniert mein Vulkan*	83

Wie siehst du aus, wenn du gute Laune hast?

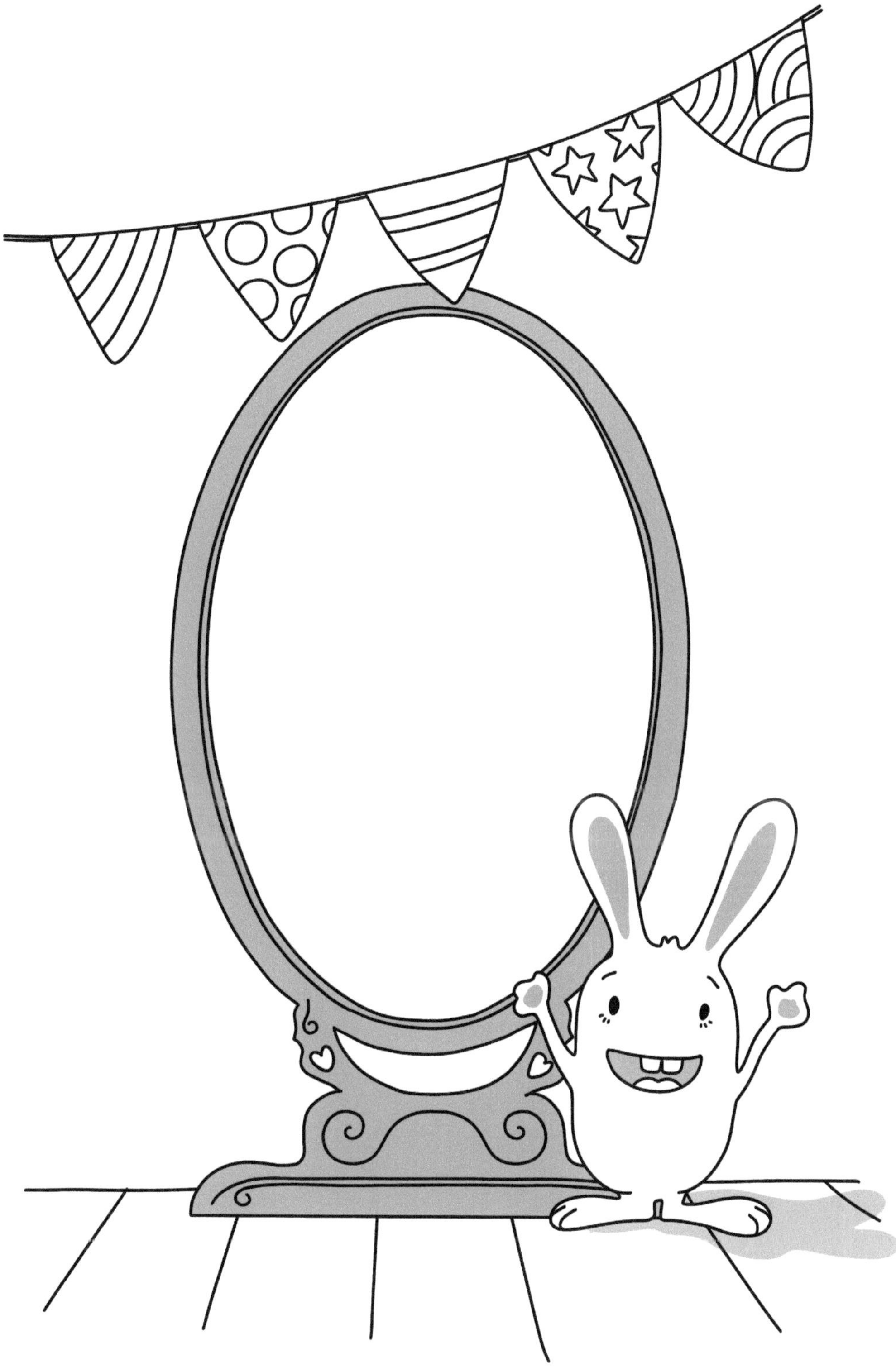

Mein Wetterbericht

Wenn du deine Stimmung oder Laune als Wetter zeichnen würdest, wie würdest du bei welchem Wetter aussehen? Was fällt dir ein, wenn bei dir die Sonne scheint, es schneit oder regnet?

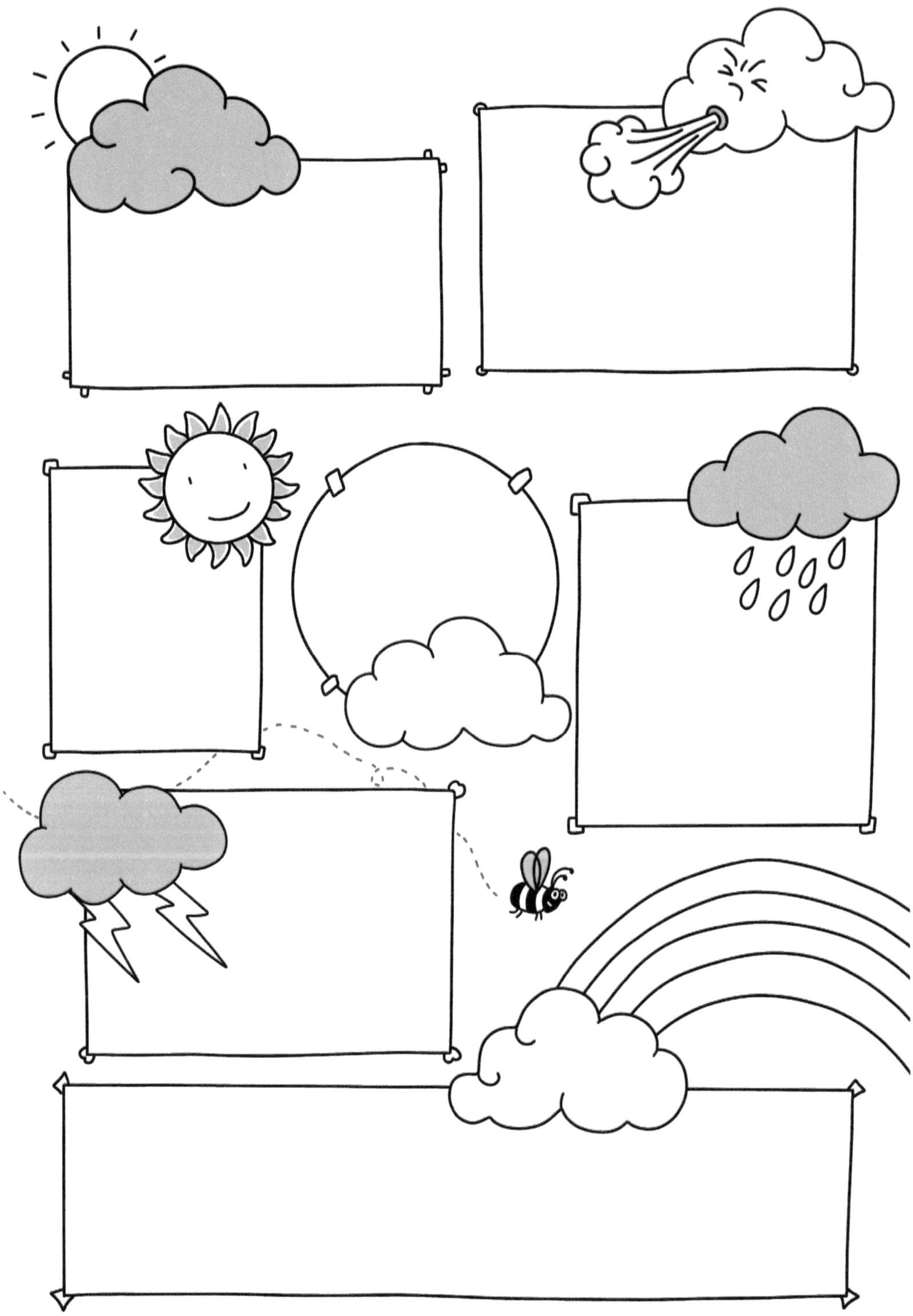

AB 54 Das brodelt alles in mir

K J

Kennst du das Gefühl, dass es in dir brodelt? Was brodelt da genau? Male oder schreibe es auf.

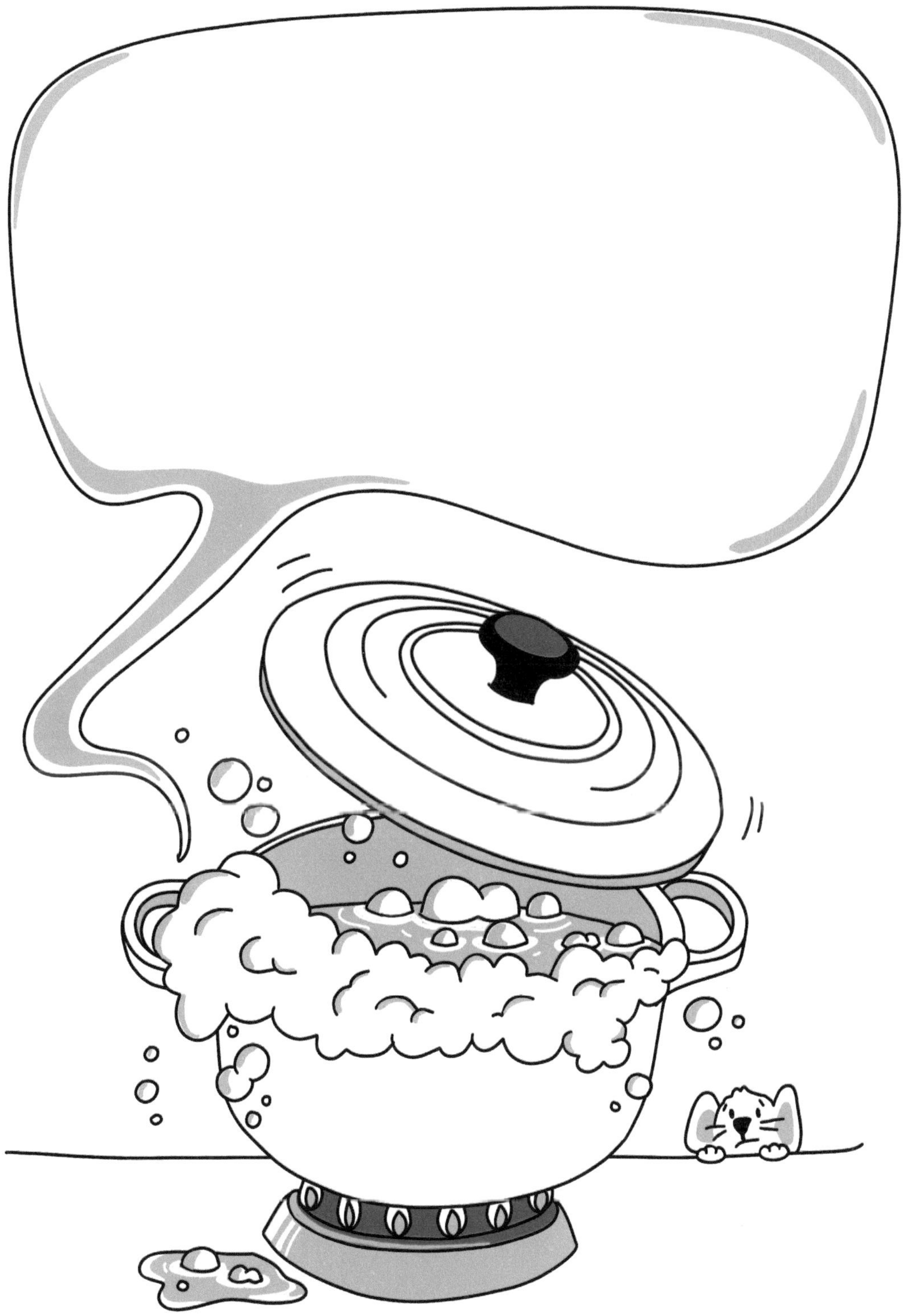

AB 55 Meine »Gefühle-Suppe« K J

Wenn du dir all deine Gefühle anschaust – Welche gibt es da? Kannst du die einzelnen Gefühle auseinanderhalten? Versuche, sie zu benennen oder zu zeichnen. Wie viel von was ist in deiner »Suppe« drin?

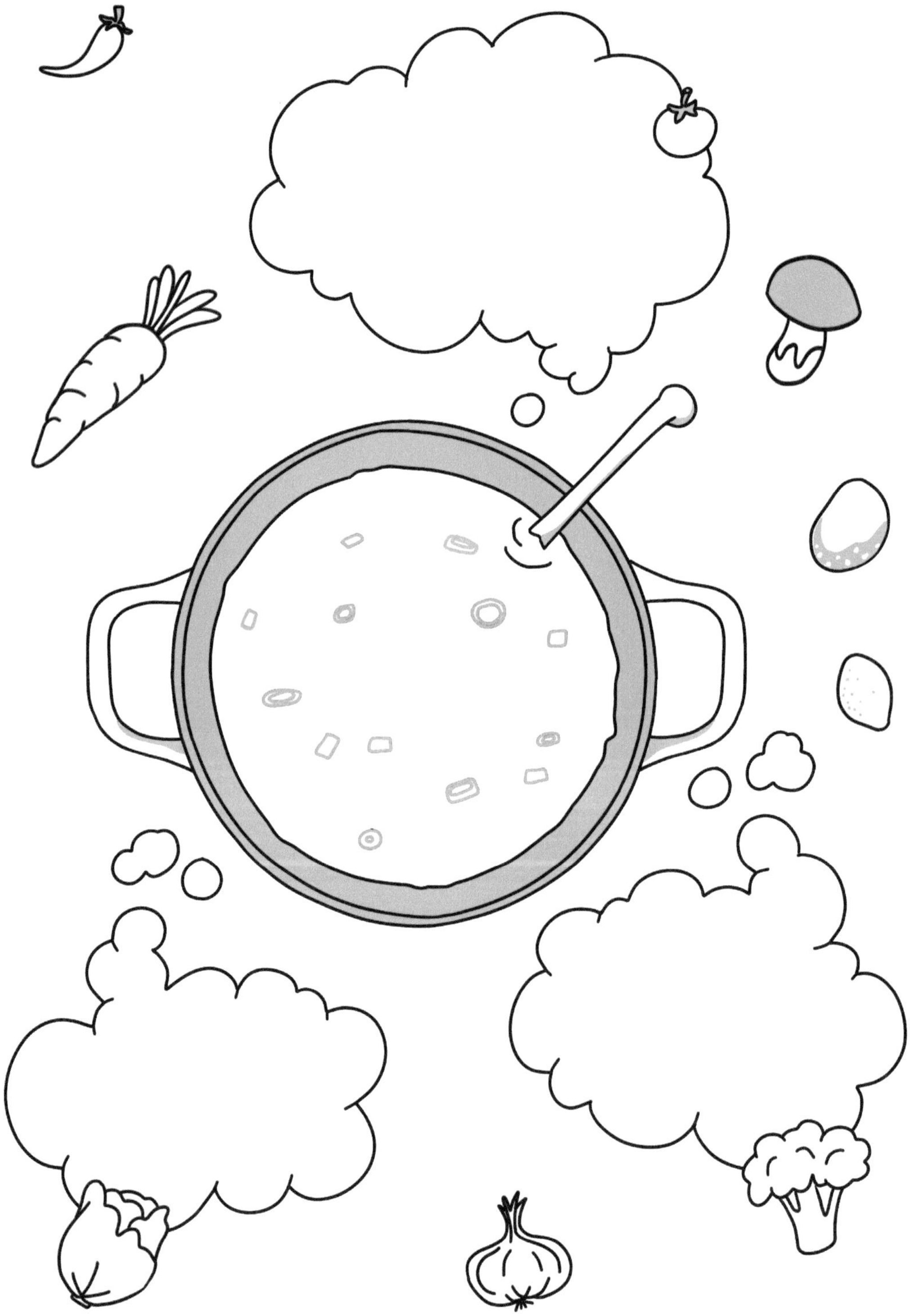

AB 56 **»Gefühledurcheinander«** K J

Wenn du so ein richtiges »Gefühledurcheinander« hast … wie in einer Waschmaschine im Schleuderprogramm: Welche Gefühle sind da alle? Bei dir oder bei anderen?

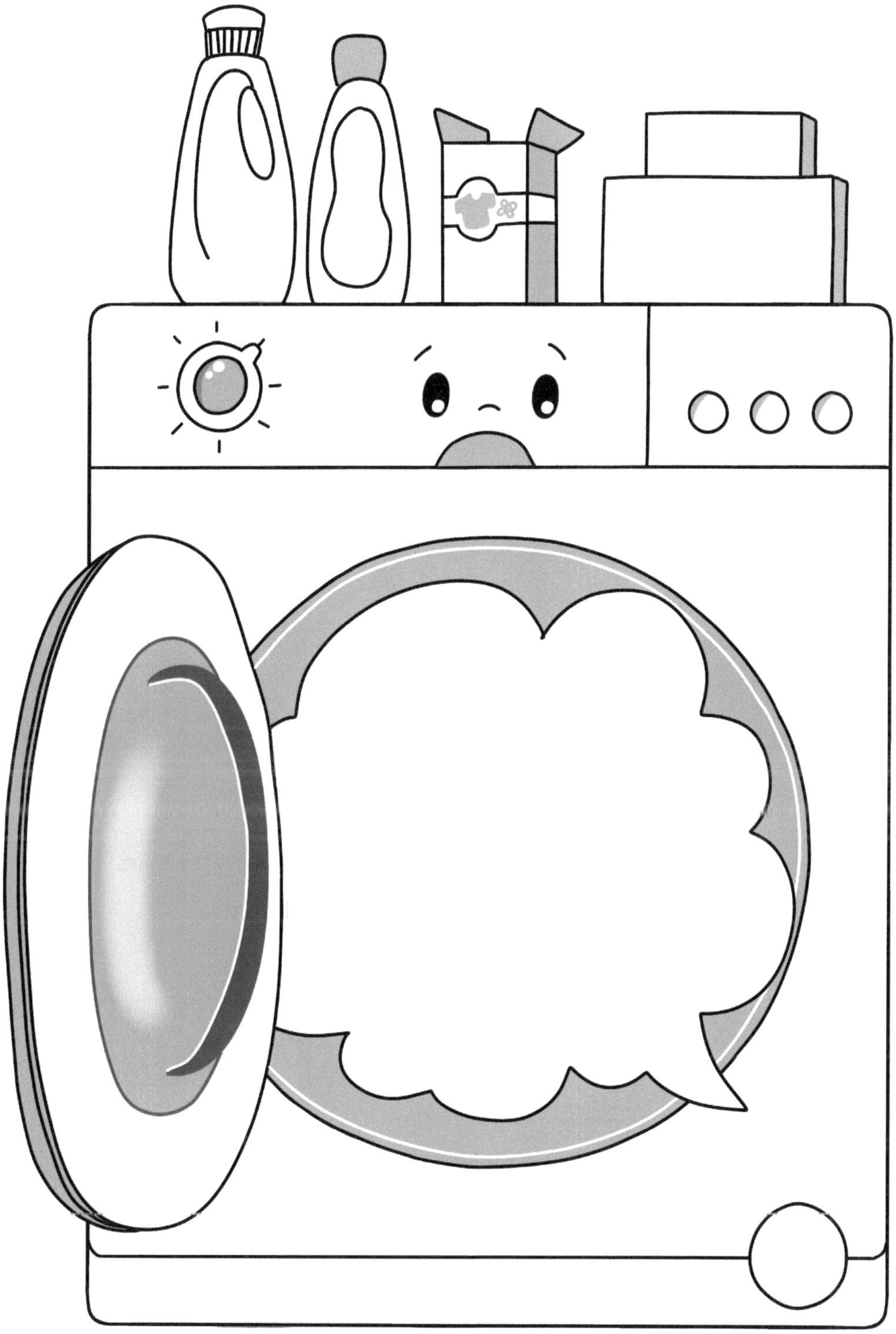

AB 57 Das sind die Steine meiner ...-Mauer (Wut, Angst ...) K J

Hast du manchmal das Gefühl vor einer Mauer zu stehen? Oder ist dir eine Mauer im Weg? Kannst du benennen, aus welchen Bestandteilen deine Mauer besteht? Benenne oder male die einzelnen Steine, aus denen deine Mauer besteht. Und was ist hinter deiner Mauer?

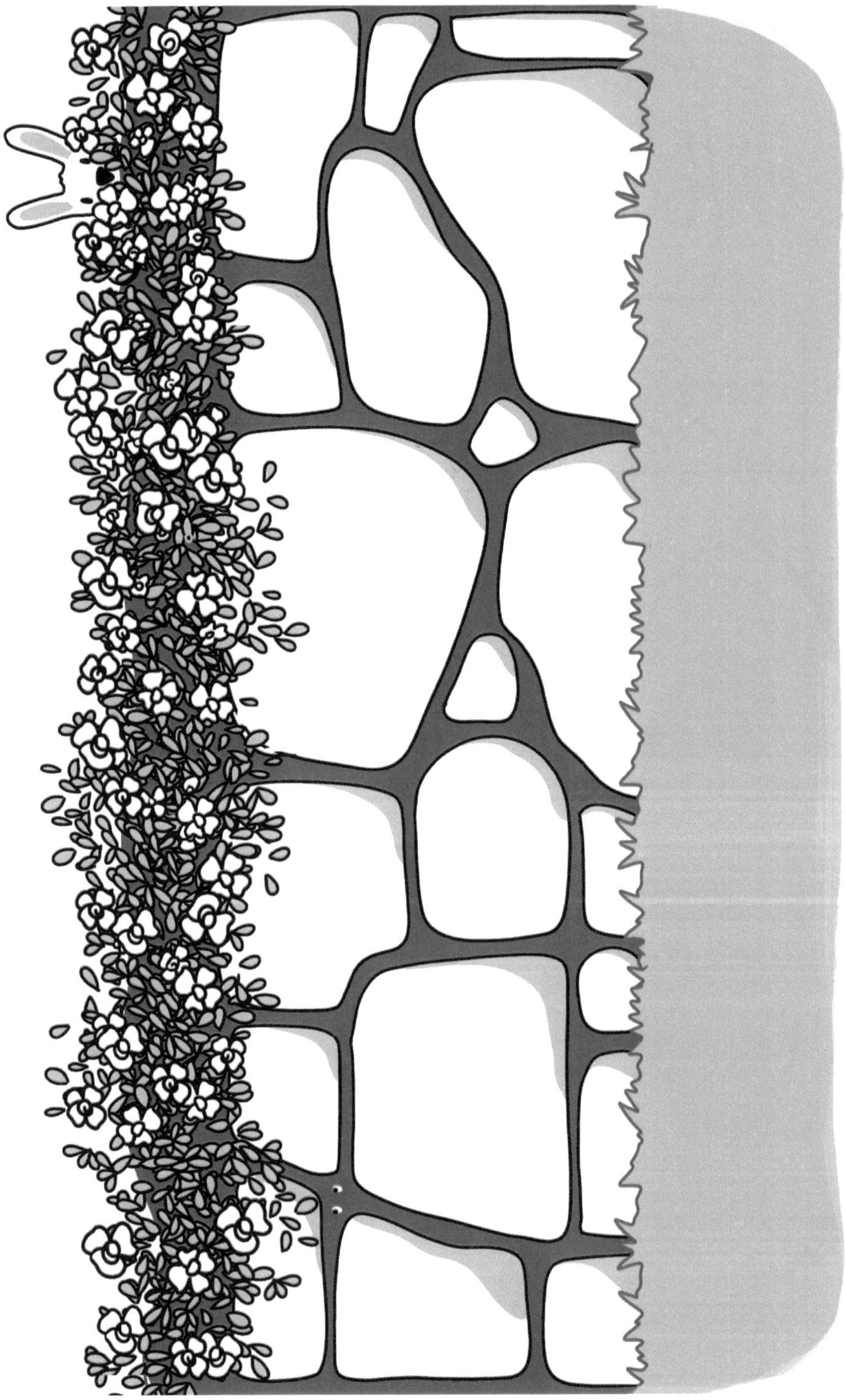

AB 58 So funktioniert mein Vulkan

K J

Hast du manchmal das Gefühl, in dir brodelt ein Vulkan, der mehr oder weniger vor dem Ausbruch steht? Schreibe oder zeichne unter den Vulkan, was da alles »ausbrechen« möchte. Oder schreibe, was alles herausgeschleudert wird, wenn dein Vulkan ausbricht.

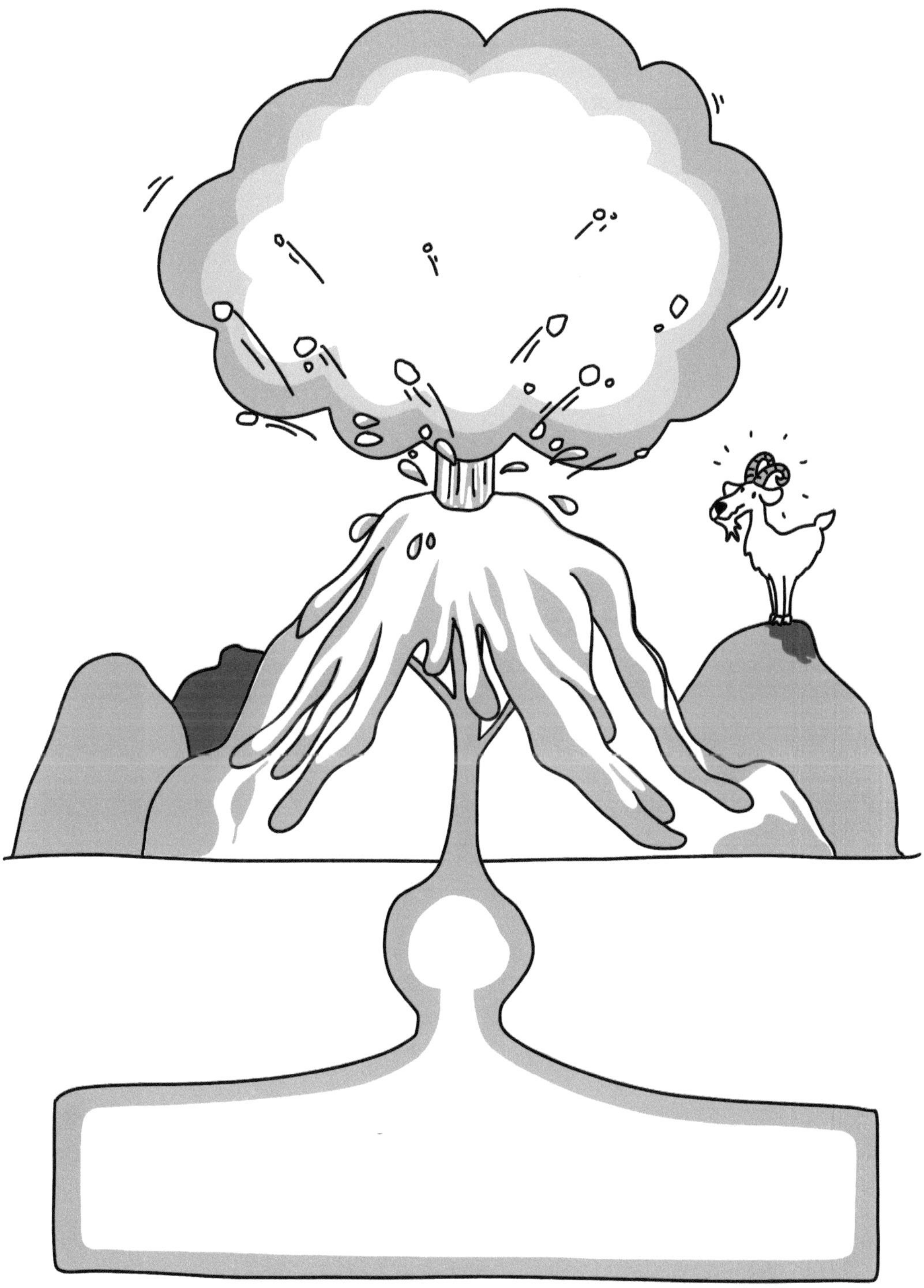

4.3 Mein Körper

Neben der Gedanken- und Gefühlswelt spielen Körperempfindungen eine wichtige Rolle in der psychotherapeutischen Arbeit mit Kindern und Jugendlichen. Um auch hier Ihrem Patienten den Einstieg in das Thema zu erleichtern, finden Sie in diesem Kapitel einige Zeichenvorlagen hierzu. Neben den körperlichen Korrelaten der Gefühle Ihrer Patienten können diese auch ihre sonstigen körperlichen Symptome, wie Kopf-, Bauch-, Gelenkschmerzen usw. mithilfe der Malvorlagen thematisieren und lokalisieren. Für Sie als Therapeut ist es so häufig deutlich leichter, über die Symptomatik Ihres Patienten dann ins Gespräch zu kommen.

Darüber hinaus sind Essstörungen, Störungen des Körperschemas sowie ein auffälliges/gestörtes Essverhalten ein breites Interventionsspektrum. Auch hierzu bieten die Grafiken und Zeichenvorlagen Ihnen einen kreativen Einstieg in das Thema. Der Einstieg in die therapeutische Arbeit mit Patienten, die unter Essstörungen leiden, ist auch für die Patienten nicht immer leicht. Aber gerade hier können Ihre Patienten von der Arbeit mit Körperbildern oft profitieren. Erarbeiten Sie diese mithilfe der Vorlagen aus diesem Kapitel, Sie können diese später auch durch die tatsächlichen Körperumrisse erweitern.

Die Zeichenvorlagen eignen sich ebenfalls bei Patienten mit chronischen körperlichen Erkrankungen sowie Schmerz- und Somatoformen Störungen.

Tipps & Tricks

Möchten Sie tiefer in das Thema Essen, Ernährung (auch z. B. verbotene Lebensmittel), Einkaufsverhalten, Körper usw. einsteigen, können Sie zusätzlich auch diese Zeichenvorlagen nutzen:
AB 5 *Das esse ich gerne*
AB 6 *Das esse ich gar nicht gerne!*
AB 21 *In meinem Schrank*
AB 39 *Ich muss, ich soll*
Und weitere Vorlagen aus den Abschnitten 4.1 und 4.2 zu Gedanken und Gefühlen.

In diesem Abschnitt finden Sie Malvorlagen zu den folgenden Themen:

Name	Seite
AB 59 *In meinem Körper* (Junge)	85
AB 60 *In meinem Körper* (Mädchen)	86
AB 61 *In meinem Körper* (männl. Jugendlicher)	87
AB 62 *In meinem Körper* (weibl. Jugendliche)	88
AB 63 *In meinem Kopf*	89
AB 64 *Fotoshooting*	90
AB 65 *Meine Krankheit*	91
AB 66 *Scheinwerfer*	92

AB 59 In meinem Körper

K

Male, wie es in deinem Körper aussieht.

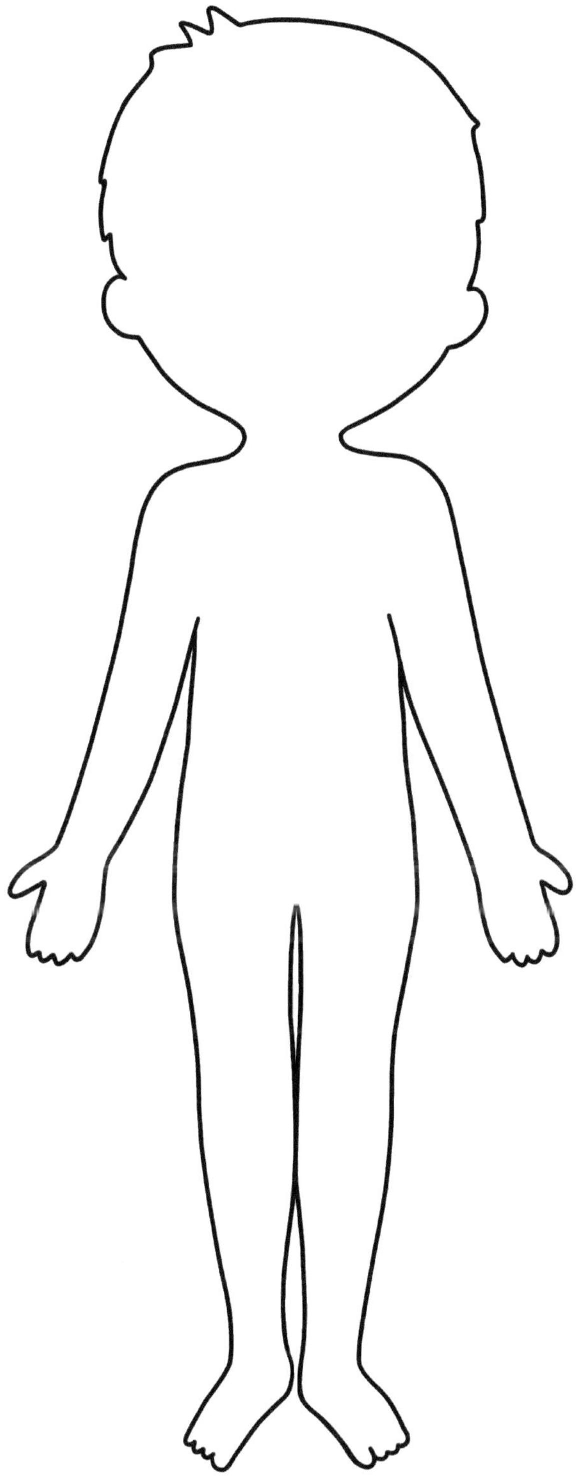

In meinem Körper

Male, wie es in deinem Körper aussieht.

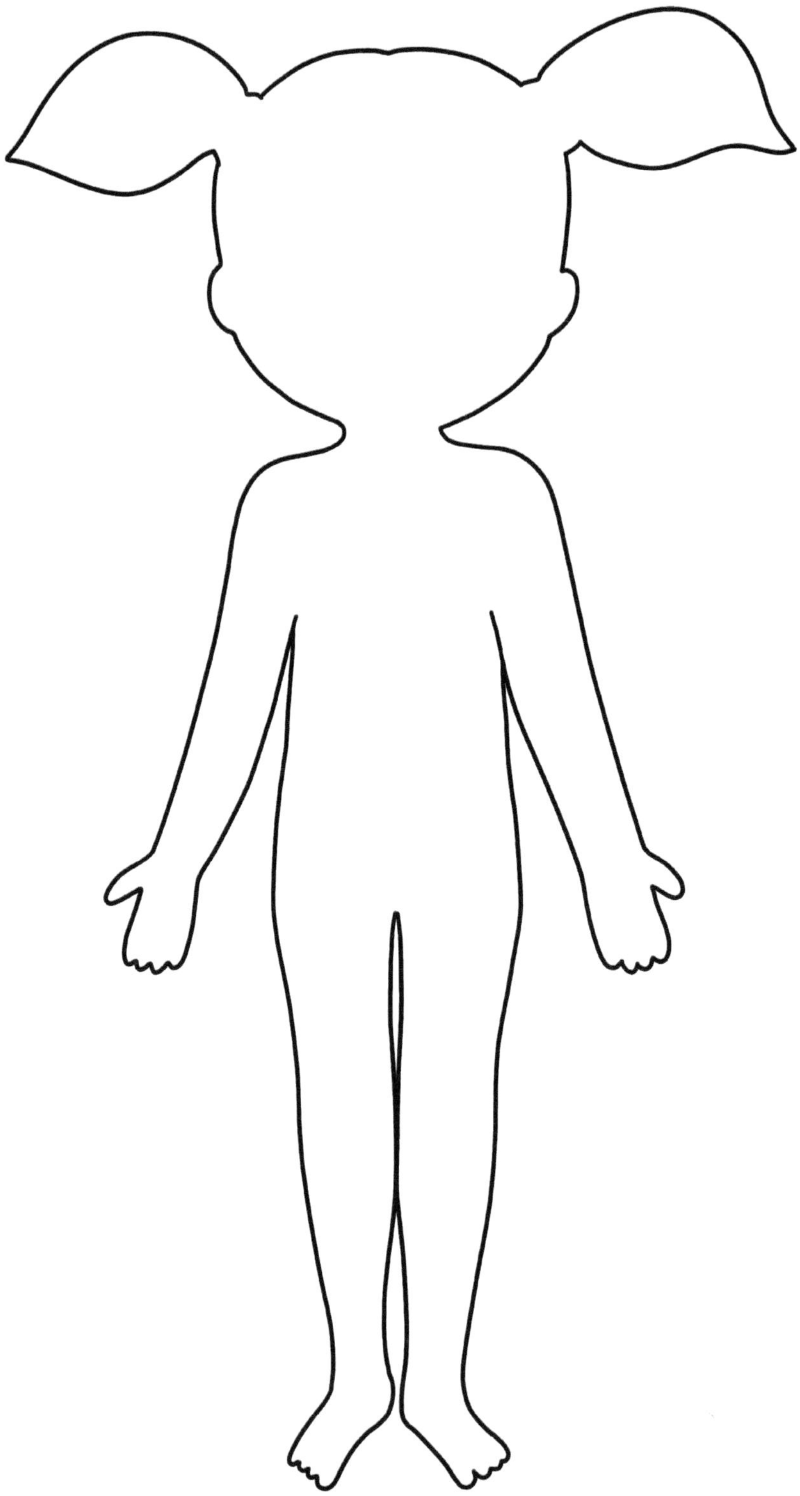

In meinem Körper

Wie sieht es in deinem Körper aus?

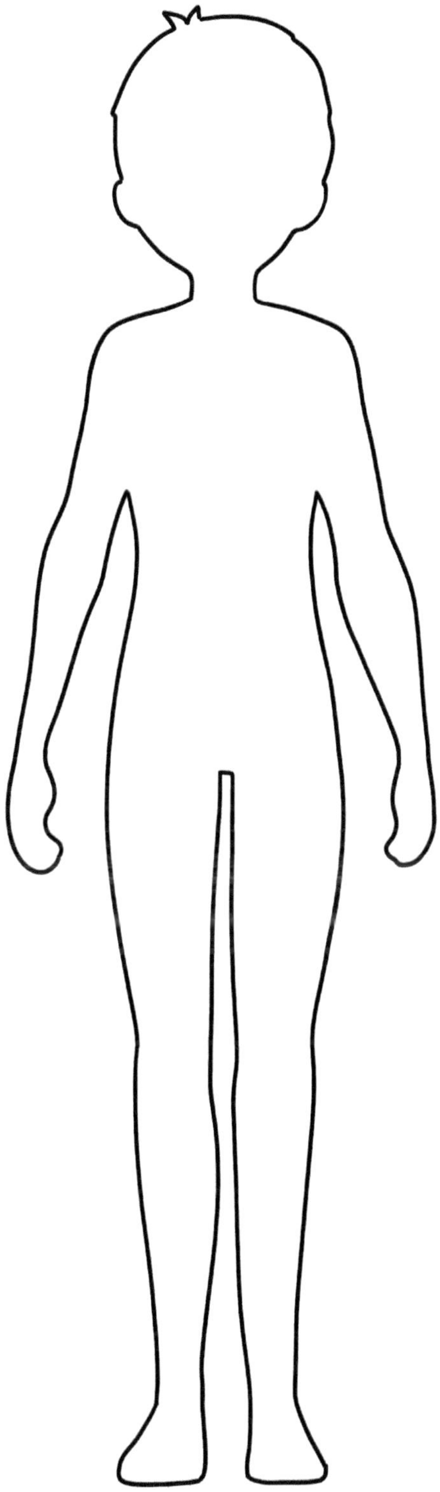

Wie sieht es in deinem Körper aus?

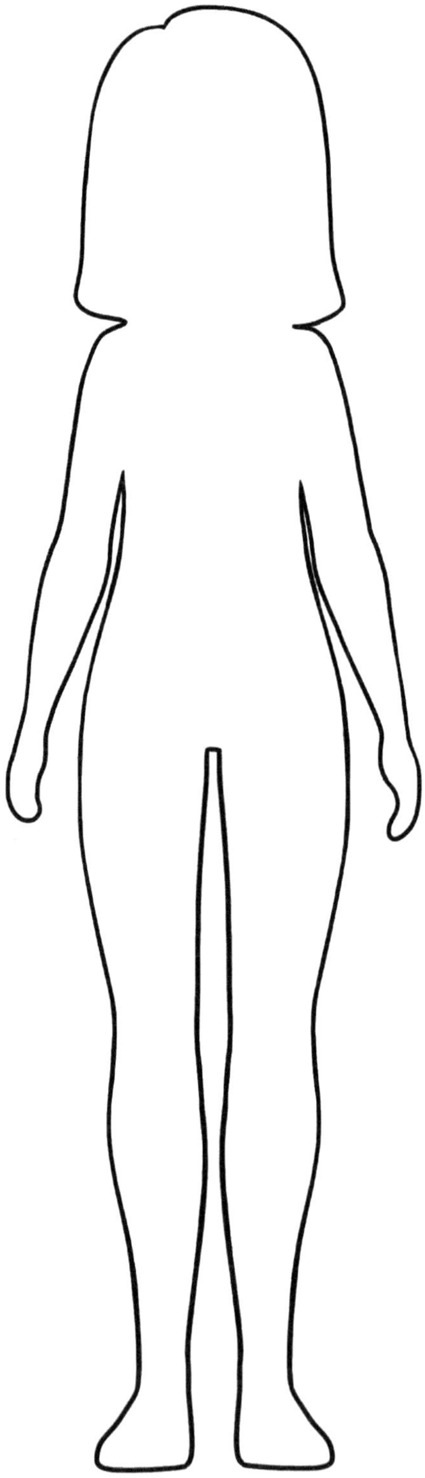

In meinem Kopf

K J

Welche Gedanken machst du dir? Kannst du sie benennen?

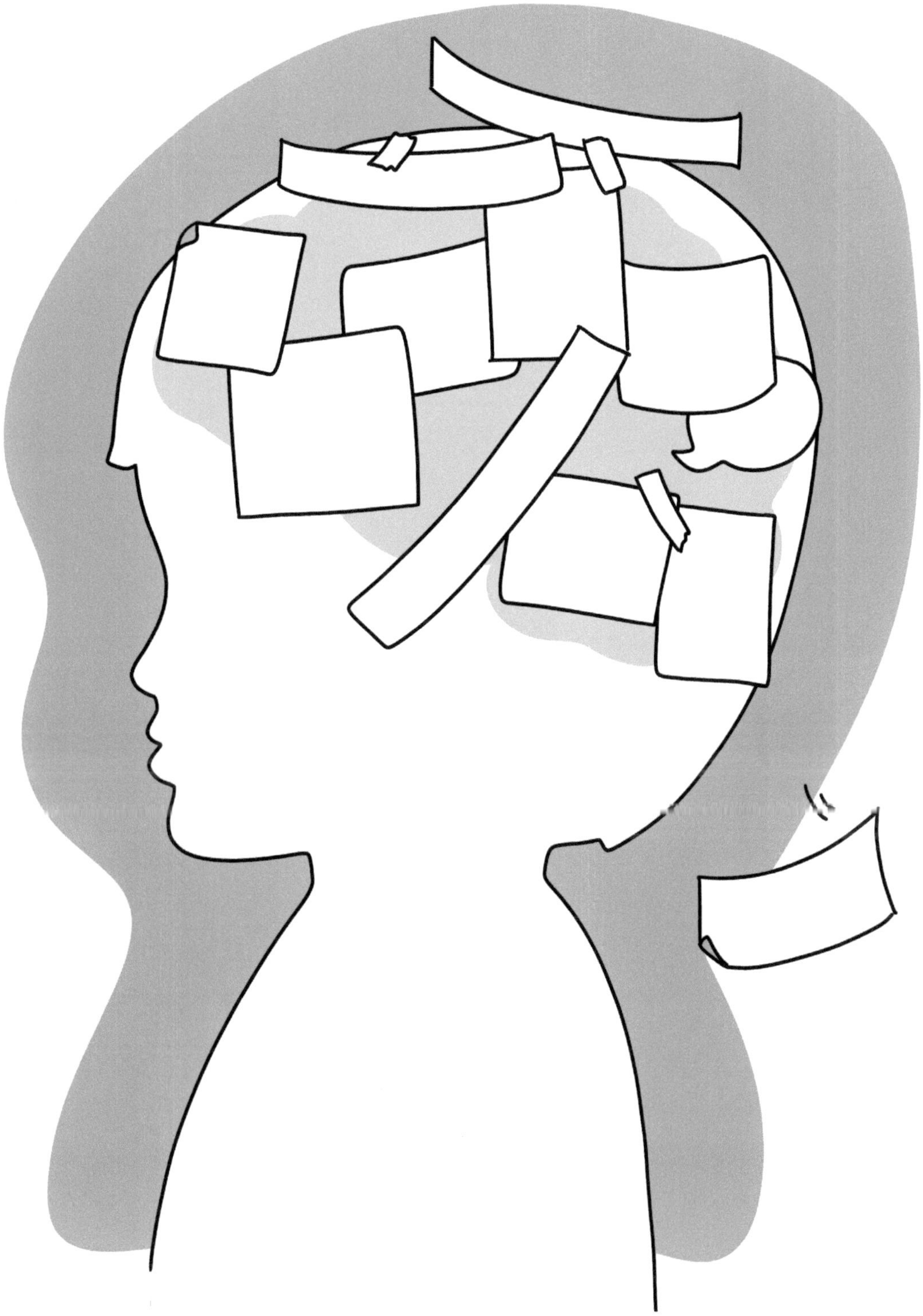

Wie würdest du am liebsten auf einem Fotoshooting aussehen?

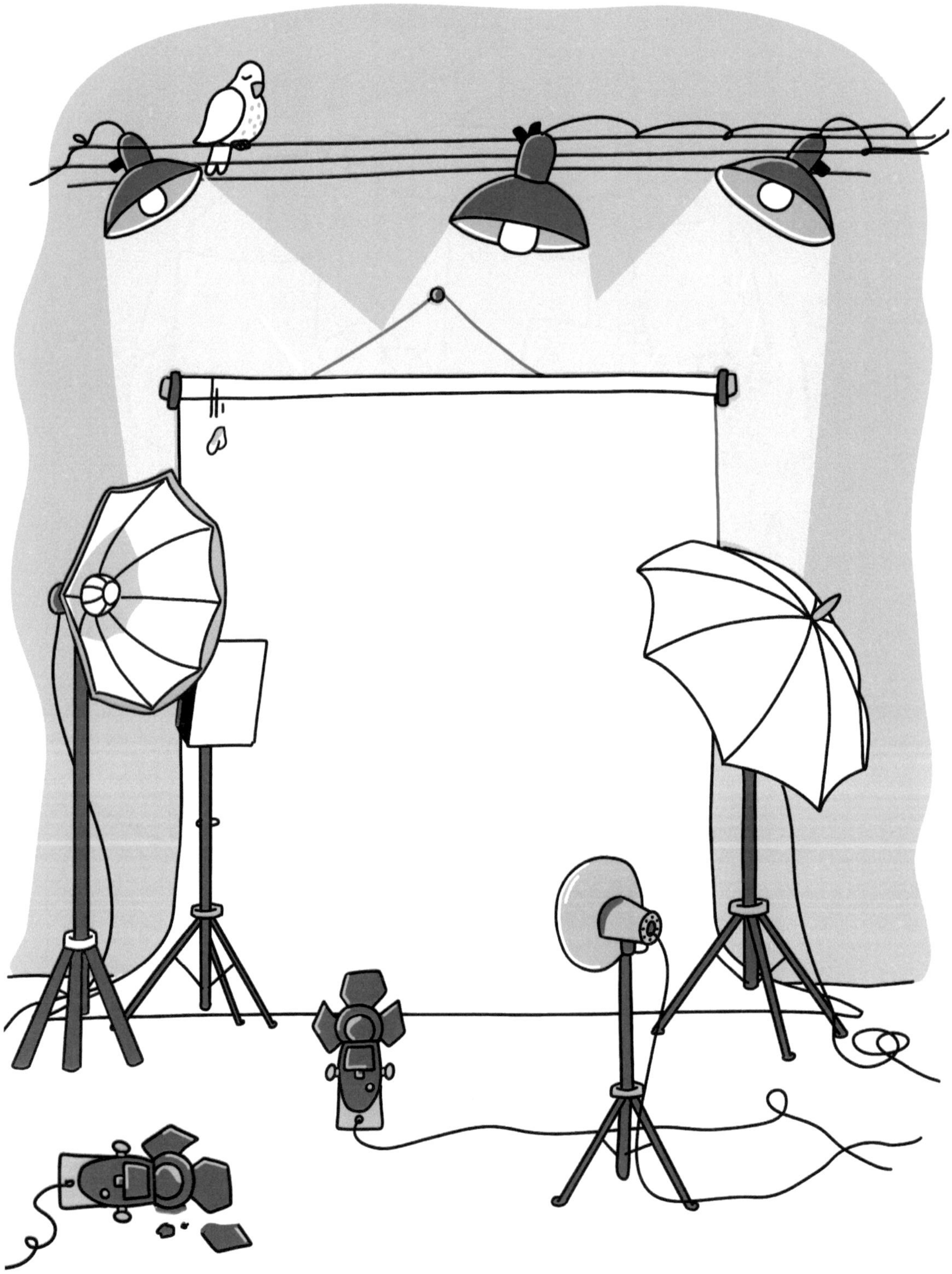

Meine Krankheit

K J

Was gehört alles zu deiner Krankheit dazu? Wie heißt deine Krankheit? Was magst du daran, was gar nicht? Was fällt dir noch ein?

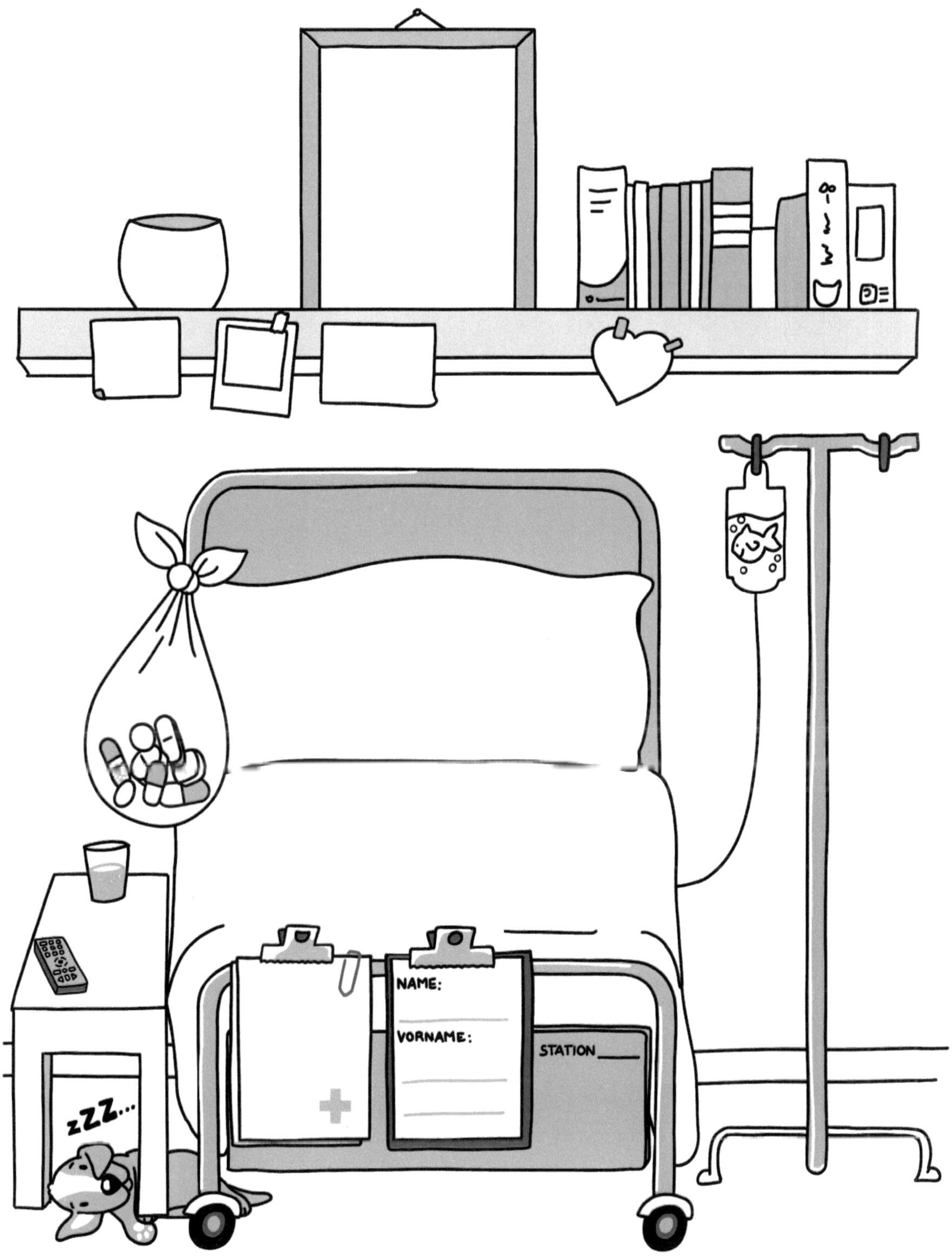

AB 66 Scheinwerfer

K J

Stehst du manchmal (gerne) im Rampenlicht? Wie sieht das aus? Oder wie ist es, wenn du den Scheinwerfer auf deine Probleme lenkst? Oder davon weg?

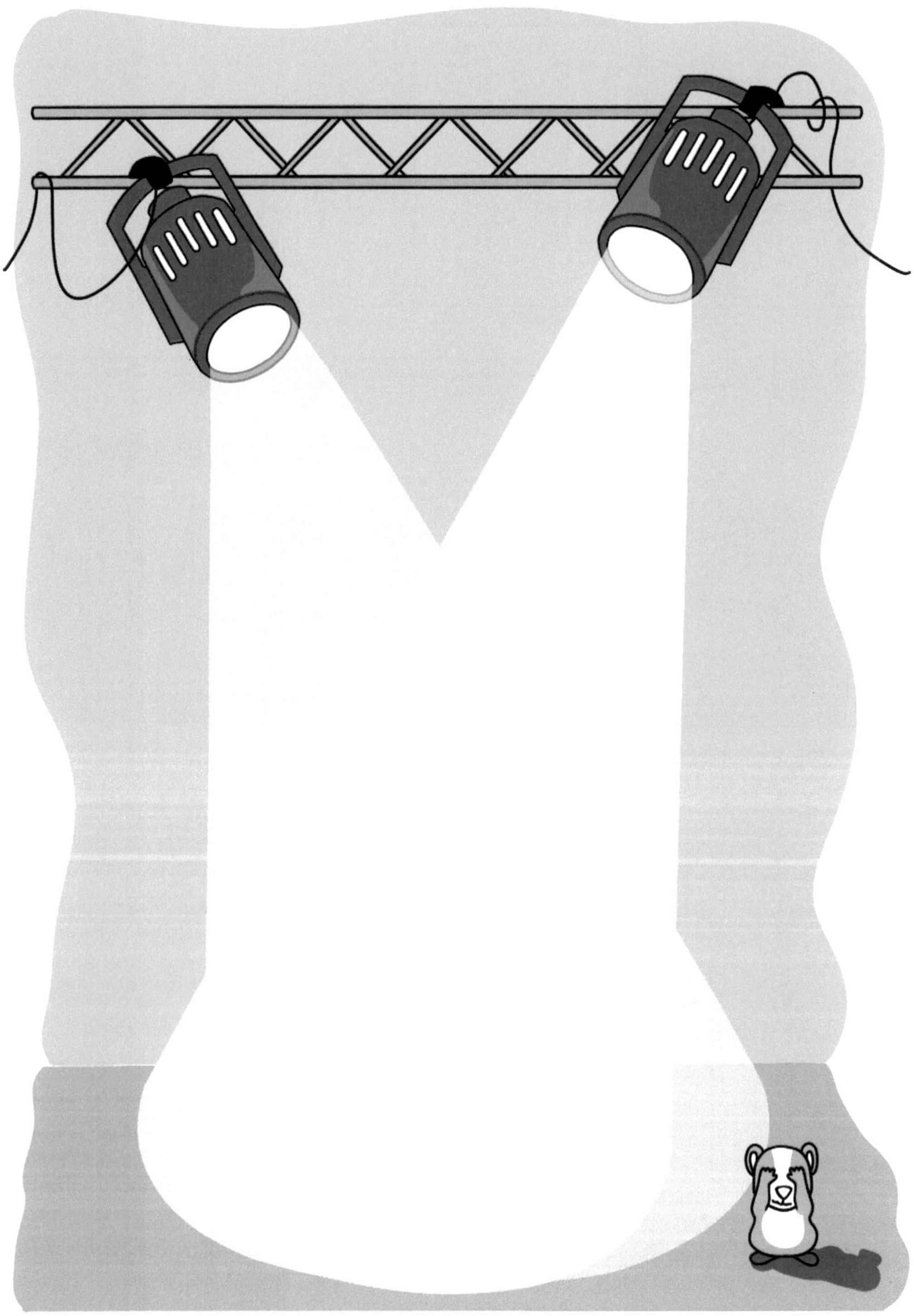

5 Eingruppierungen

In diesem Kapitel finden Sie eine Auswahl von Zeichenvorlagen, die Ihrem Patienten helfen, sich zeichnerisch einzugruppieren. Die Arbeit mit solchen Bildern setzt häufig eine überraschende Kreativität frei und ermöglicht Ihnen so einen tieferen Einblick in die verschiedensten Lebensbereiche Ihres Patienten.

Die Eingruppierungsbilder zeigen unterschiedliche Örtlichkeiten. Lassen Sie Ihren Patienten zwischen den zahlreichen Szenen sich diejenige aussuchen, die ihm am besten gefällt, um sich und oder seine Familie, seinen Freundeskreis, seine Schulklasse einzugruppieren.

Wir haben Ihnen eine möglichst große Bandbreite an ganz unterschiedlichen Szenen ausgewählt, um auf die Vorlieben möglichst vieler Gruppen einzugehen, es gibt eher jungen- und eher mädchenspezifische Szenen und Bildvorlagen ganz ohne und auch mit bereits eingezeichneten Personen.

Tipps & Tricks

Die Eingruppierungsbildvorlagen eignen sich auch sehr gut für die Arbeit mit Gruppen. Egal ob es um die Beziehungen innerhalb einer Familie geht oder die Stimmung innerhalb einer Gruppe, die vorliegenden Malvorlagen eignen sich für fast alle Fragestellungen.

In diesem Kapitel finden Sie Malvorlagen zu den folgenden Themen:

Name	**Seite**
AB 67 *Theater*	94
AB 68 *Konzertsaal/-halle*	95
AB 69 *Fußballfeld mit Stadion*	96
AB 70 *Zoo*	97
AB 71 *Kirmes*	98
AB 72 *Schwimmbad*	99
AB 73 *Musik/Band*	100
AB 74 *Einfamilienhaus*	101
AB 75 *Schloss*	102
AB 76 *Segelboot*	103
AB 77 *Traumschiff*	104
AB 78 *Autos*	105

Bist du eher Zuschauer oder Darsteller? Was machst du mit wem auf der Bühne? Welche Rollen haben die anderen?

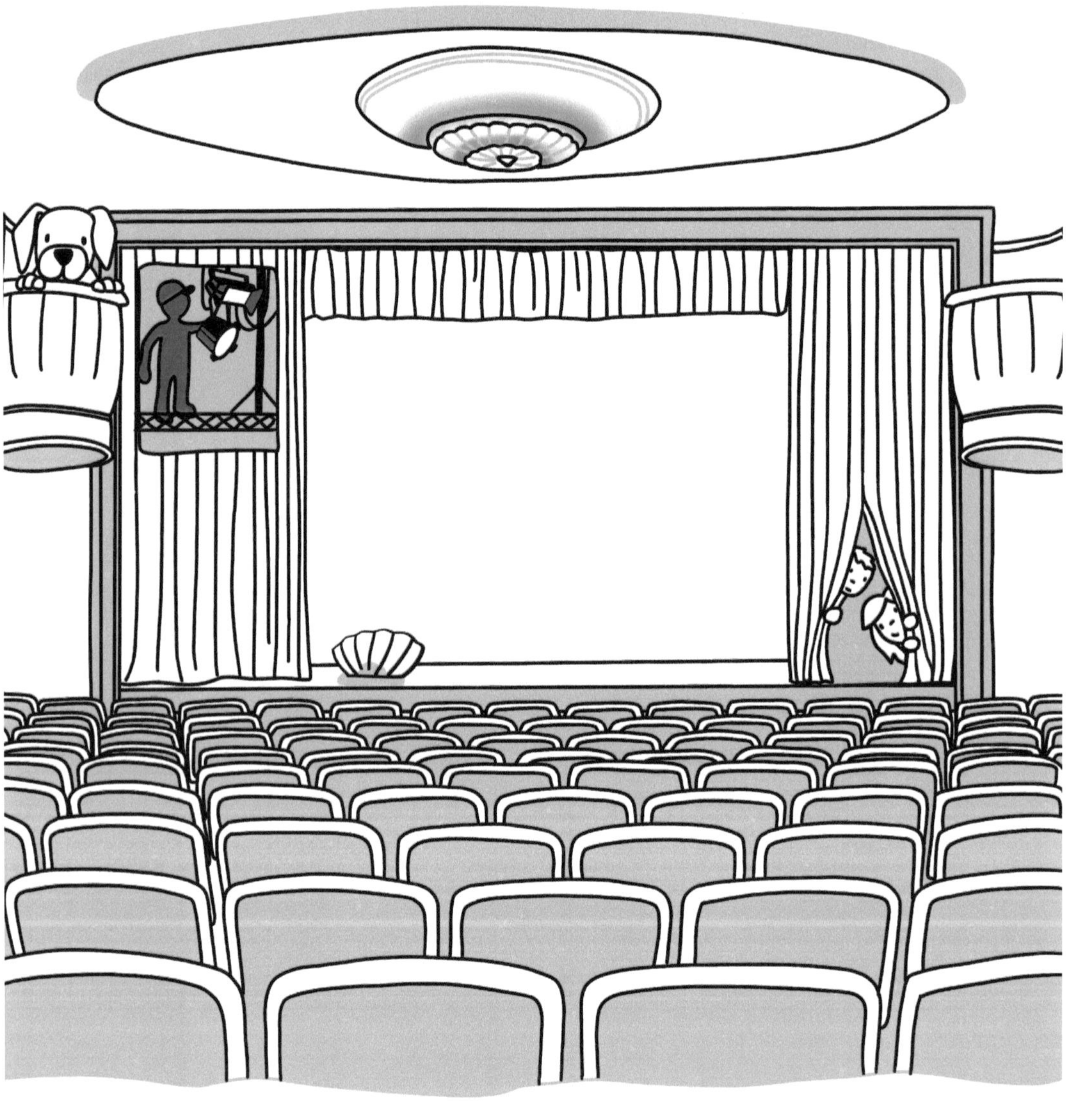

AB 68 **Konzertsaal/-halle** K J

Zuschauer oder auf der Bühne? Wie sieht es bei dir aus? Wer ist der Tontechniker? Wer ist für das Licht zuständig? …

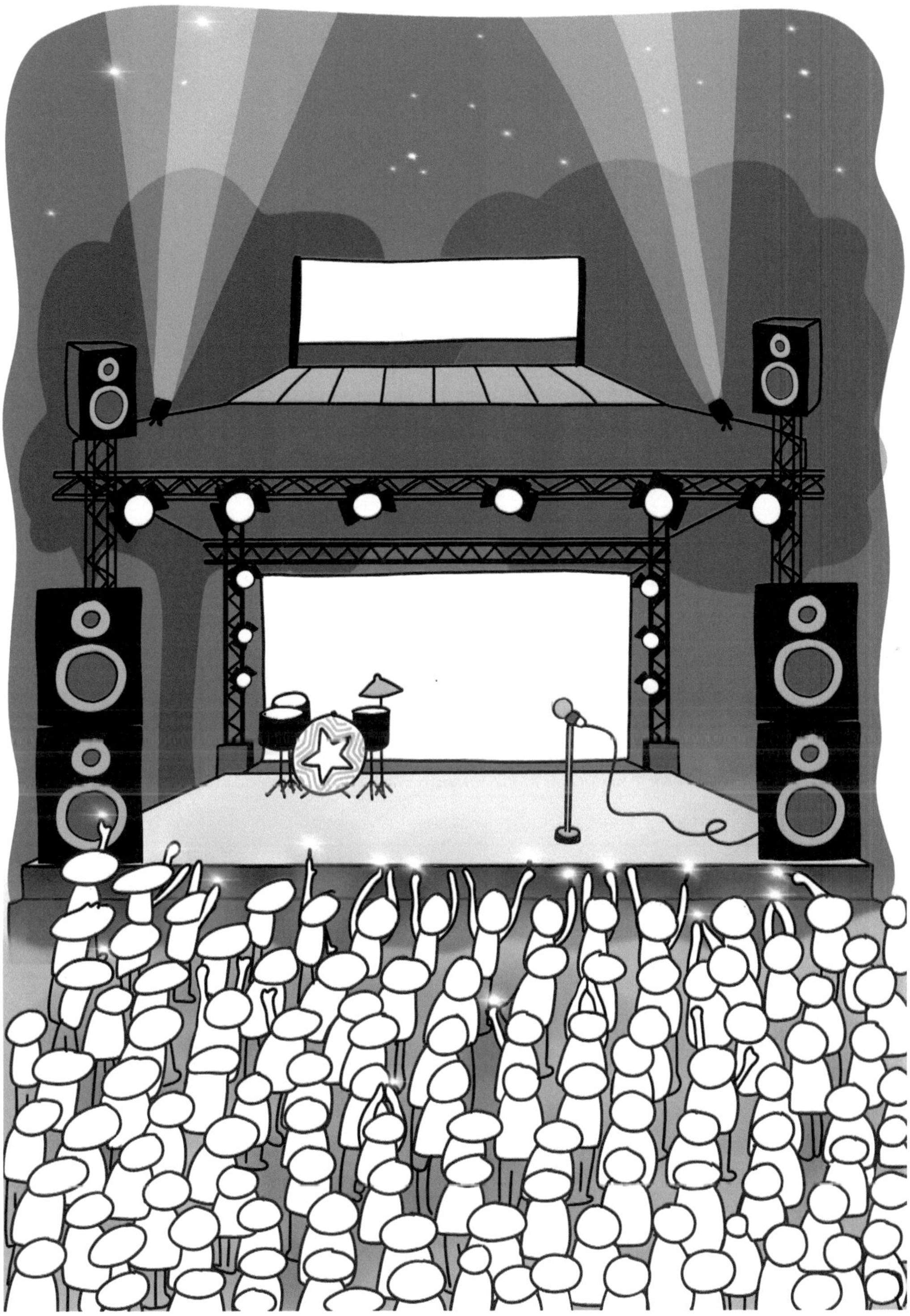

Stell dir vor, du sollst die Posten der Fußballmannschaft verteilen: Wer spielt auf welcher Position, welche Position hast du selber?

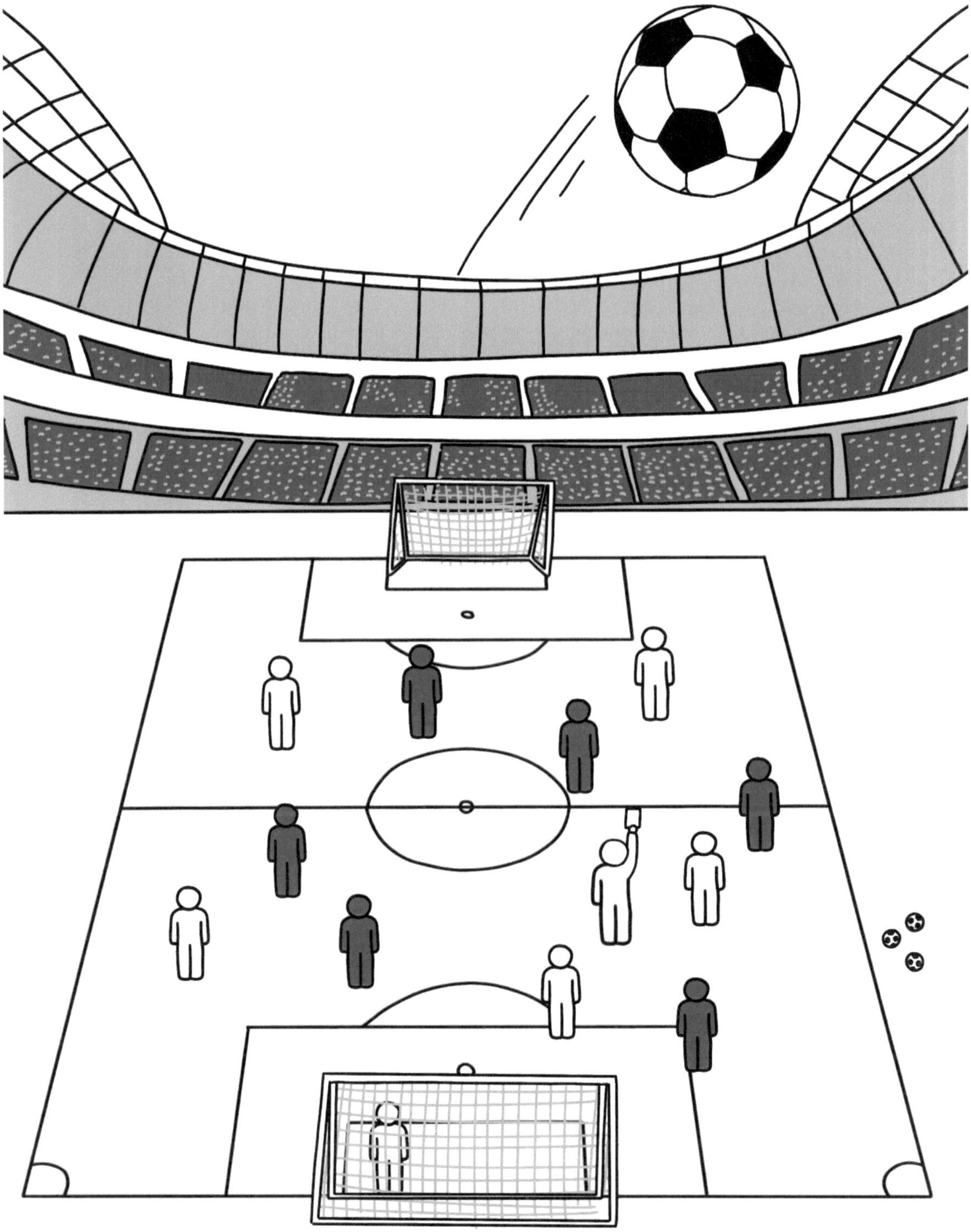

Die Tiere im Zoo … Erinnern sie dich manchmal an bestimmte Personen? Wer fehlt noch auf diesem Bild?

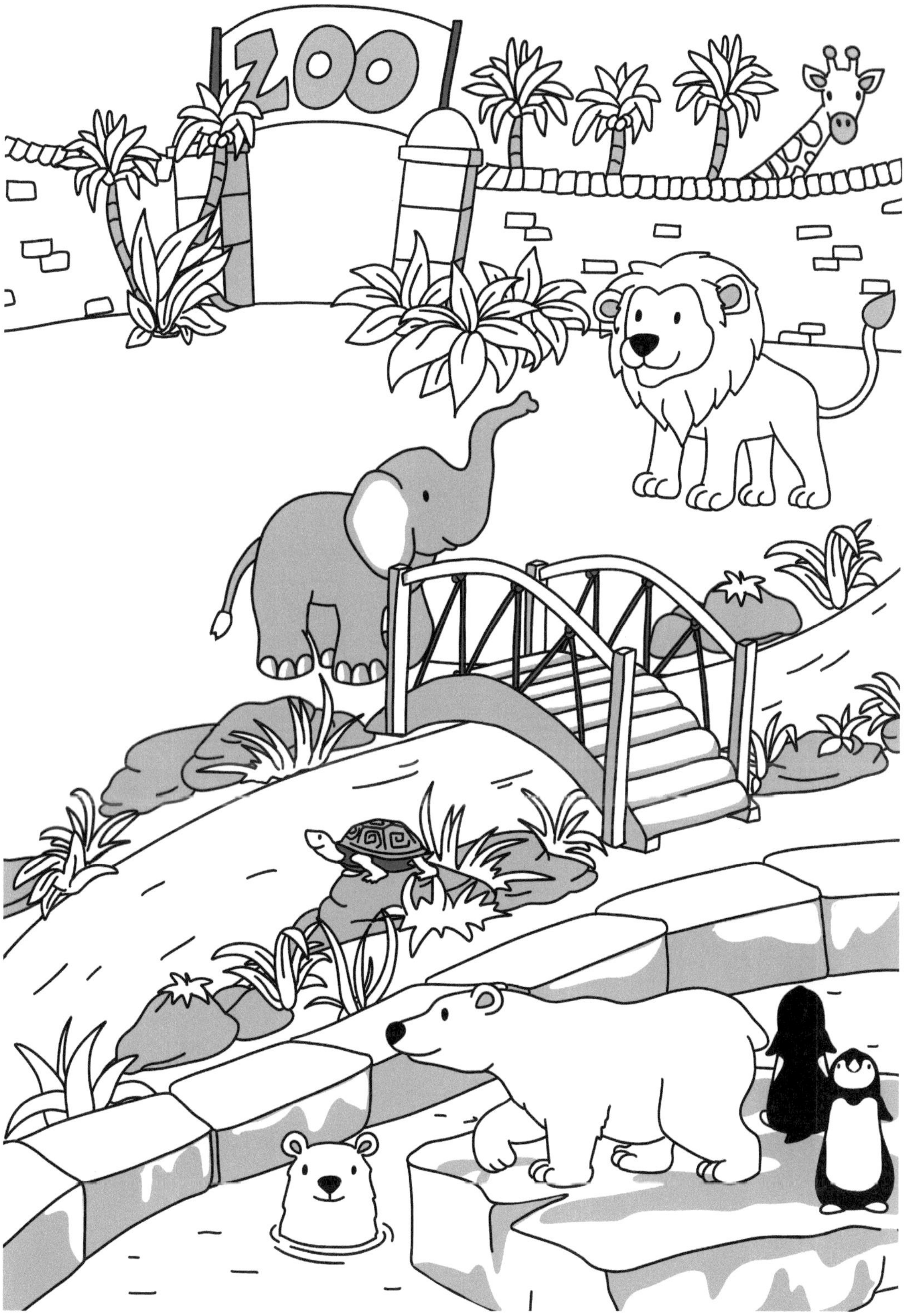

Was machst du am liebsten auf der Kirmes? Mit wem würdest du gerne auf die Kirmes gehen?

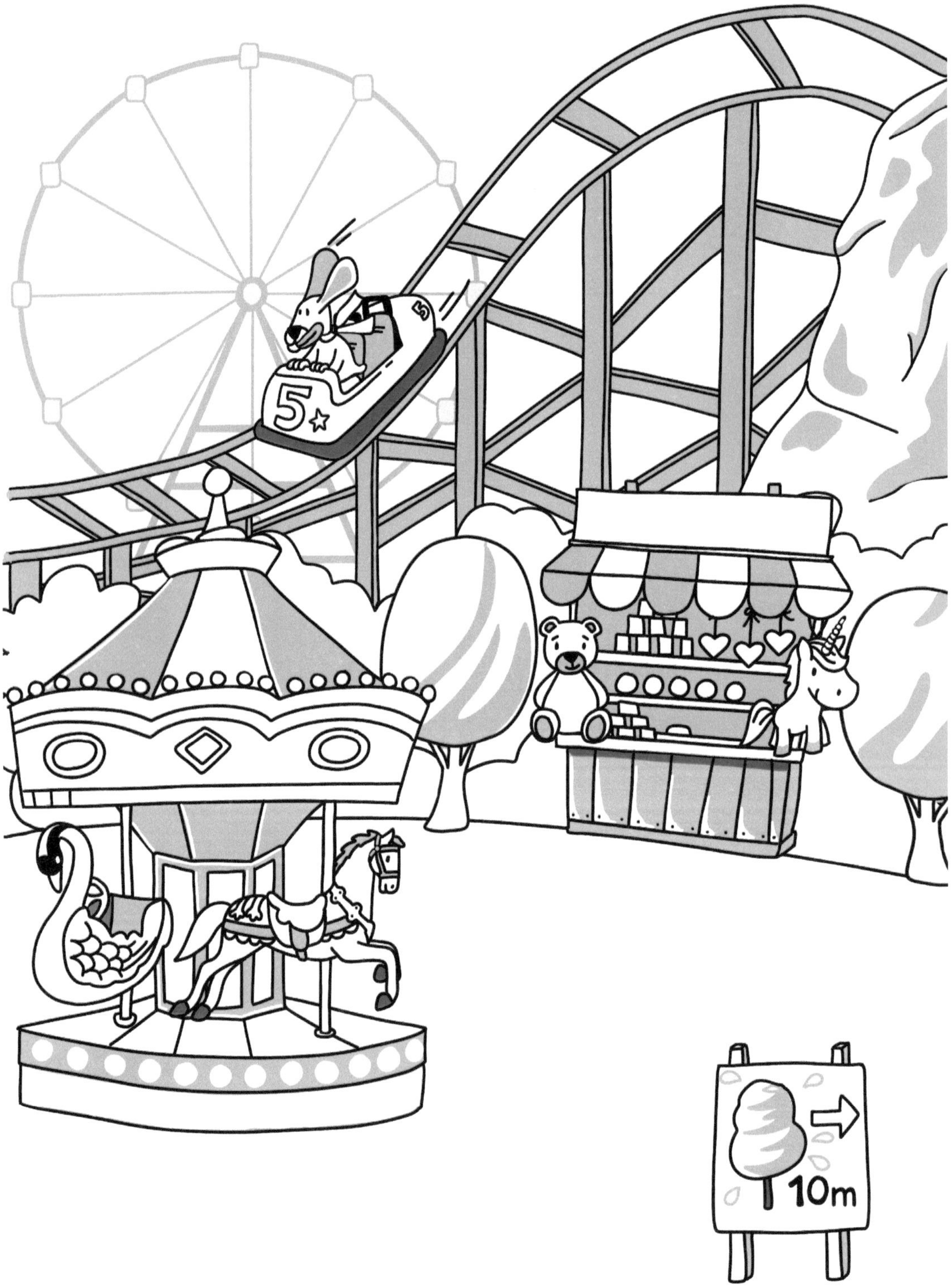

Was machst du am liebsten im Schwimmbad? Wer geht mit dir? Was magst du gar nicht im Schwimmbad?

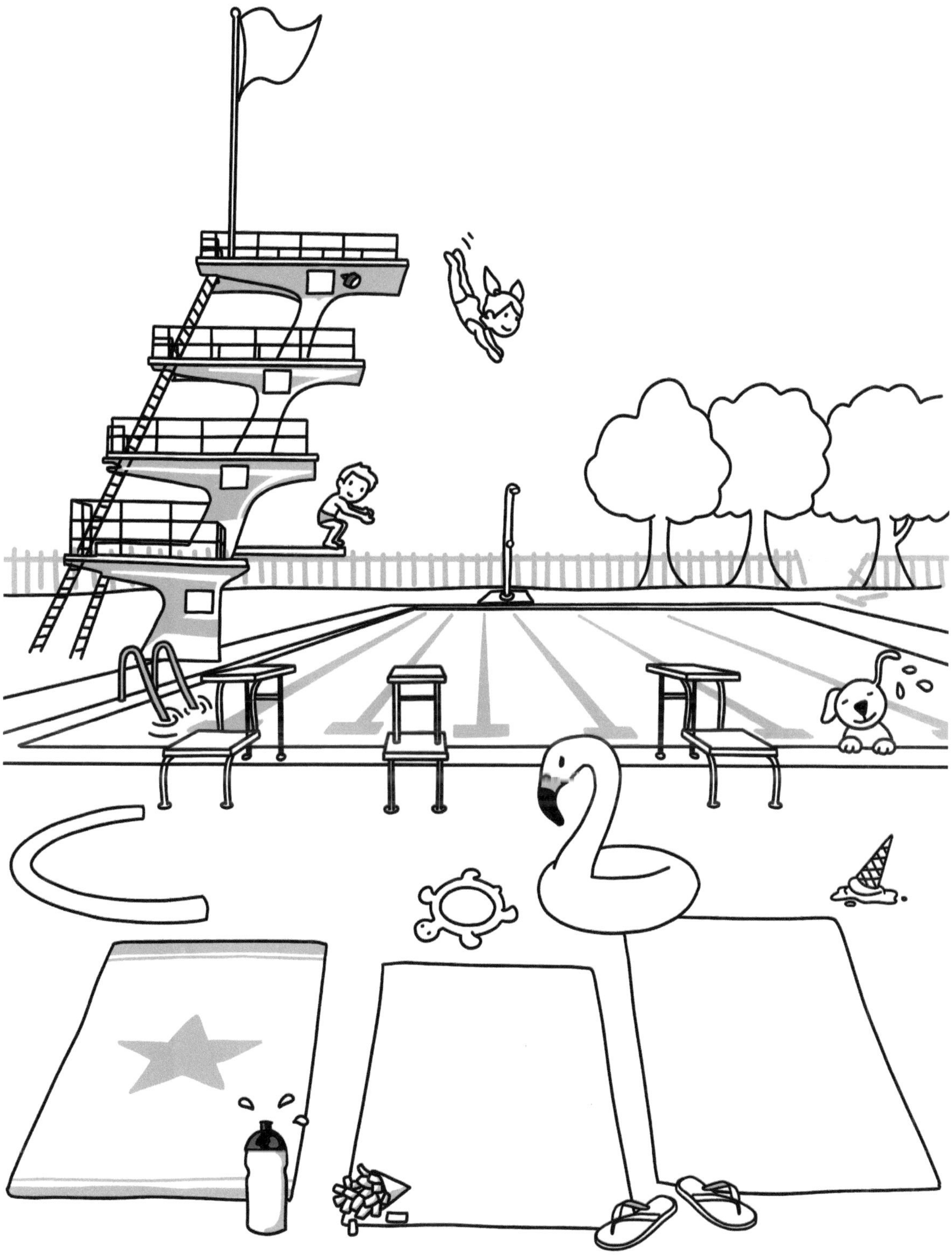

Wer ist alles in deiner Band? Was spielt ihr und für wen?

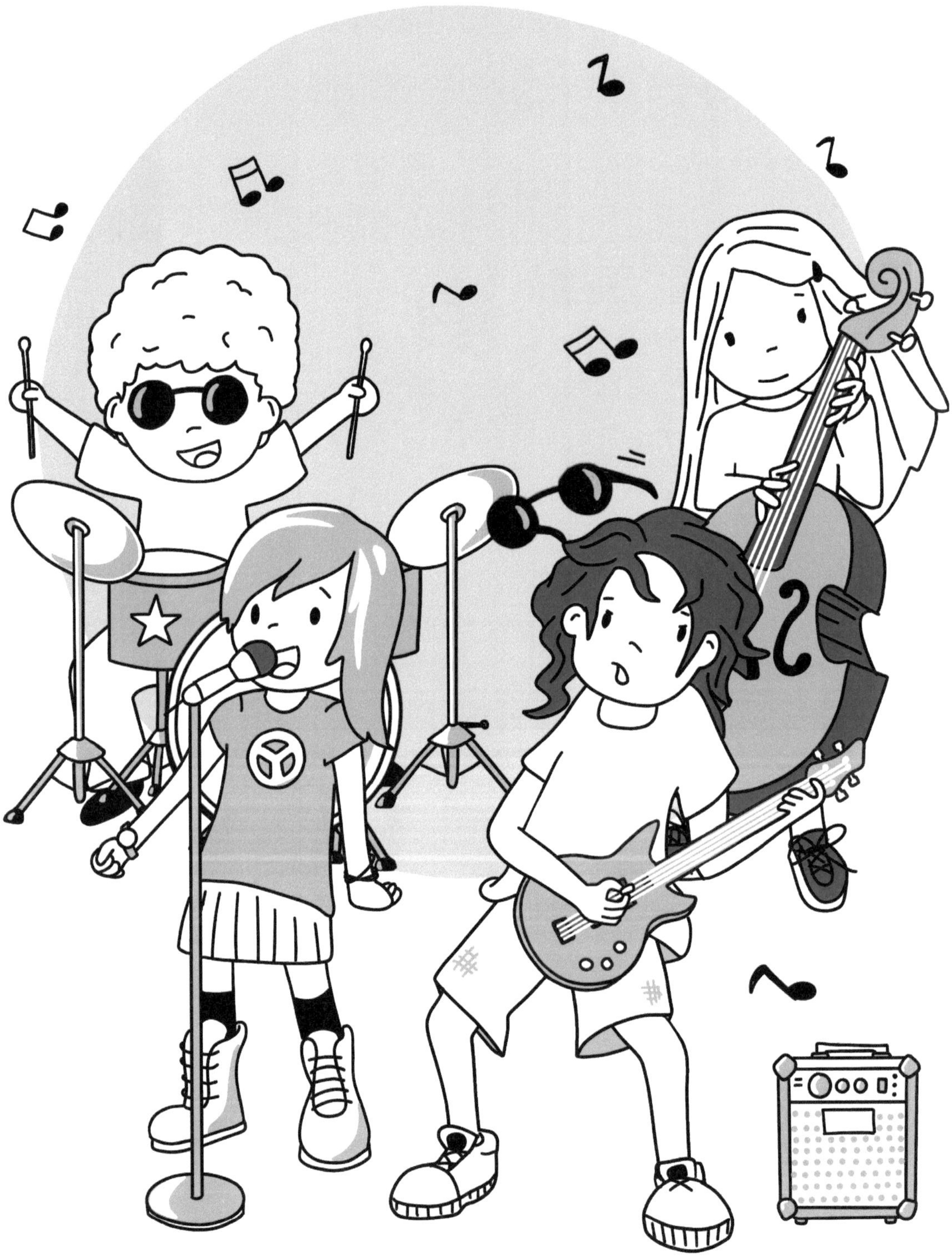

Was passiert alles bei euch zu Hause?

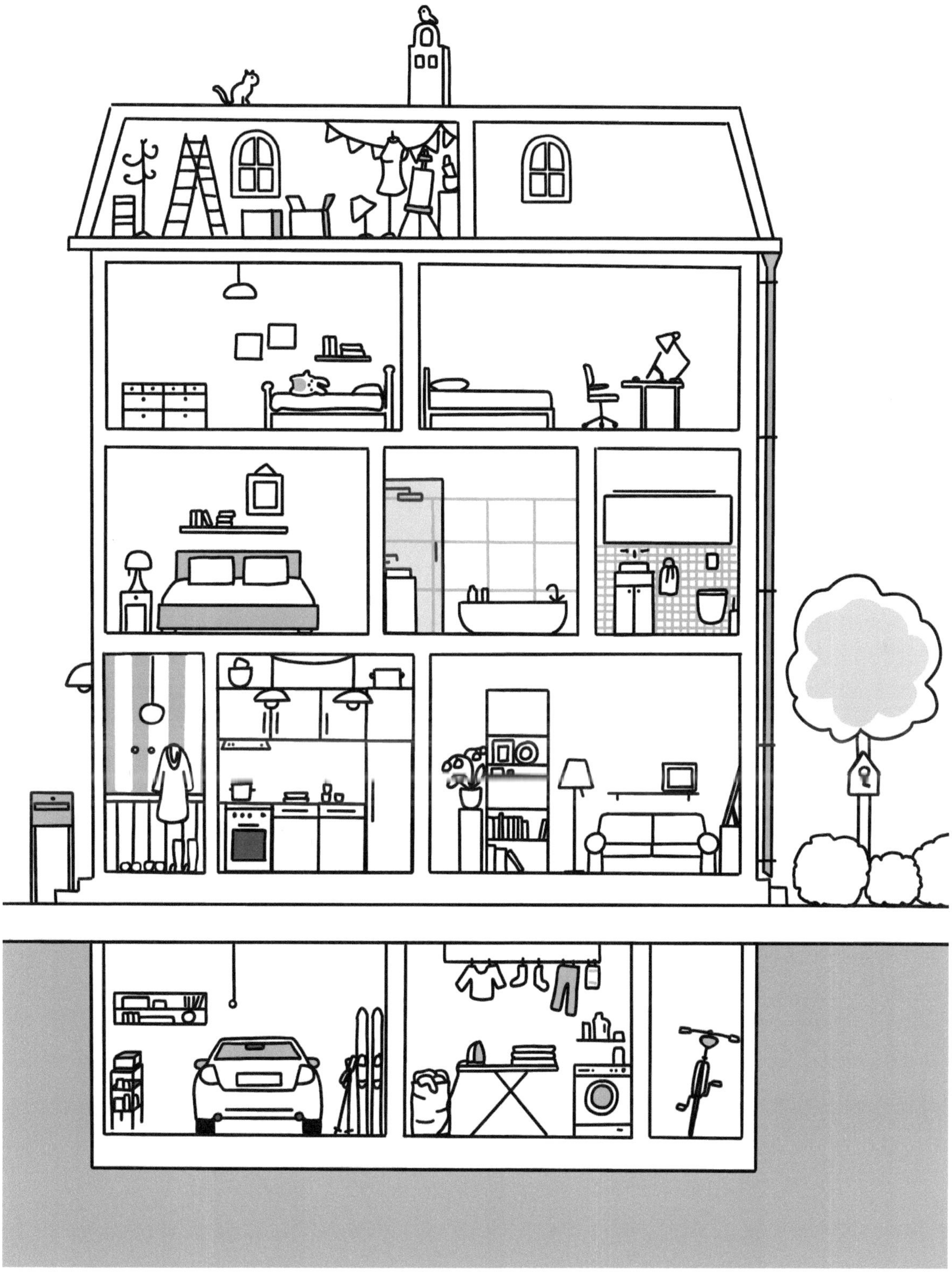

Wenn das dein Schloss wäre, was wäre dort los? Wer soll dort mit dir wohnen? Und wer nicht?

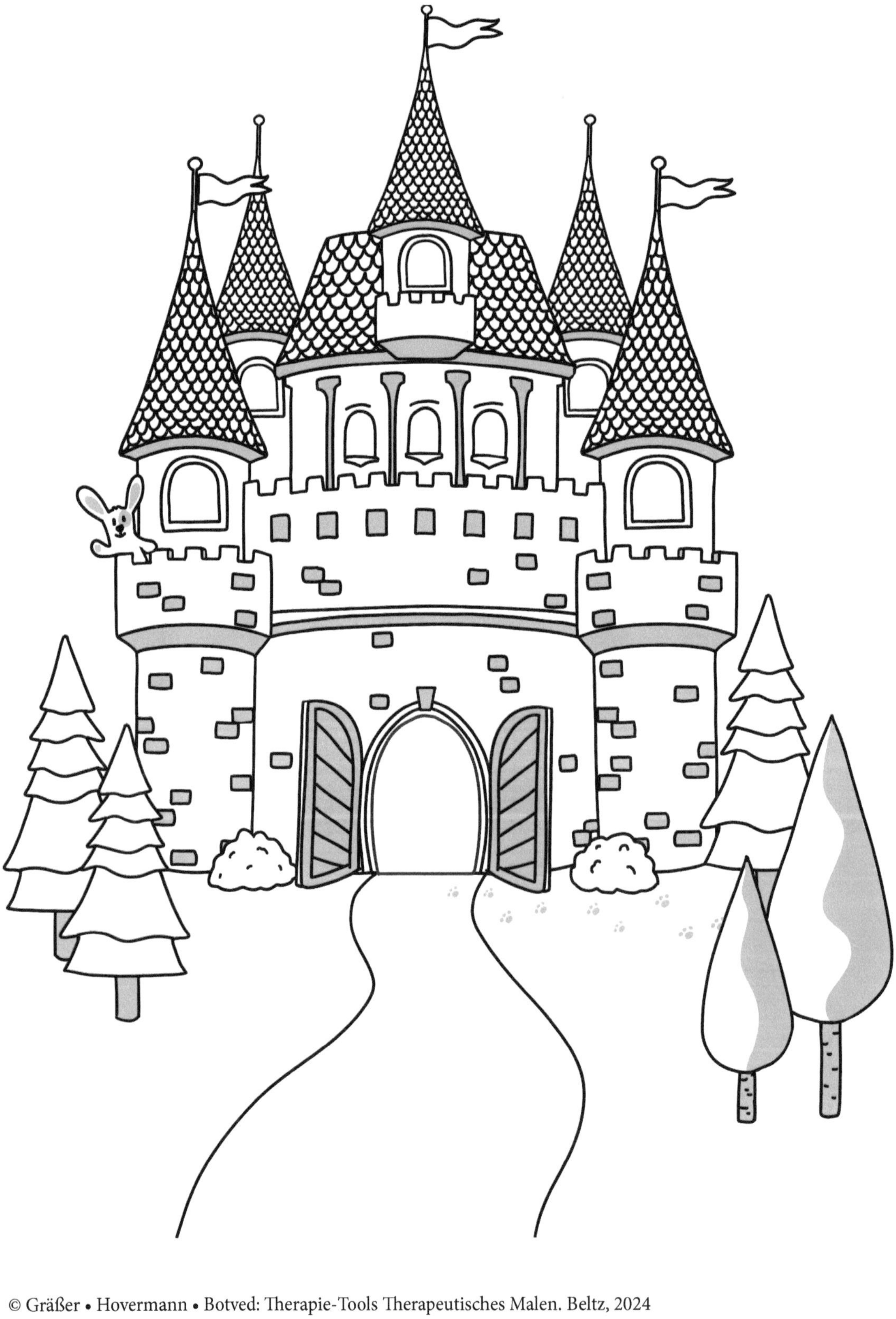

Segelboot

Wen würdest du gerne mit auf eine Segeltour nehmen? Wer bekommt welchen »Job« auf deinem Schiff (Kapitän, Ausguck usw.)?

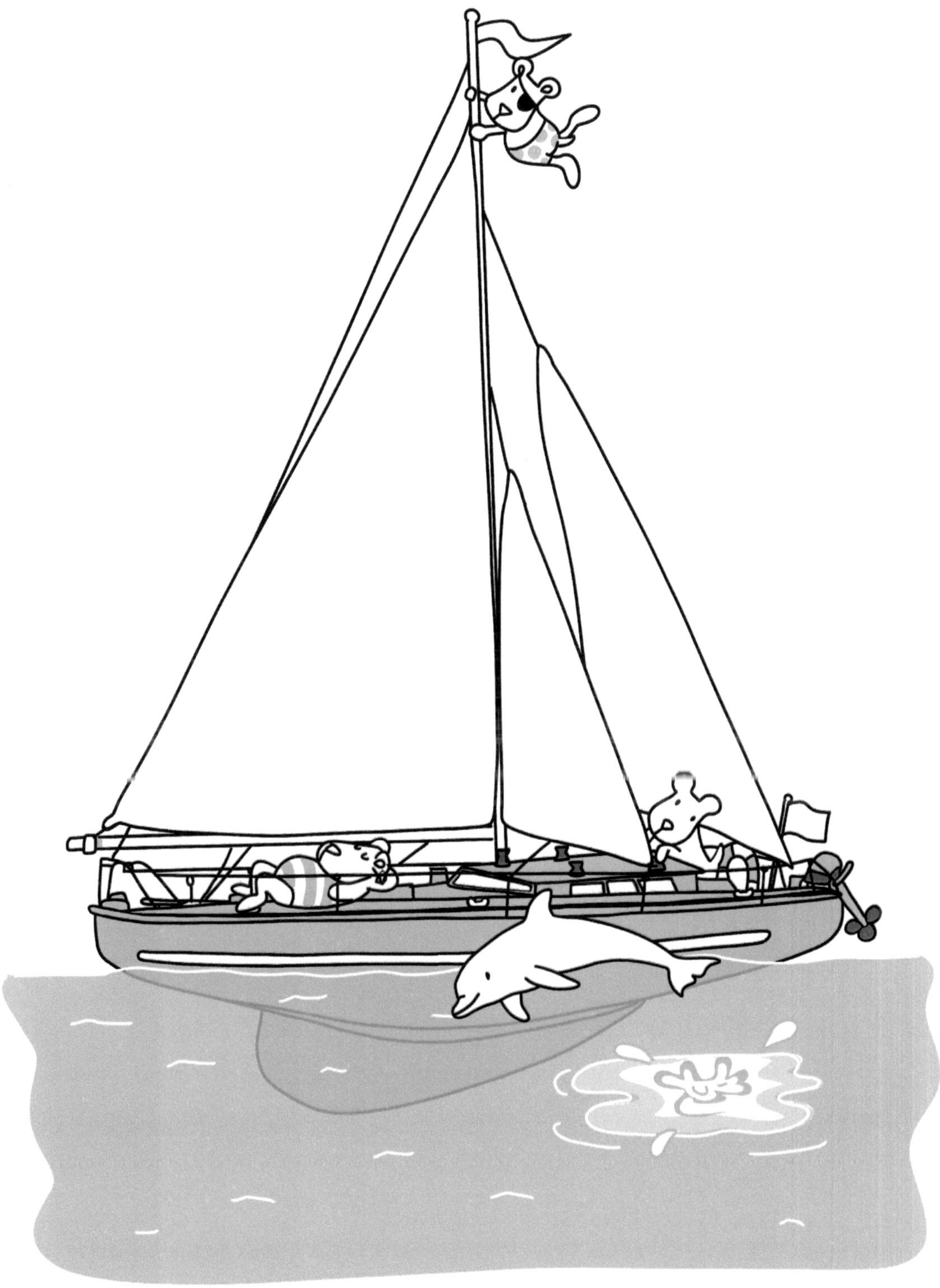

Traumreise? Wer muss mit? Und wohin geht die Reise? Wer ist der Kapitän, wer ist Koch, Animateur, Gast, blinder Passagier usw.?

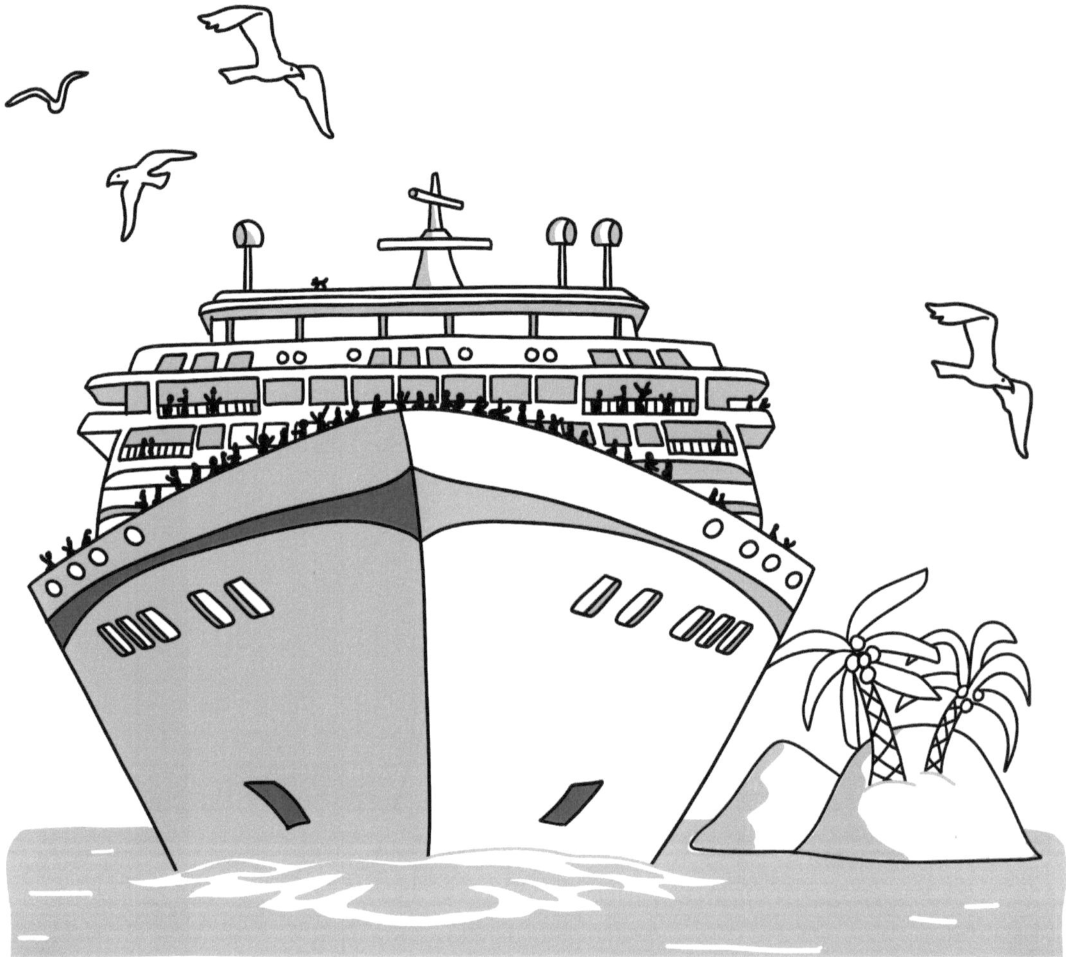

MEINE MANNSCHAFT

Hast du ein Lieblingsauto? Welches? Zeichne es auf den freien Parkplatz. Wohin würdest du am liebsten fahren? Welches Auto passt zu wem?

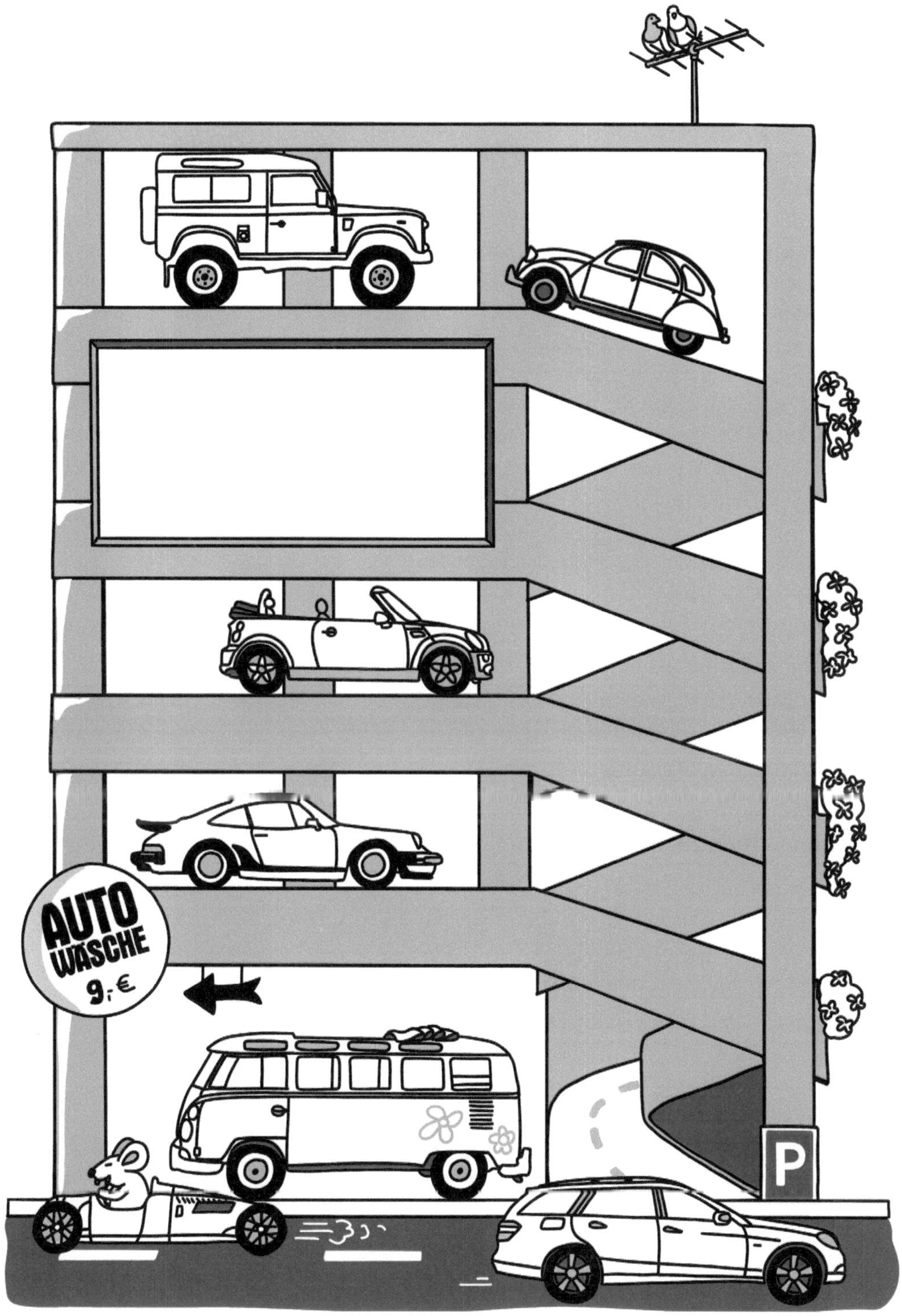

6 Szenen

In diesem Kapitel finden Sie zahlreiche Szenen, die die Fantasie Ihrer Patienten anregen und helfen, bei thematischer Passung einen schnelleren Einstieg in die zeichnerische Aufgabe oder ins Erzählen zu bekommen.

Die in diesem Kapitel gesammelten Szenen-Vorlagen sind vielseitig einsetzbar. Sie können Ihren Patienten beispielsweise bitten, sich imaginativ in eine bestimmte Szene hineinzuversetzen und zu erzählen, was ihm beim Betrachten der Abbildung spontan einfällt oder welche Gedanken und Emotionen er wahrnimmt. Darüber hinaus kann es spannend sein zu ergründen, welche Rolle er in einer bestimmten Situation einnehmen würde. Im Rahmen der ausgewählten Szene kann sich der Patient beispielsweise eine Geschichte ausdenken und beschreiben, welche Figur er in seiner Vorstellung darstellen und was er erleben würde.

Die Szenen-Vorlagen können auch als Einstieg in therapeutische Geschichten genutzt werden, es kann um reale Geschehnisse gehen (z. B. in Kindergarten oder Schule) oder fiktive Traumwelten. Die Bilder können auch als Einstieg in eine bestimmte Thematik dienen (z. B. Wohnsituation oder das Thema Tod und Trauer).

Besonders bei den Vorlagen dieses Kapitels kann es hilfreich sein, Ihren Patienten zu fragen, welches Thema der Szenen-Vorlagen ihm am besten gefallen würde. Es ist beispielsweise durchaus denkbar, dass sich auch männliche Patienten gerne mit dem Motiv »Ponyhof« auseinandersetzen möchten, obwohl das nicht Ihre erste Wahl gewesen wäre. Daher sollten Sie Ihrem Patienten zuerst die verschiedenen Vorlagen zeigen und ihn eine Entscheidung treffen lassen, auf deren Grundlage Sie die Übung dann vertiefen können.

Wenn Sie als Therapeut jedoch eine konkrete Fragestellung im Kopf haben, so ist eine Vorauswahl einzelner Szenen sinnvoll. Lassen Sie Ihr therapeutisches Gespür entscheiden, welches Verfahren sich am besten eignet, und beachten Sie dabei, dass auch die Entscheidung Ihres Patienten für eine bestimmte Szene über einen hohen Informationsgehalt verfügen kann.

In diesem Kapitel finden Sie Malvorlagen zu den folgenden Themen:

Name	**Seite**
AB 79 *Raumschiff und Weltraum mit Planeten*	107
AB 80 *Bauernhof*	108
AB 81 *Ponyhof*	109
AB 82 *Welt/Länder*	110
AB 83 *Cowboys und Indianer*	111
AB 84 *Ballett/Tanzschule*	112
AB 85 *Unter der Erde*	113
AB 86 *Dorf und Großstadt*	114
AB 87 *Zelt, Einfamilienhaus, Reihenhaus, Hochhaus*	115
AB 88 *Fabrik*	116
AB 89 *Kindergarten*	117
AB 90 *Schule*	118
AB 91 *Einkaufen/Shopping*	119
AB 92 *Krankenhaus*	120
AB 93 *Friedhof*	121

Raumschiff und Weltraum mit Planeten

K J

Auf dem Weg zu den Sternen! Wo geht es hin, wen nimmst du mit und was, denkst du, wird passieren?

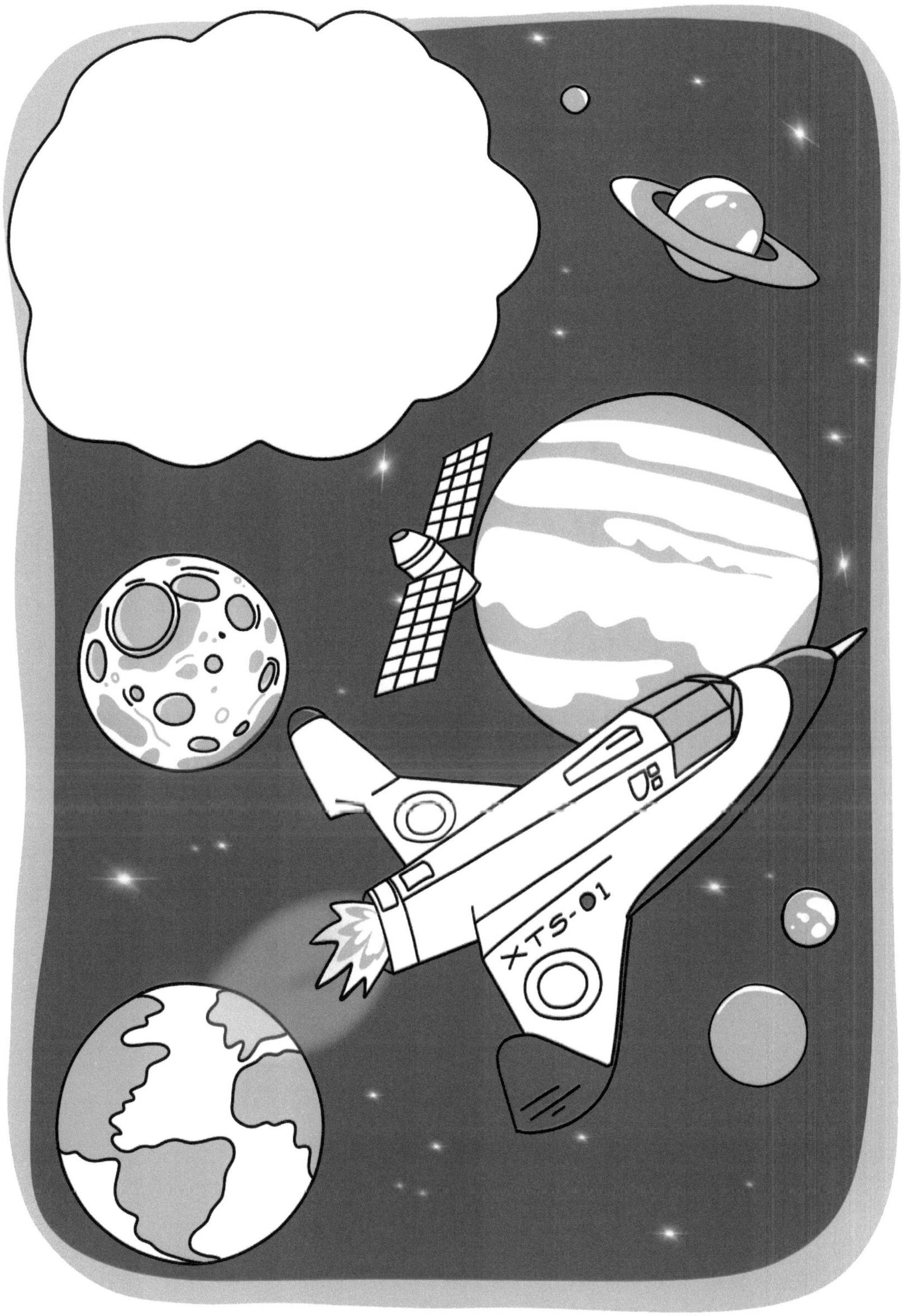

Ein Leben auf dem Bauernhof. Wie sähe es auf deinem Bauernhof aus?

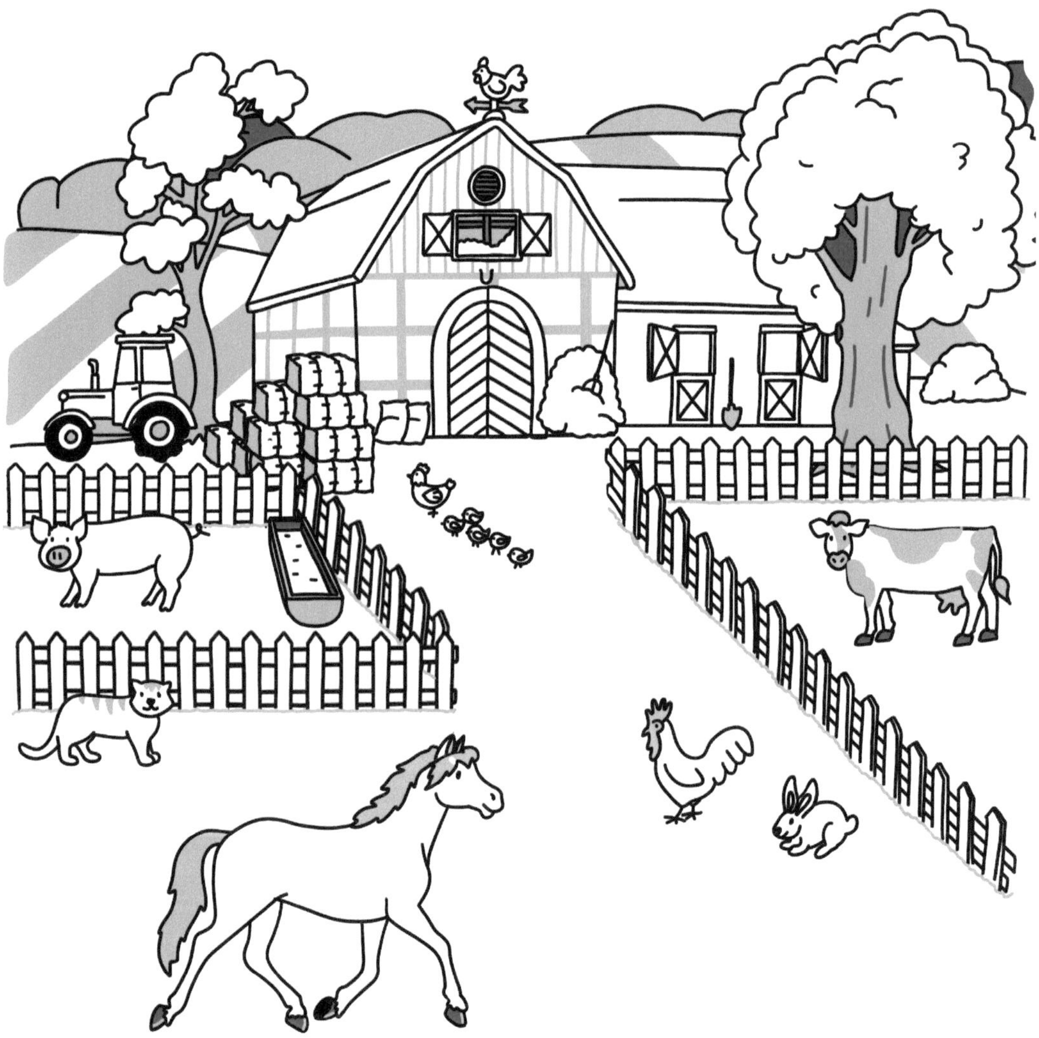

AB 81 Ponyhof K J

Wie sieht es auf deinem Ponyhof aus?

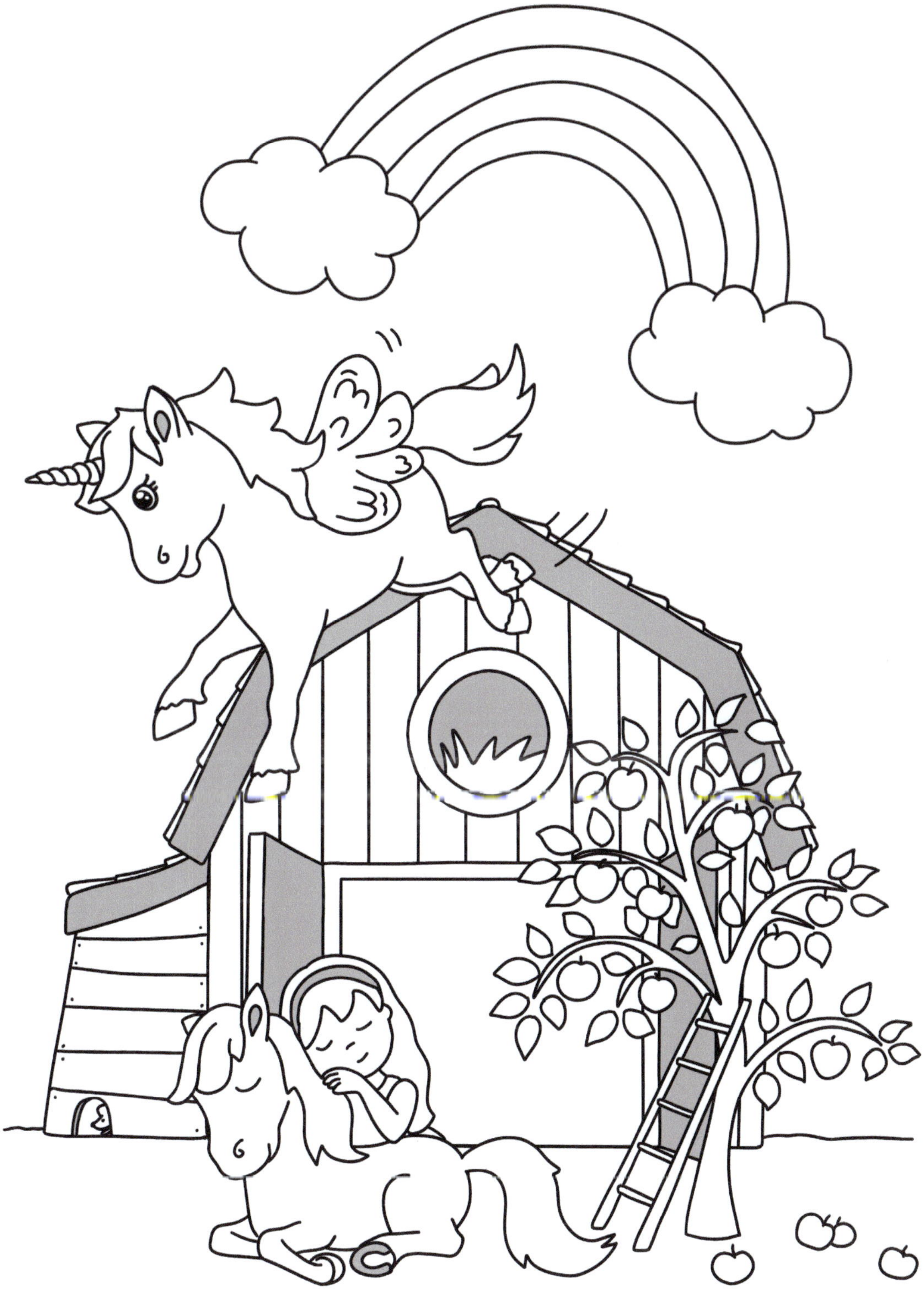

Welche Länder dieser Weltkarte kennst du? Warst du schon einmal in einem anderen Land? Wo warst du schon überall? Wohin möchtest du gerne reisen?

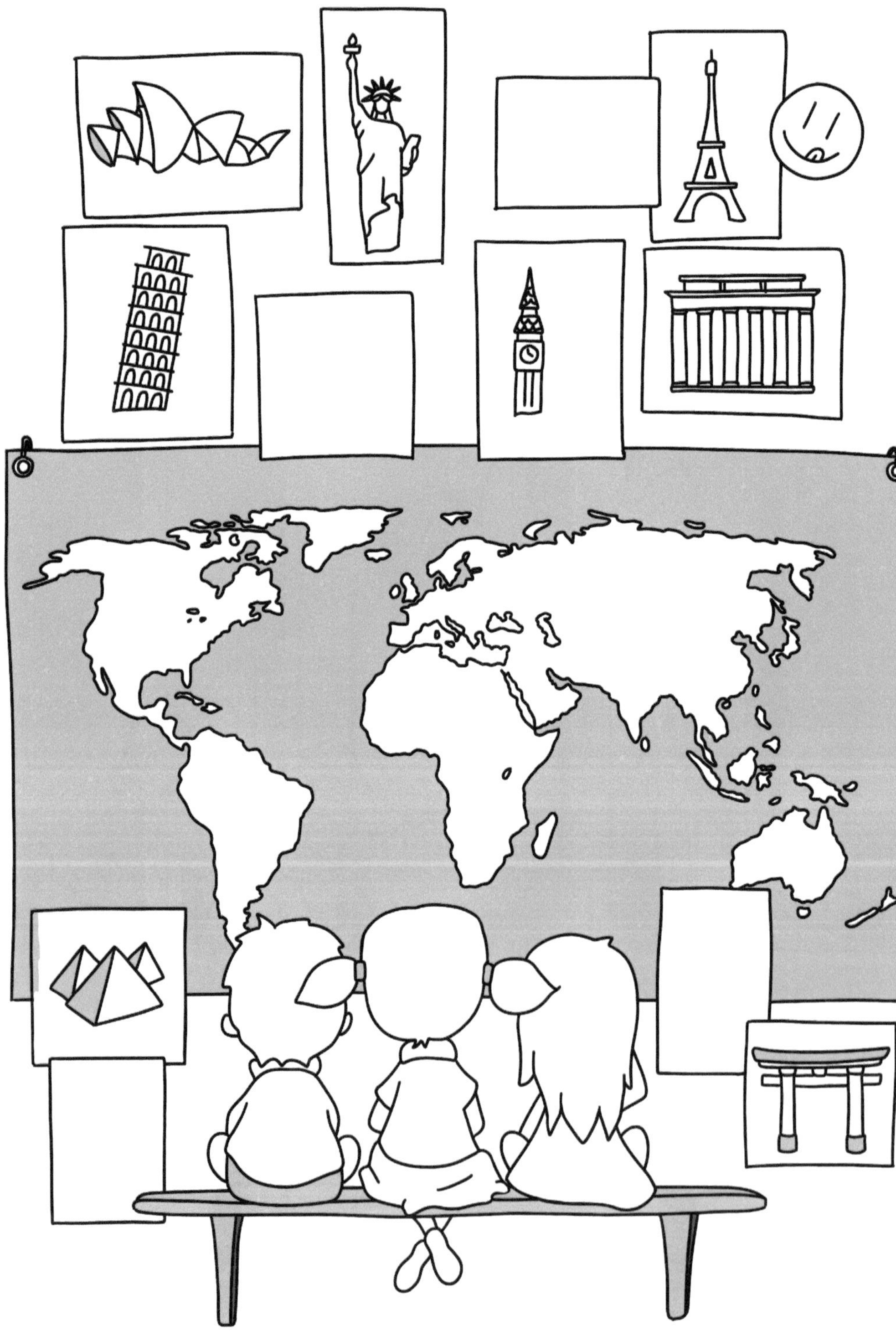

Cowboys und Indianer

K J

Ein Leben im wilden Westen! Was fällt dir dazu noch ein?

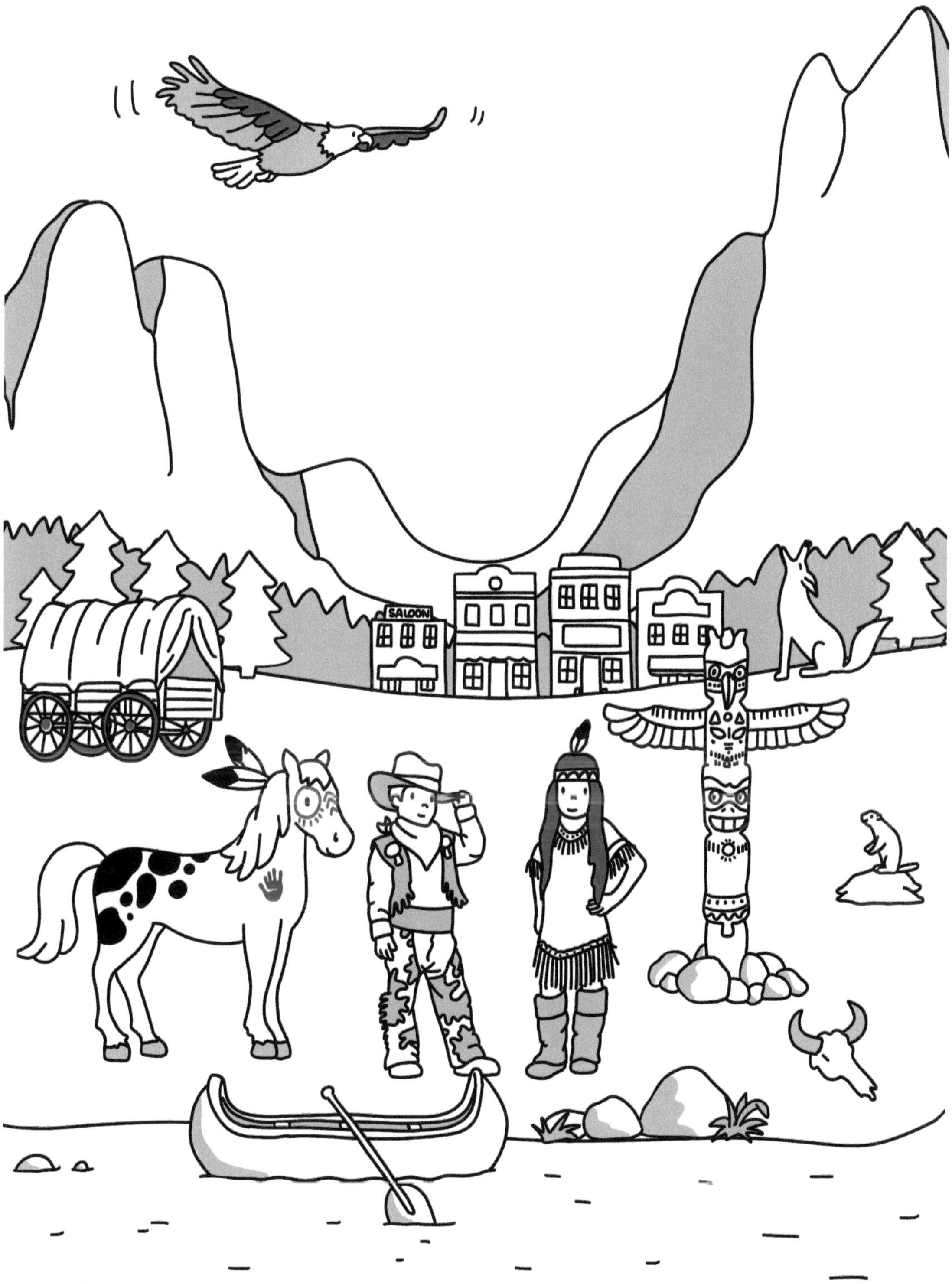

AB 84 Ballett/Tanzschule K J

In der Tanzschule oder beim Ballett. Ergänze das Bild nach deinen Vorstellungen! Was denken die Mädchen wohl?

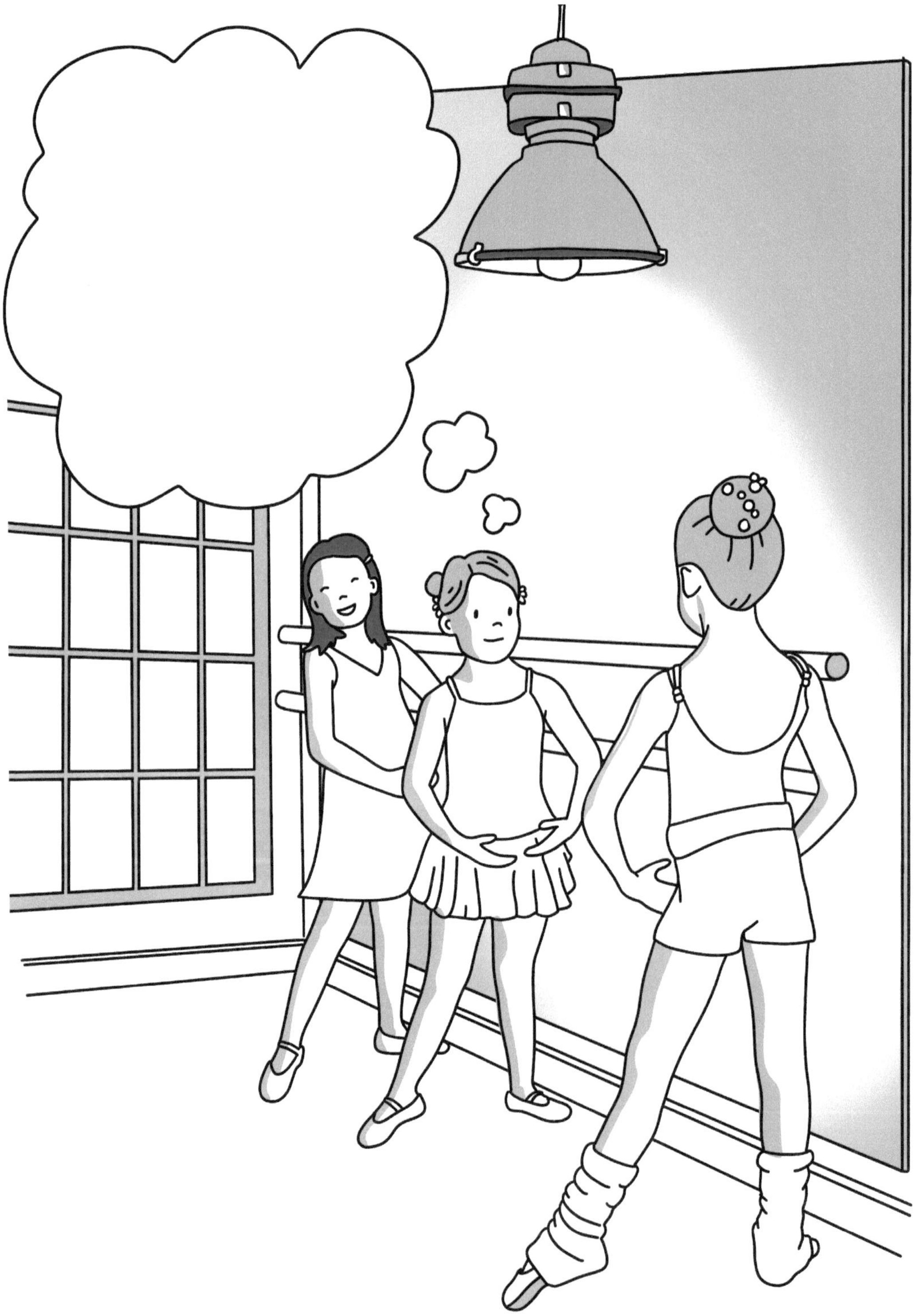

AB 85 Unter der Erde

K J

Wie sieht es unter der Erde aus? Wie würde deine Höhle aussehen? Was würdest du mitnehmen und wer darf alles mit in deine Höhle? Wer wohnt noch alles unter der Erde?

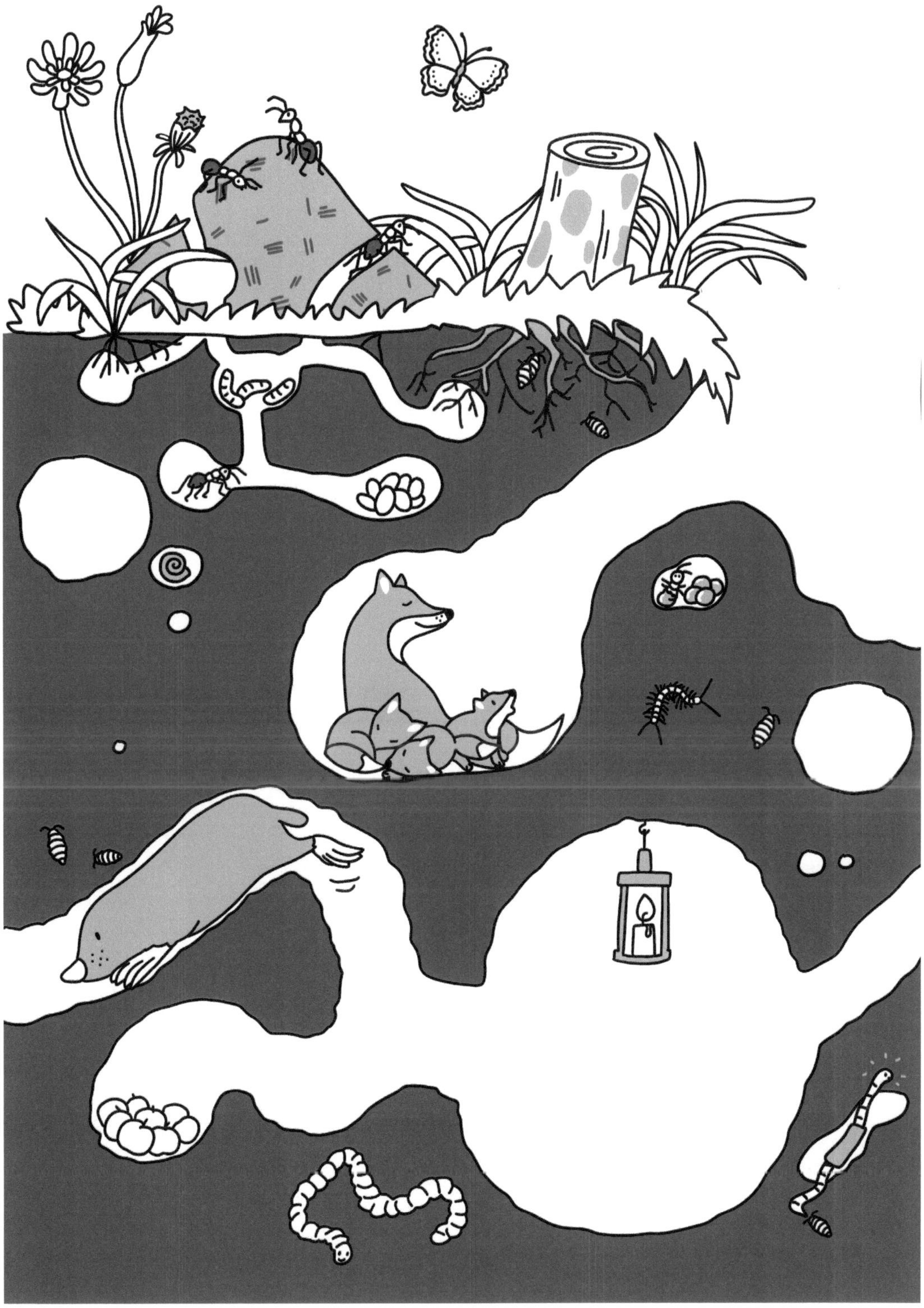

AB 86 **Dorf und Großstadt** K J

Großstadt oder Dorf – wo würdest du lieber wohnen? Was macht das Leben in Dorf und Großstadt aus? Wo wohnst du? Wo wohnen deine Familie, Freunde, Bekannte oder Bezugspersonen?

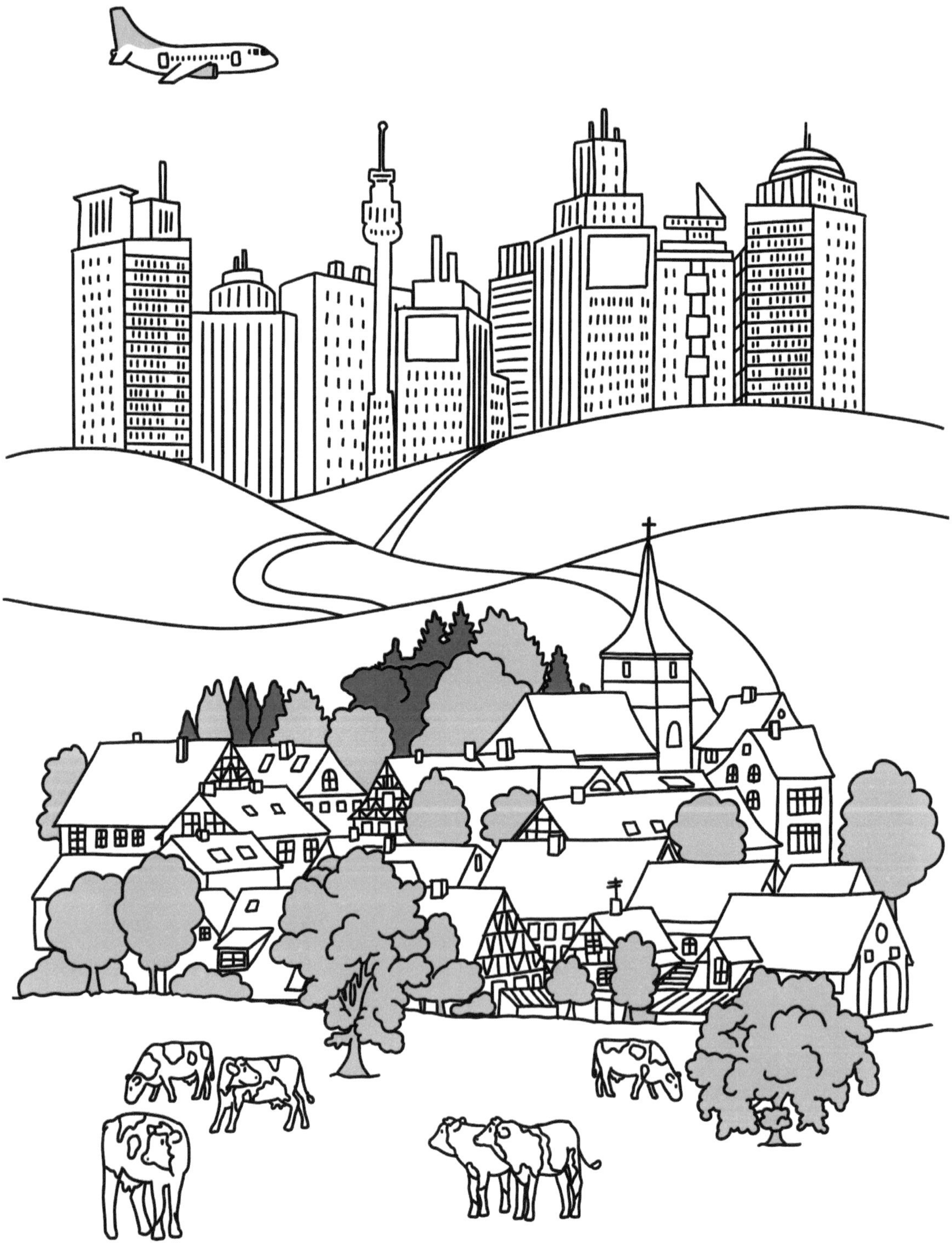

Zelt, Einfamilienhaus, Reihenhaus, Hochhaus

K J

Wie wohnst du? Wie würdest du am liebsten Wohnen? Wie würde dein Wunschhaus aussehen?

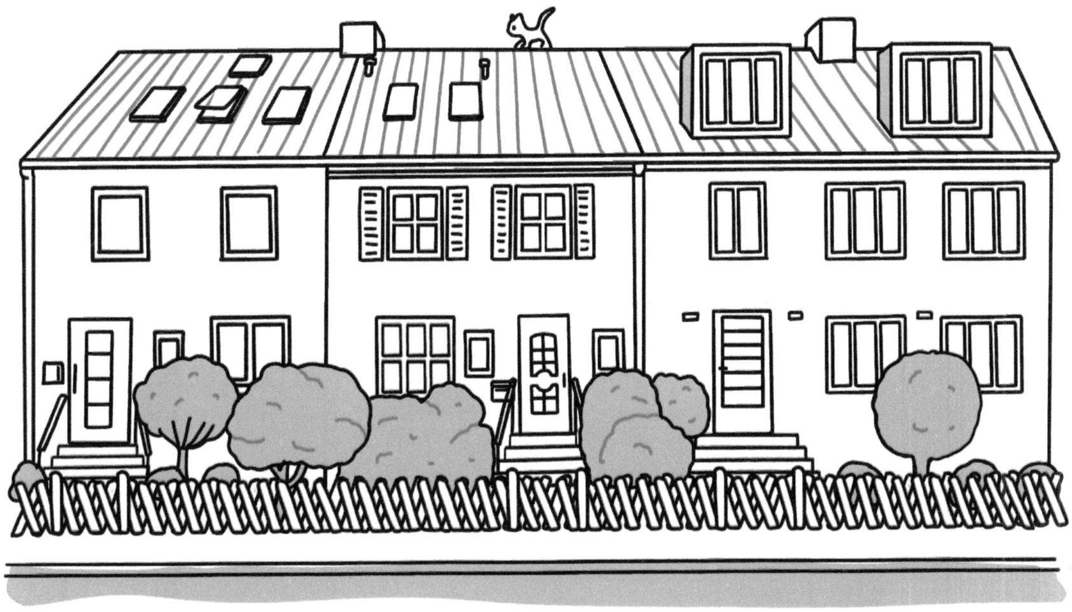

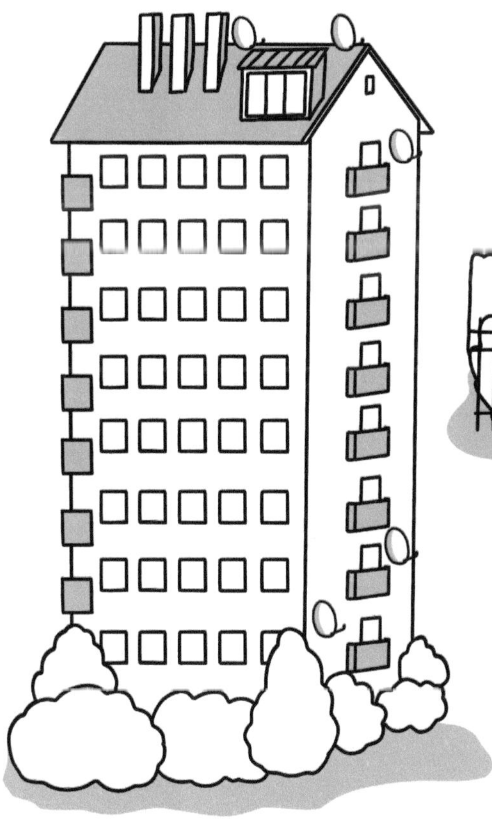

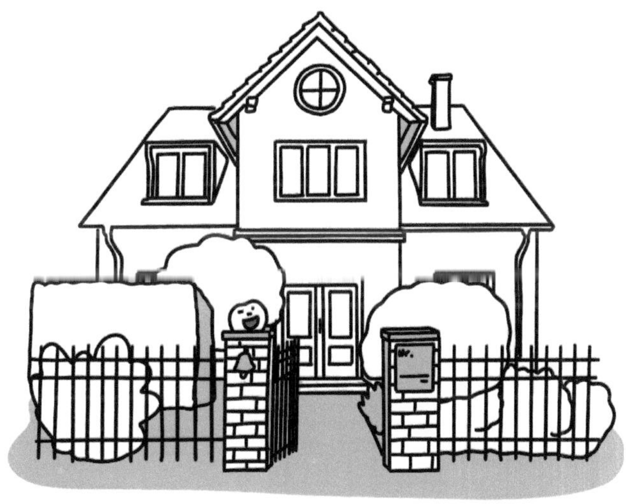

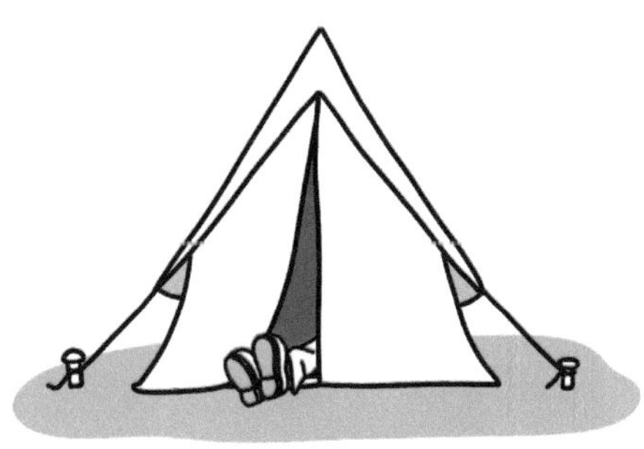

In einer Fabrik gibt es viele interessante Berufe. Warst du schon mal in einer Fabrik? Kennst du jemanden, der dort arbeitet? Was würdest du gerne machen? Wie sollte dein Arbeitsplatz aussehen?

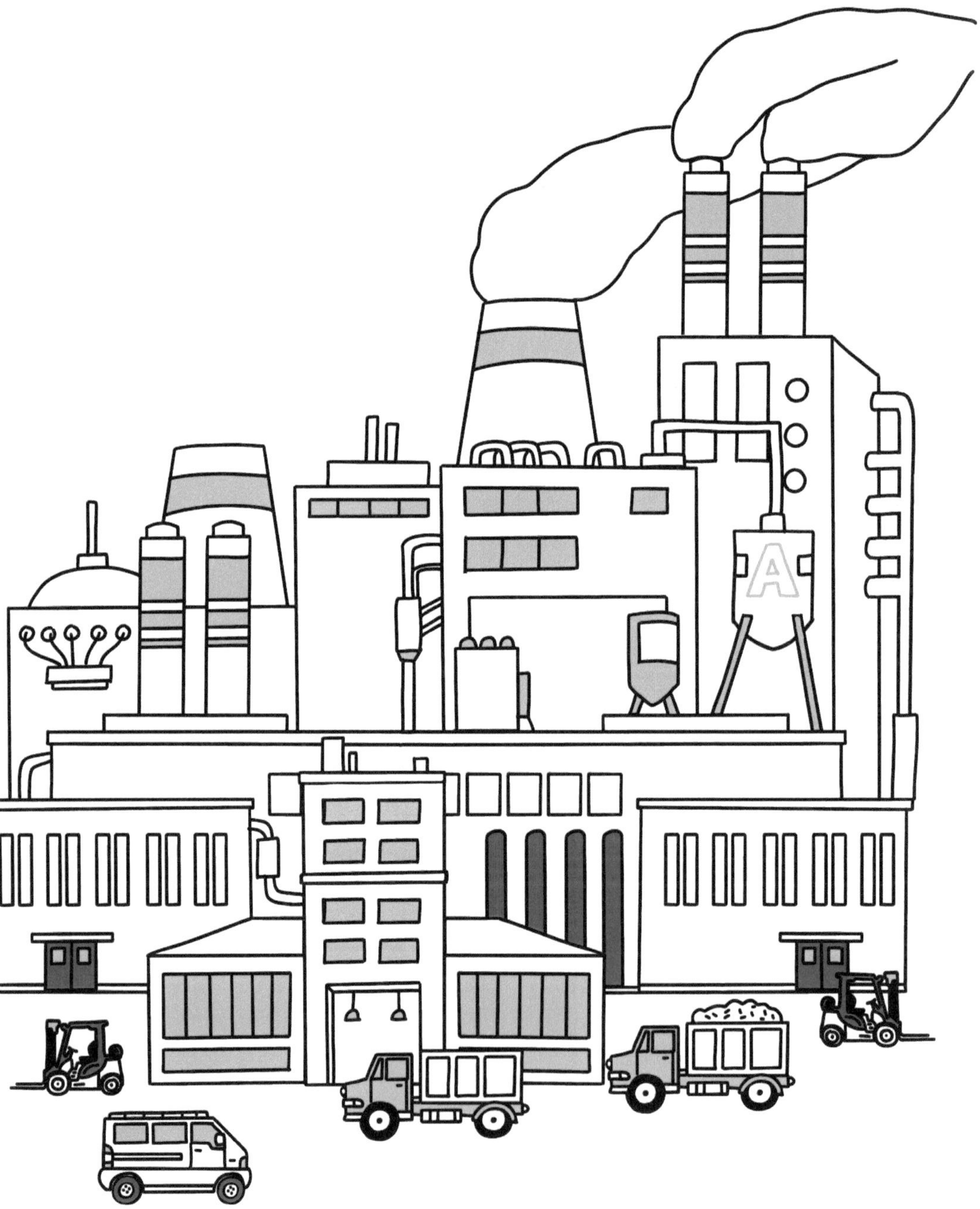

Was fällt dir ein, wenn du an den Kindergarten denkst? Ergänze die Zeichnung!

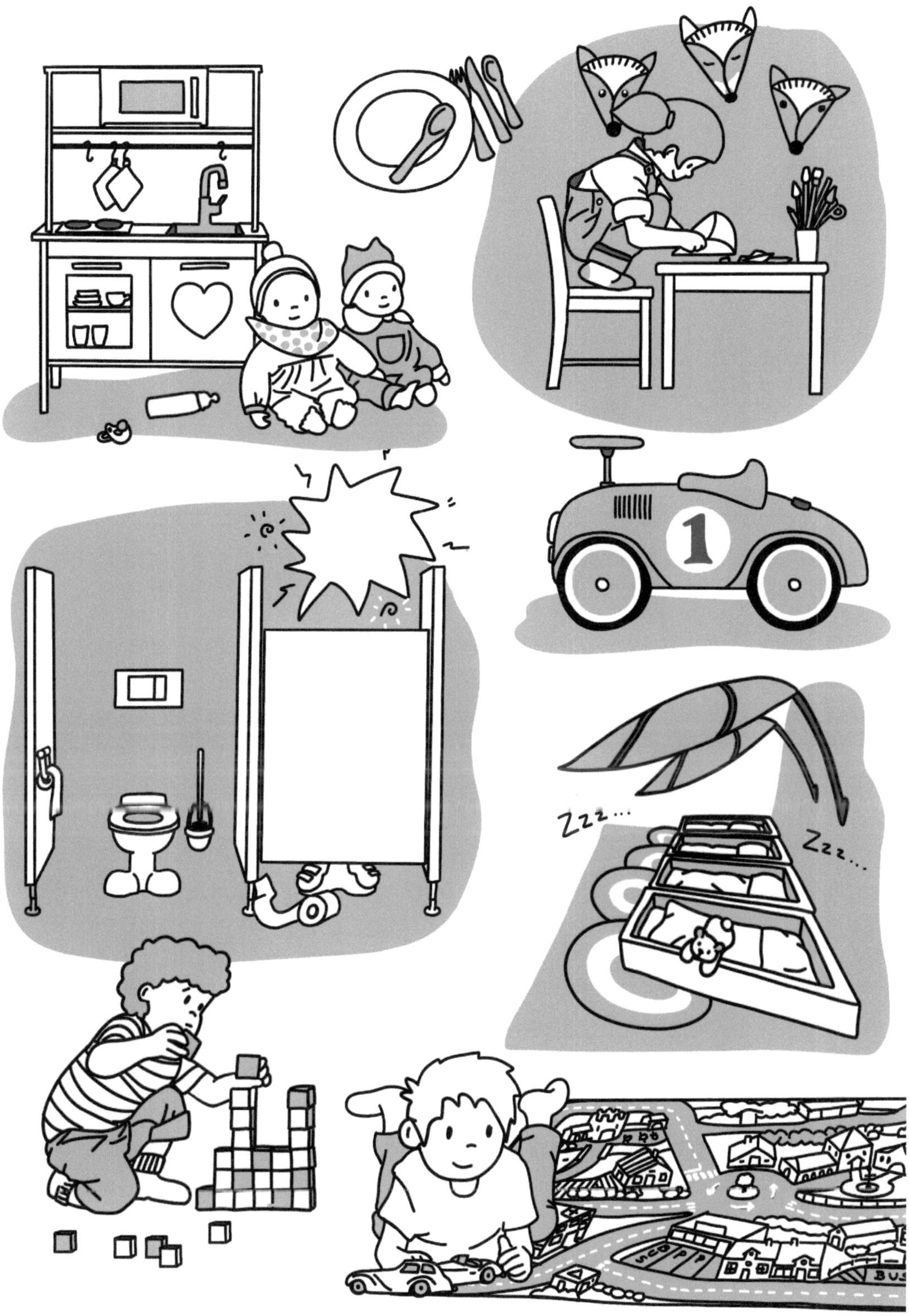

Welche Gedanken und Bilder hast du beim Wort Schule im Kopf? Was machst du gerne? Was nicht so gerne? Wo sitzt du in der Klasse? Ergänze die Zeichnung!

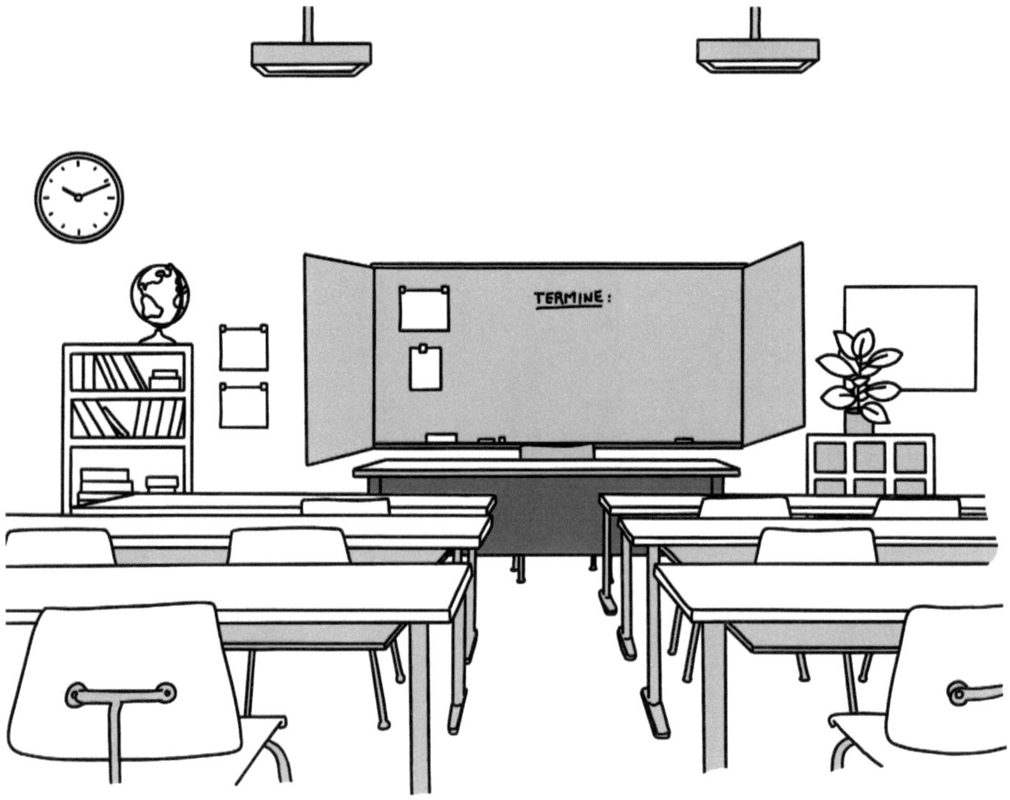

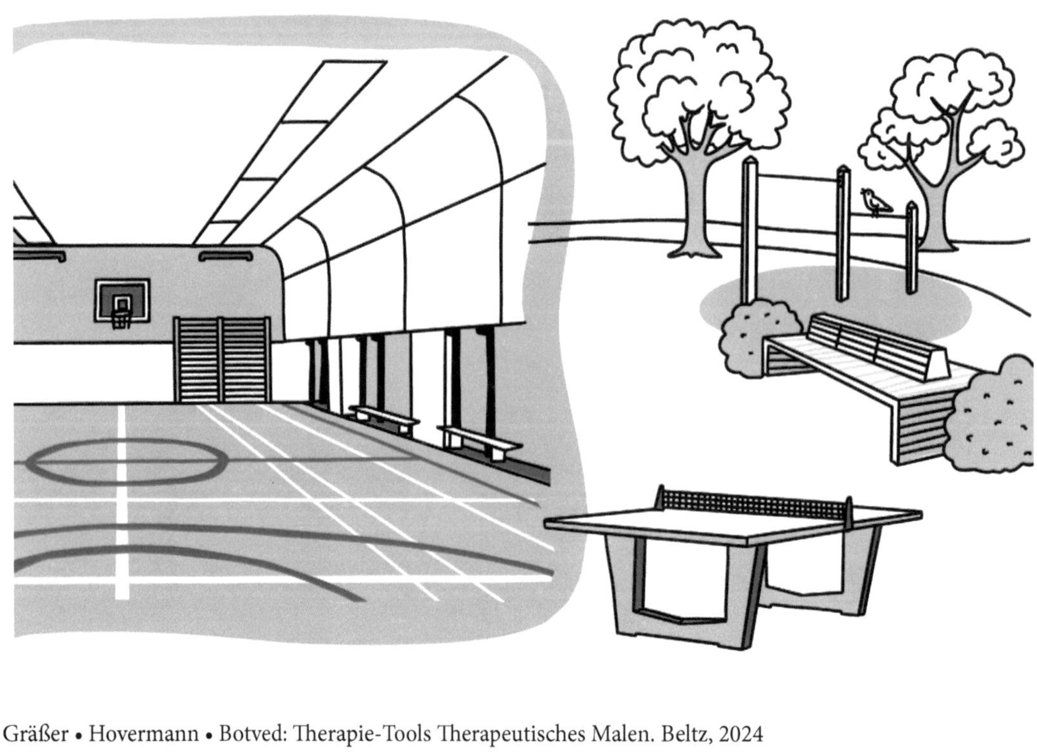

Gehst du gerne shoppen? Nach was schaust du am liebsten? Wie würde dein Geschäft aussehen? Ergänze die Zeichnung!

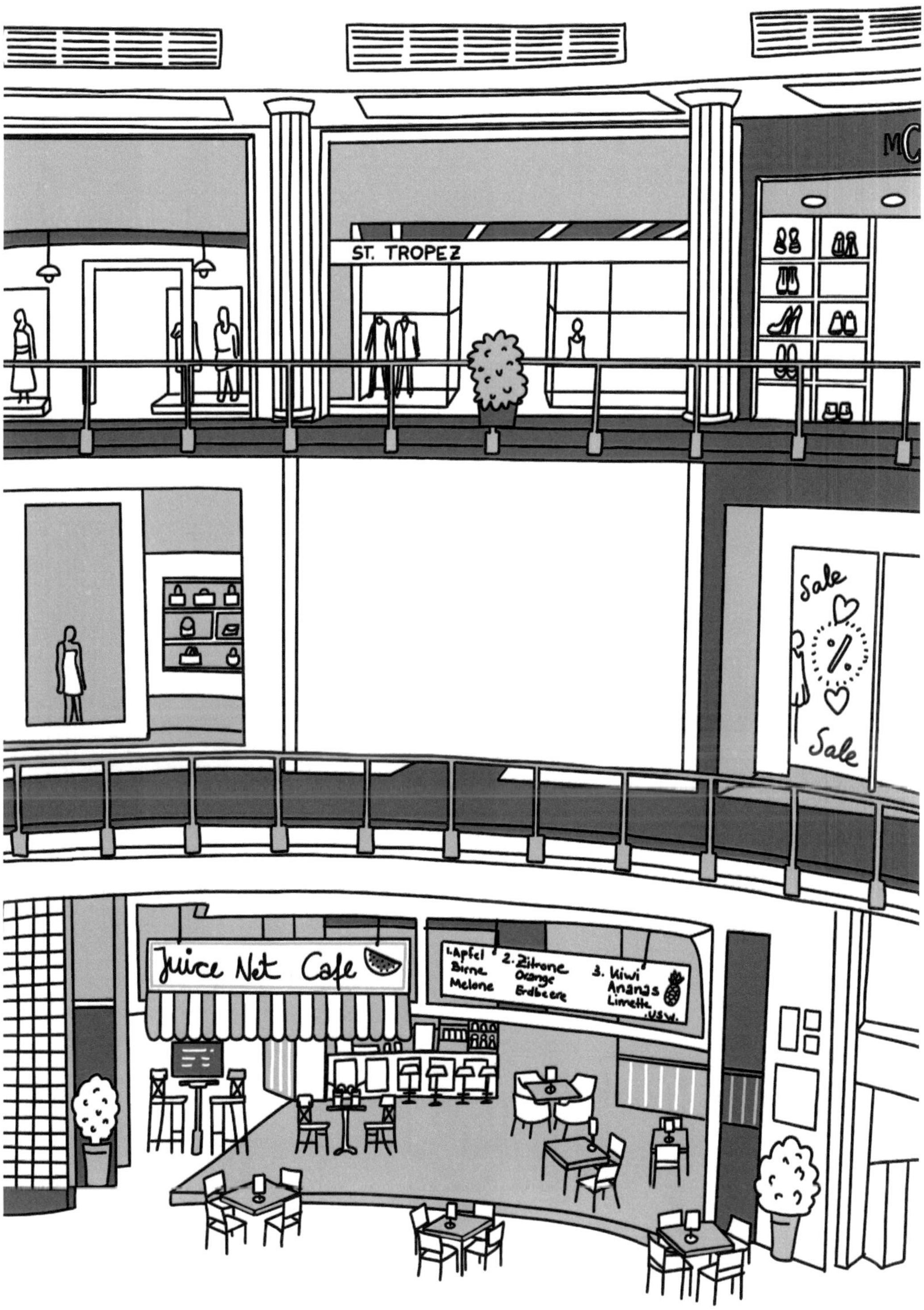

Welche Gedanken kommen dir in den Sinn, wenn du an ein Krankenhaus denkst? Warst du schon einmal dort? Was erkennst du wieder? Fehlt etwas? Ergänze die Zeichnung.

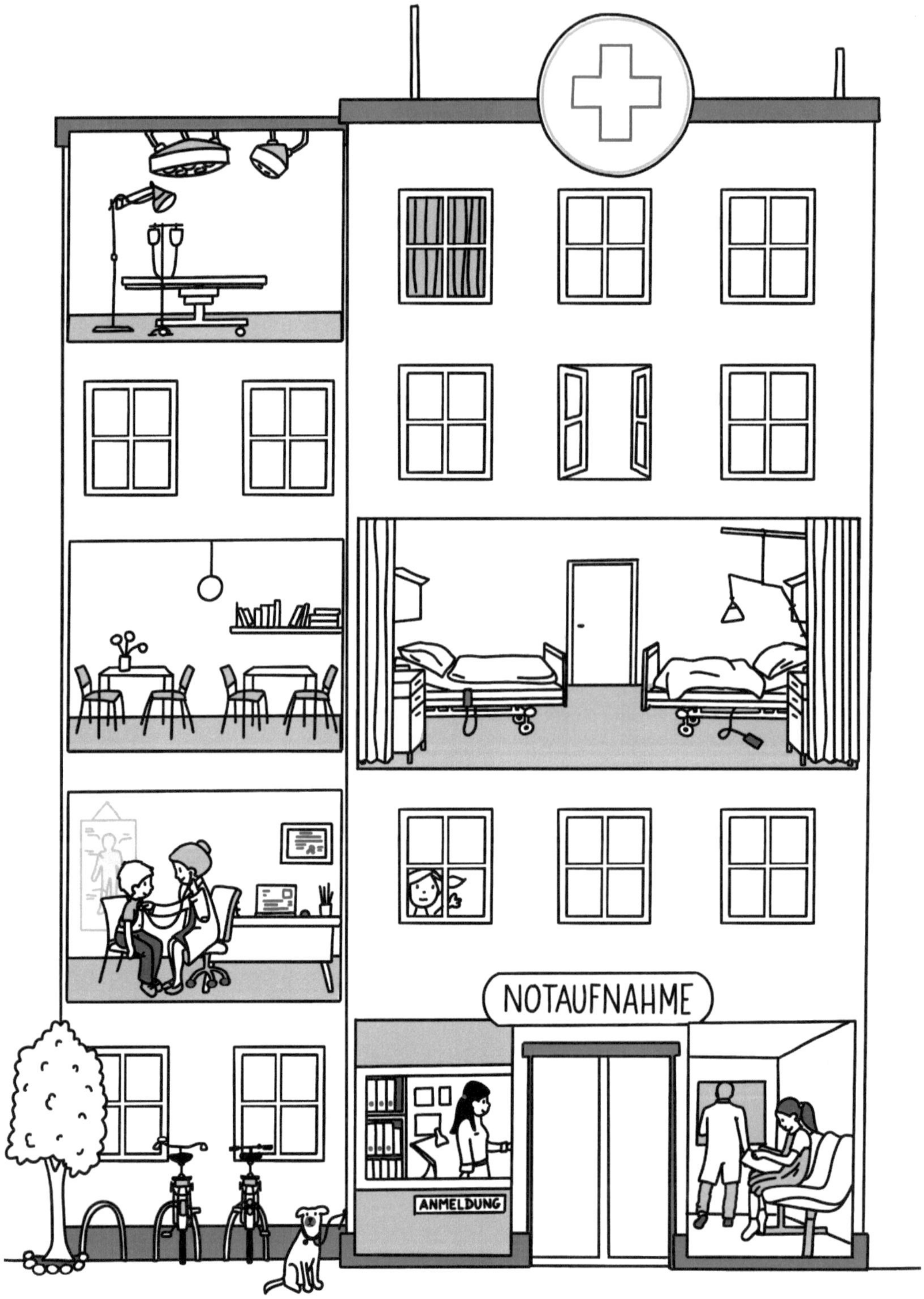

AB 93 Friedhof

K J

Welche Gedanken und Bilder hast du beim Friedhof? Kennst du die verschiedenen Bestattungsformen? Ergänze das Bild, wenn dir etwas fehlt oder wenn du es verschönern möchtest. Du kannst auch gerne Farbe in das Bild bringen, wenn dir danach ist. Alles ist erlaubt!

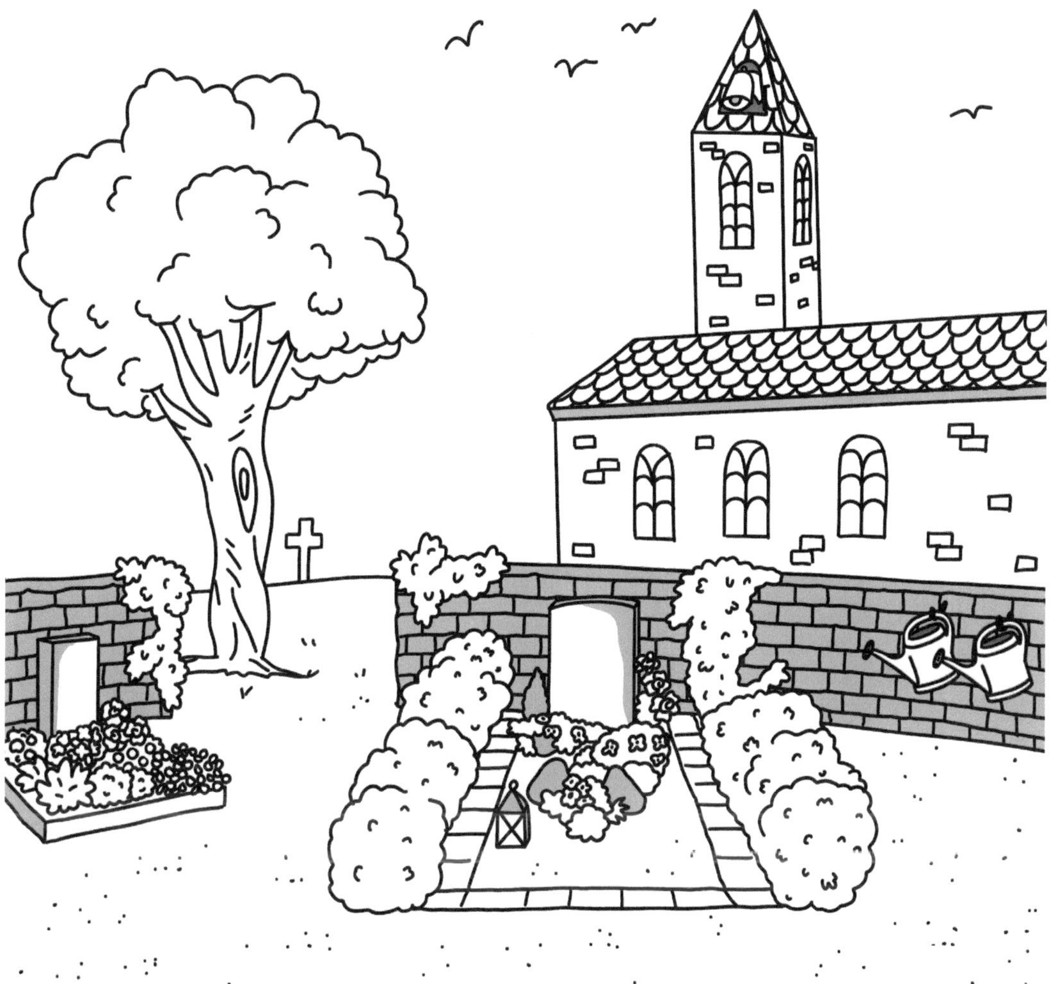

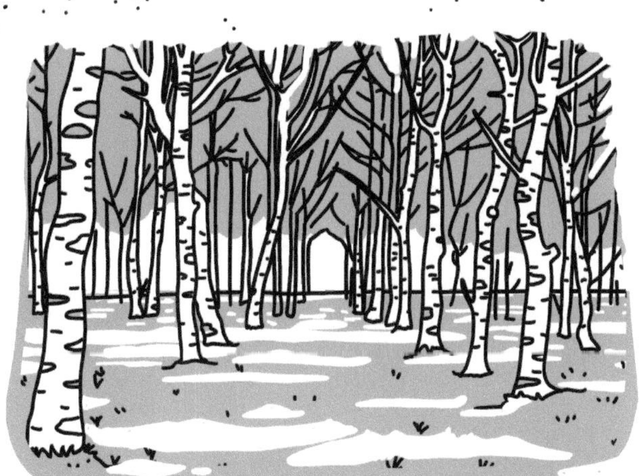

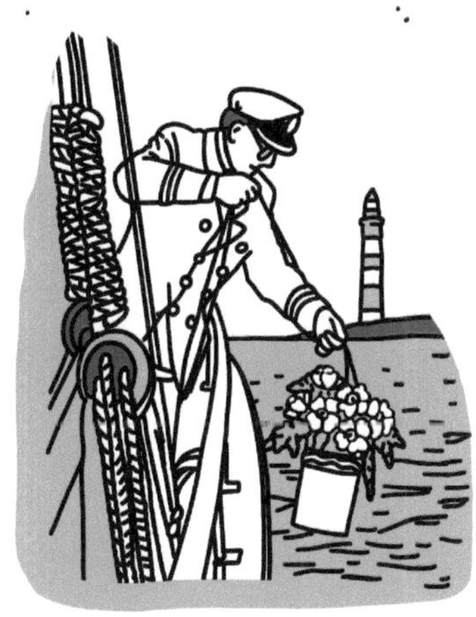

7 Projektives

Lösungs- oder auch Wunschbilder sind ein sehr gutes Mittel, um zeichnerisch zu Lösungsentwürfen zu kommen. Die Möglichkeiten sind sehr vielfältig.

So können Sie hier sehr gut die Wunderfrage von Steve de Shazer (de Shazer & Dolan, 2015) nutzen:

»Angenommen, dein Problem wäre wie durch ein Wunder gelöst. Was genau wäre das Wunder und woran würdest du merken, dass das Wunder geschehen ist?«

»Versuche, das mal in einem Bild zu zeichnen!«

Kinder und Jugendliche neigen dazu, sich eher mit den selbst gezeichneten Personen und Gegebenheiten zu identifizieren, nutzen Sie als Therapeut daher solche Wunschbilder, um mit Ihrem Patienten eigene Lösungsentwürfe zu entwickeln.

Das kreative Potenzial in diesen »Als-ob-Wirklichkeiten« kann die Grundlage für die Nutzung von eigenen Ressourcen und daraus entwickelten eigenen Lösungsszenarien sein. So können Sie Ihren Patienten beispielsweise bitten: *»Zeichne dich, wie du gesund und voller Power bist und die ganze Welt für dich in Ordnung ist!«*

Projektive Verfahren mit Zeichnungen sind ein hilfreiches Medium, durch das Kinder und Jugendliche zumeist unbewusste Motive, Konflikte und Ängste symbolisch ausdrücken und mitteilen können. Zeichnungen helfen, Kinder, Jugendliche und auch deren Familien in ihrer Subjektivität, Individualität und Psychodynamik besser zu verstehen. Damit bilden diese Zeichenvorlagen, die an viele bekannte projektive Verfahren angelehnt sind (Wienand, 2015), eine praktische Ergänzung und Unterstützung für Ihre psychometrische und diagnostische Methodik.

In diesem Kapitel finden Sie Malvorlagen zu den folgenden Themen:

Name	**Seite**
AB 94 *Auf eine einsame Insel würde ich mitnehmen*	123
AB 95 *Meine Familie in Tieren*	124
AB 96 *Wenn ich 3 Wünsche frei hätte*	125
AB 97 *Wenn ich zaubern könnte*	126
AB 98 *Wenn mein Problem / meine Symptome weg wären*	127
AB 99 *Meine Traumwelt*	128
AB 100 *Mein Held / Meine Heldin*	129
AB 101 *In der Zukunft*	130
AB 102 *Unterwegs in der Zeitmaschine in das Jahr … / die Jahre …*	131
AB 103 *Wenn ich im Lotto gewinnen würde*	132
AB 104 *Wenn ich unsichtbar wäre*	133

AB 94 **Auf eine einsame Insel würde ich mitnehmen** K J

Stell dir vor, diese tolle einsame Insel gehört nur dir! Was würdest du alles mitnehmen? Wen würdest du gerne mitnehmen? Was bräuchtest du unbedingt auf deiner Insel? Was würdest du tun?

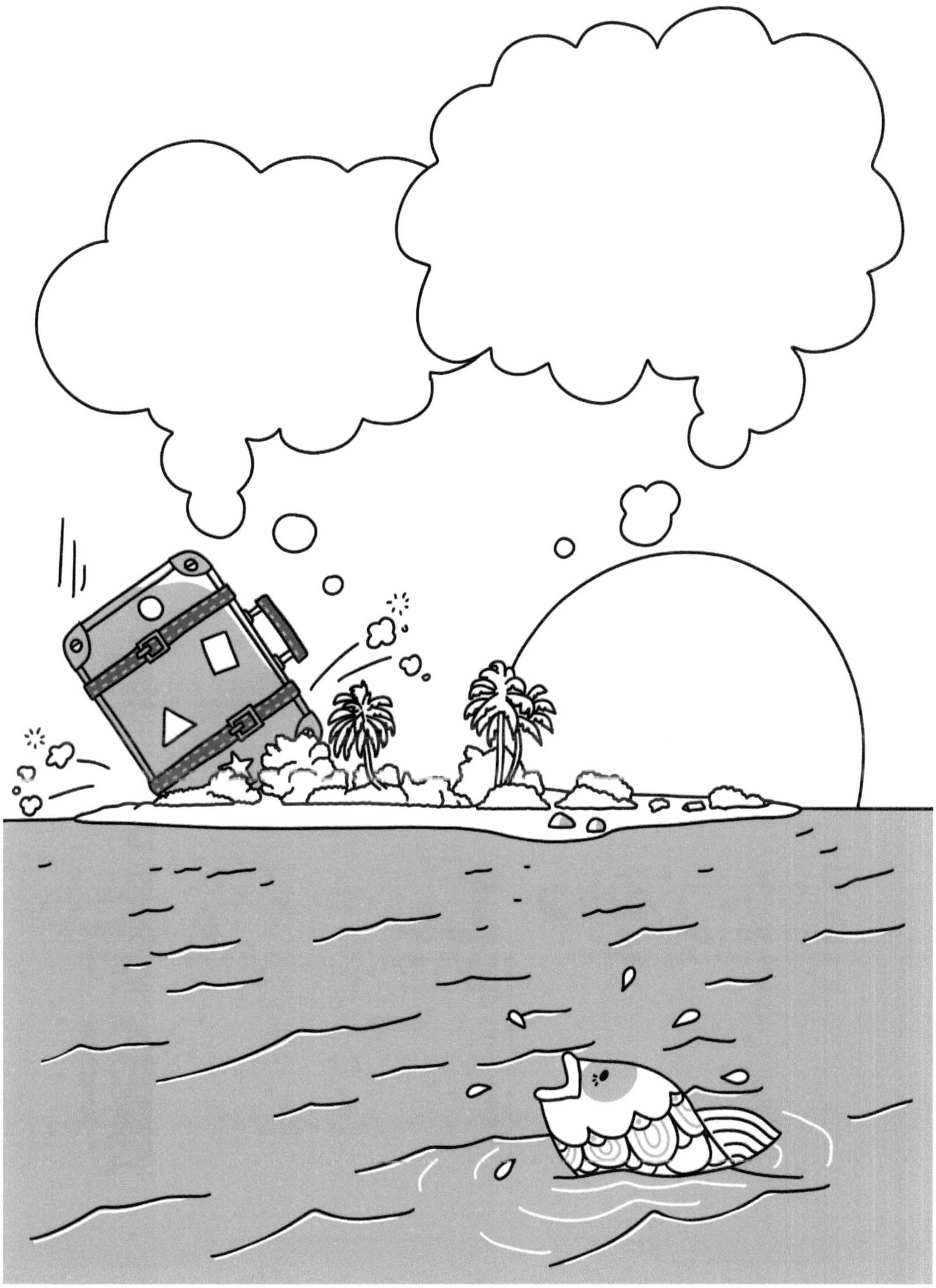

Meine Familie in Tieren

Stell dir vor, ein Zauberer hat deine Familie in Tiere verzaubert. Welches Tier hätte er für welche Person gewählt? Male das Tier und, wenn du magst, schreibe den Namen dazu.

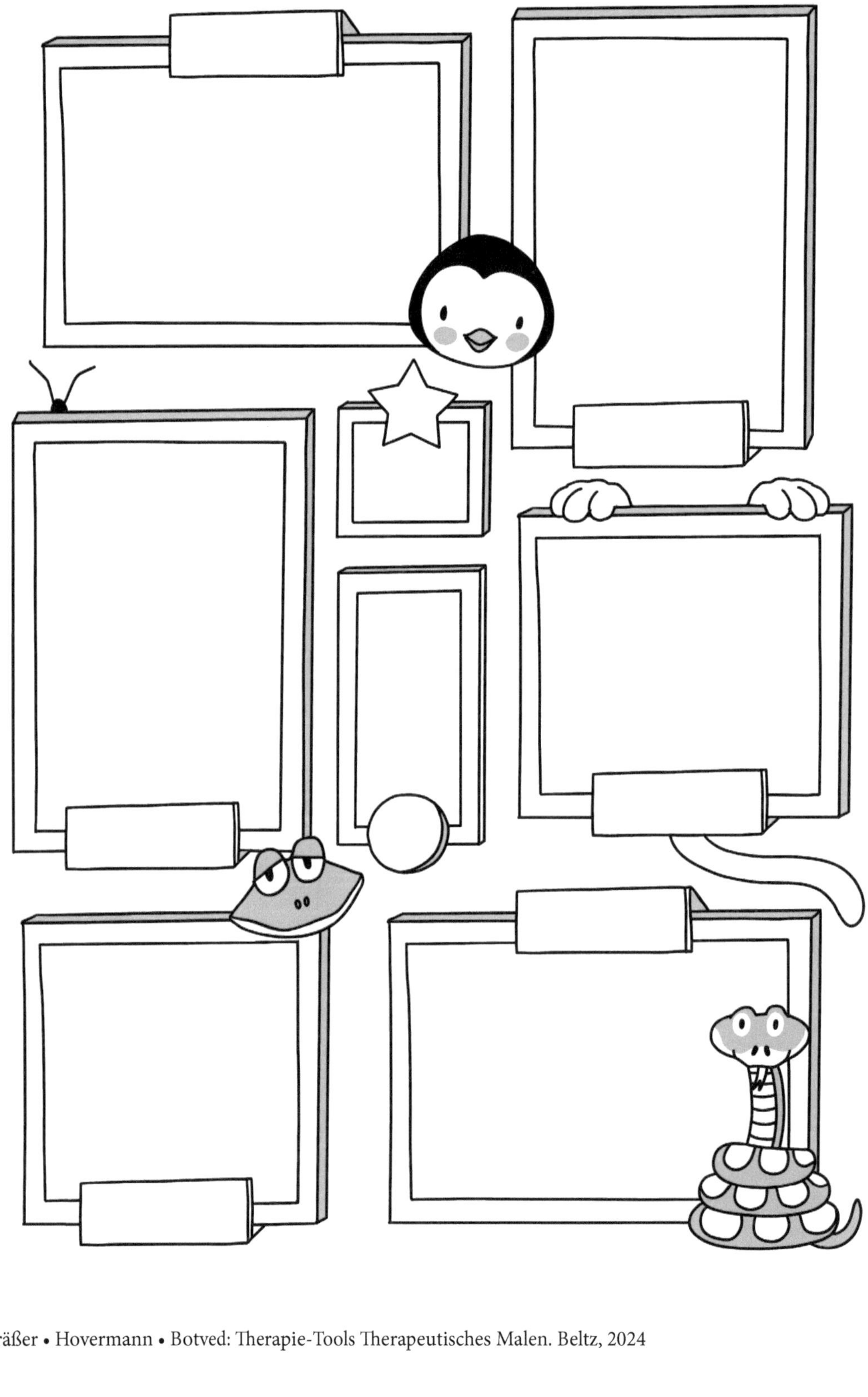

AB 96 Wenn ich 3 Wünsche frei hätte

K J

Deine drei größten und wichtigsten Wünsche sind?

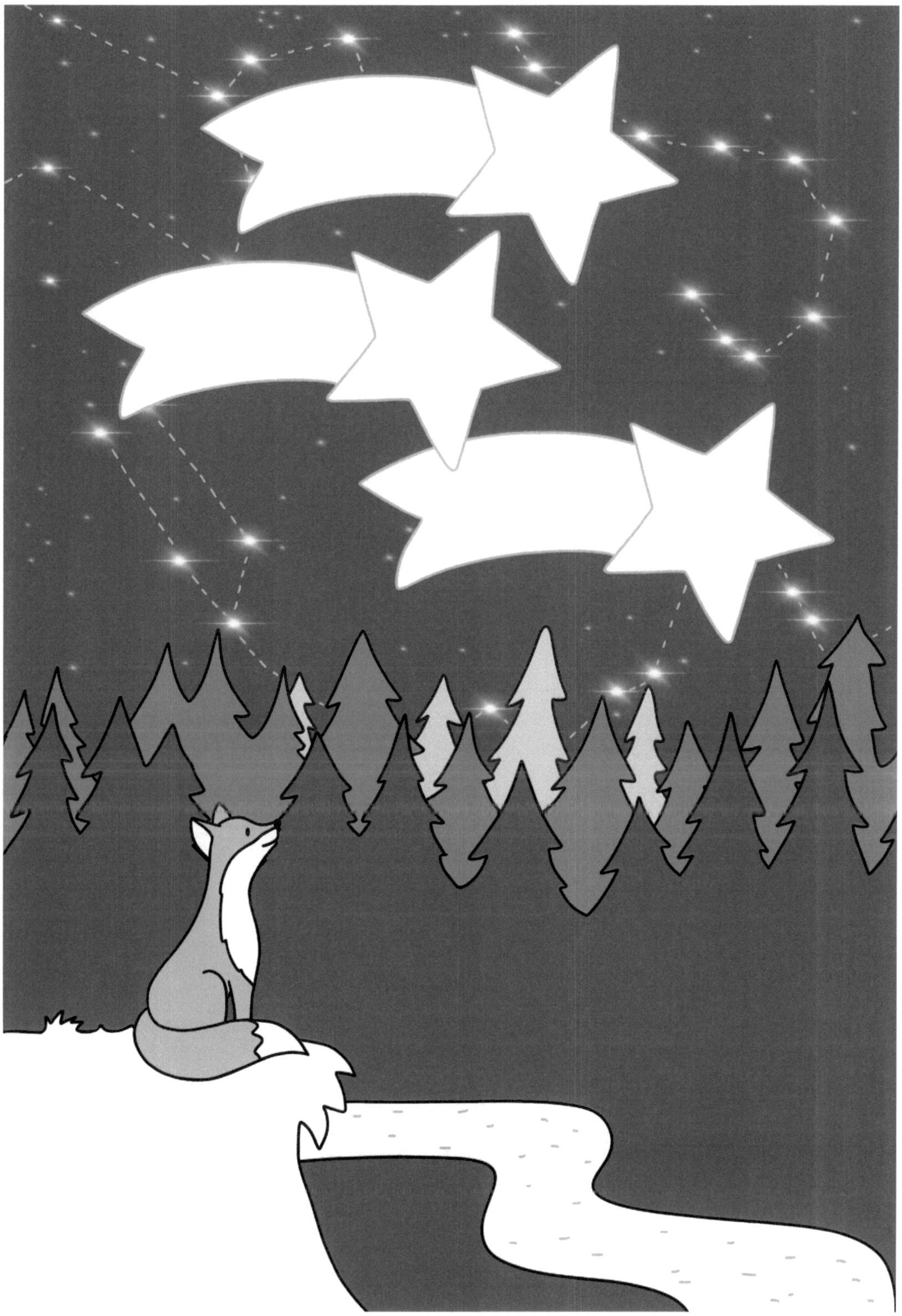

AB 97 **Wenn ich zaubern könnte** K J

Wenn du zaubern könntest, was würdest du zaubern und es wäre einfach da!? Hast du auch einen Zauberspruch?

AB 98 Wenn mein Problem / meine Symptome weg wären K J

Wenn du dein(e) Symptom(e) verabschieden könntest … Was würdest du ihm/ihnen sagen? Und was würde sich für dich und die anderen ändern?

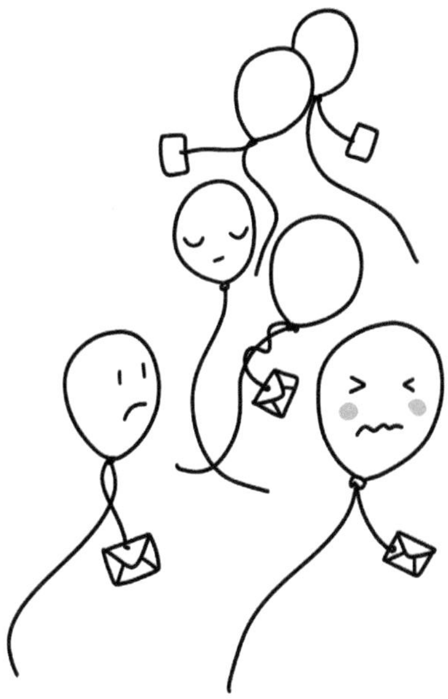

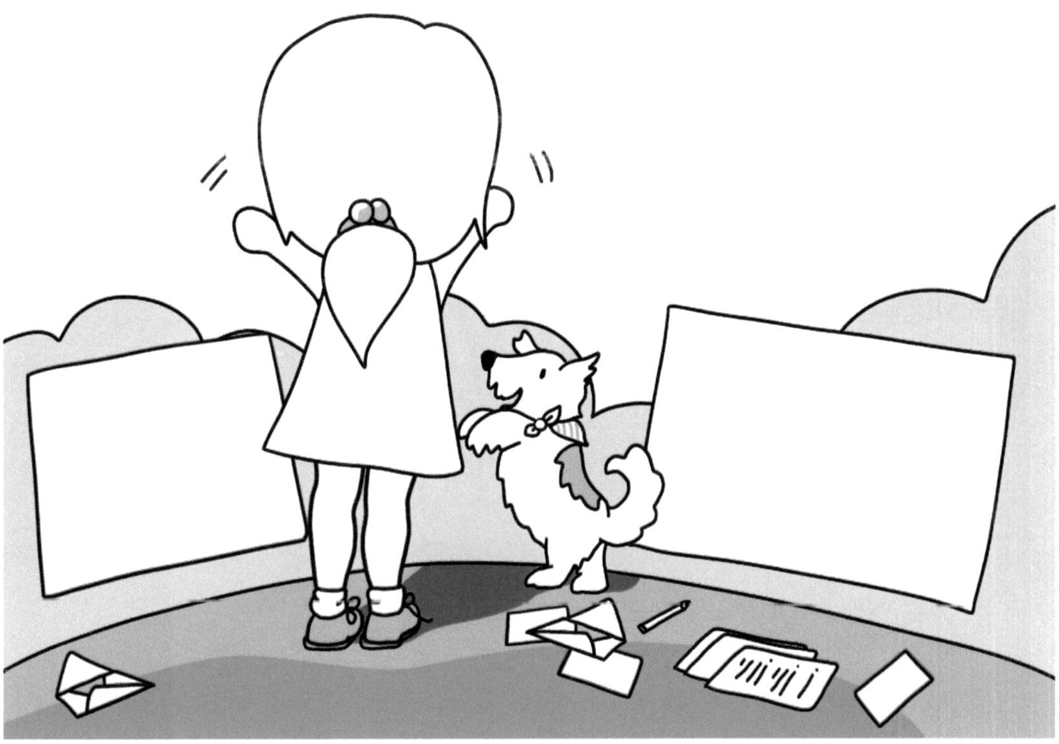

Meine Traumwelt

K J

Deine verrückte Traumwelt! Was würde deine Traumwelt ausmachen? Wie würde es dort aussehen? Male die Dinge, die in deine Traumwelt gehören, in die Baumkrone.

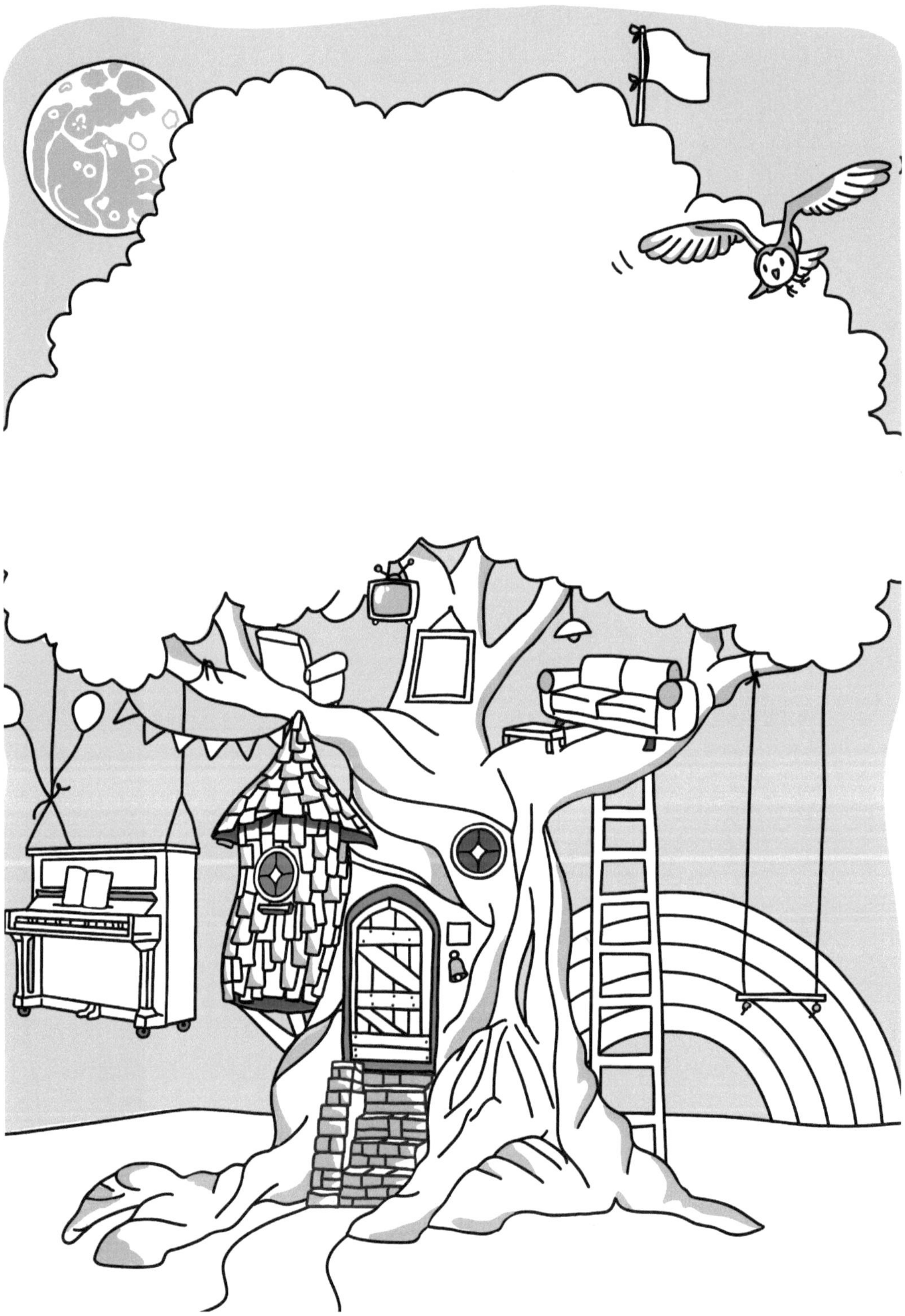

Wer ist dein Held / deine Heldin? Zeichne ein Bild davon und entwirf ein passendes Logo!

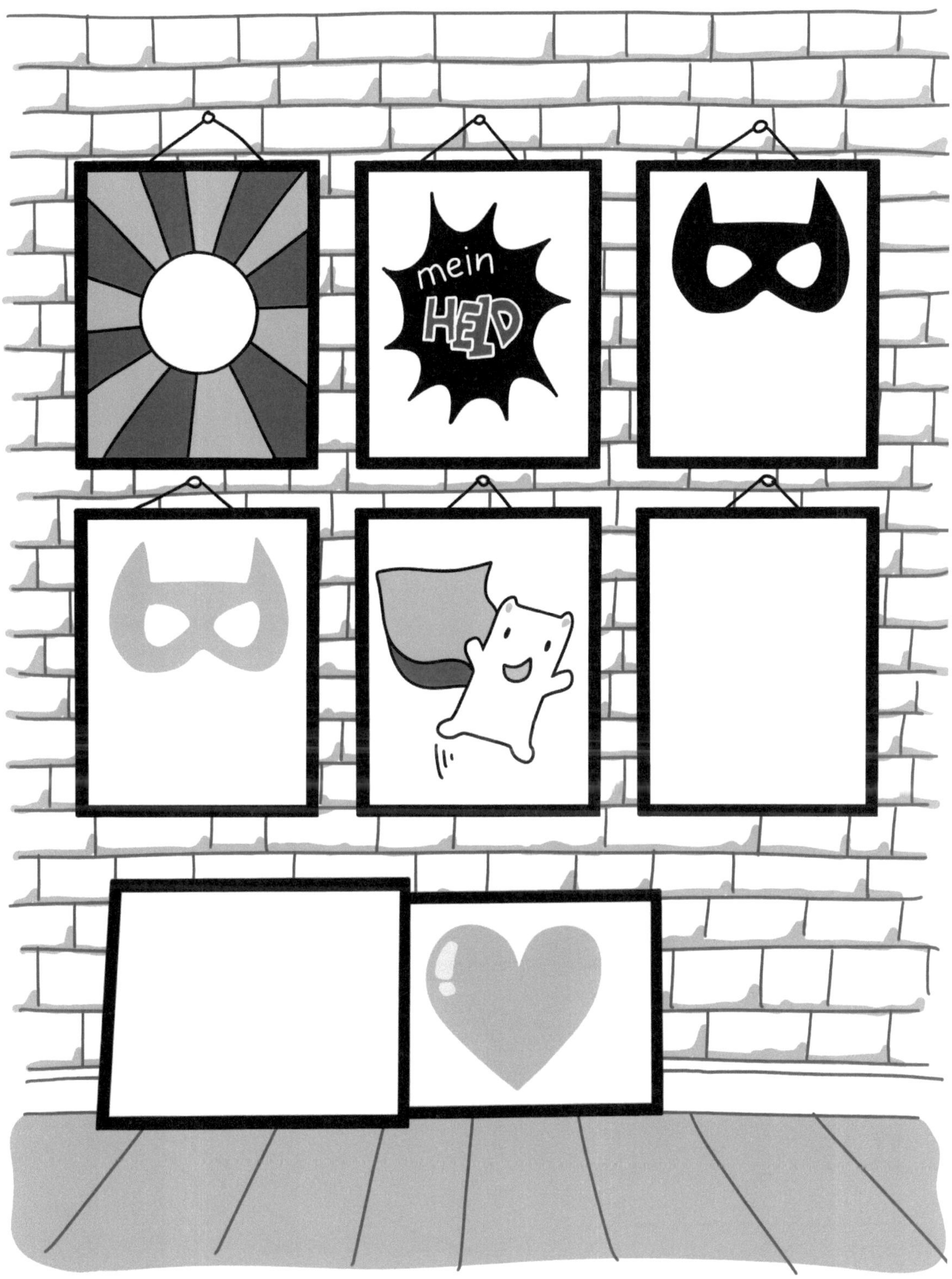

In der Zukunft

K J

Würdest du gerne in die Zukunft schauen können? Was glaubst du, was du dort sehen würdest?

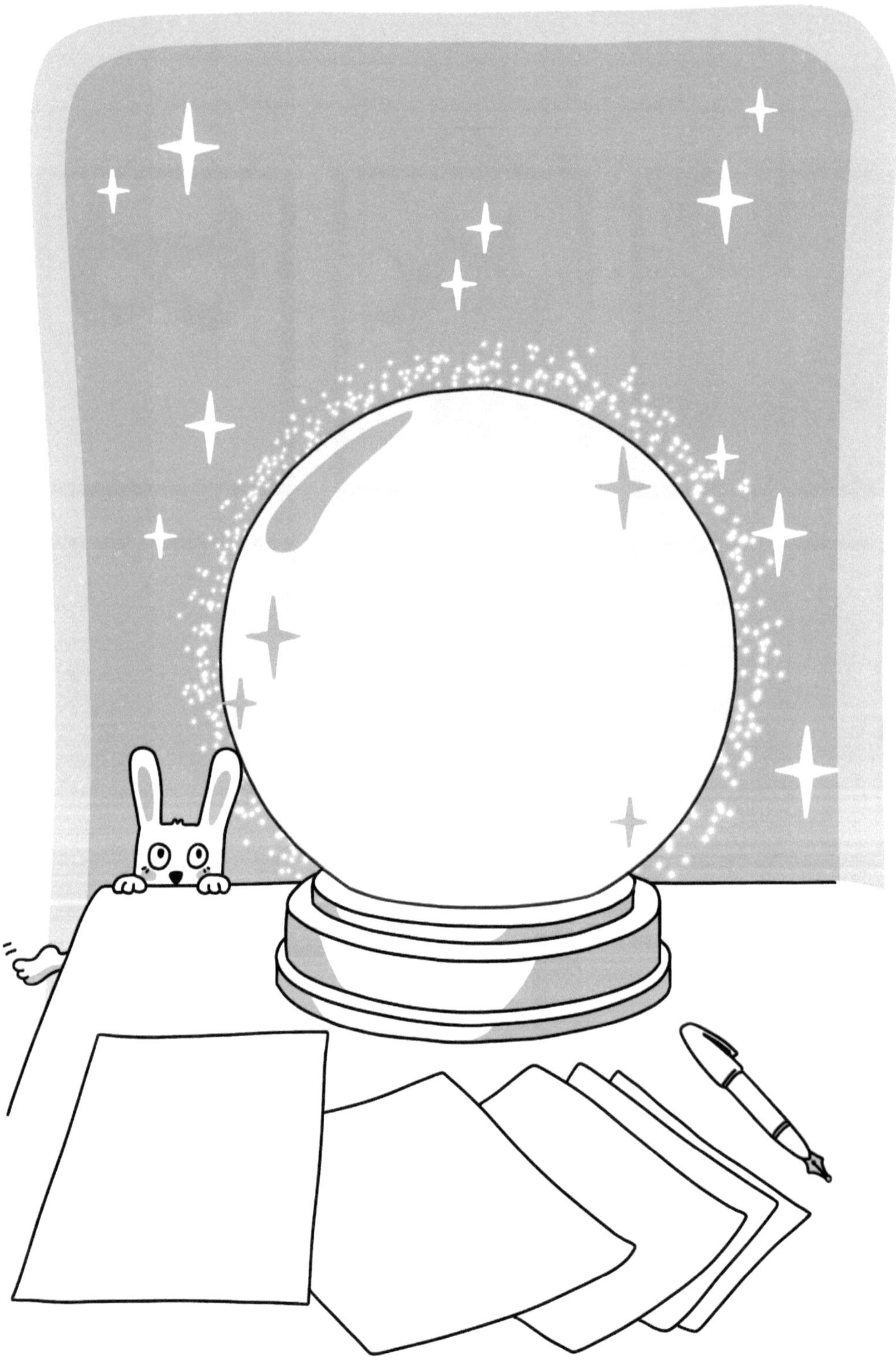

AB 102 Unterwegs in der Zeitmaschine in das Jahr … / die Jahre … K J

Du darfst zweimal in der Zeitmaschine reisen. Geht es in die Vergangenheit oder in die Zukunft? In welches Jahr/zu welchem Anlass? Was würdest du dort machen? Was wäre anders?

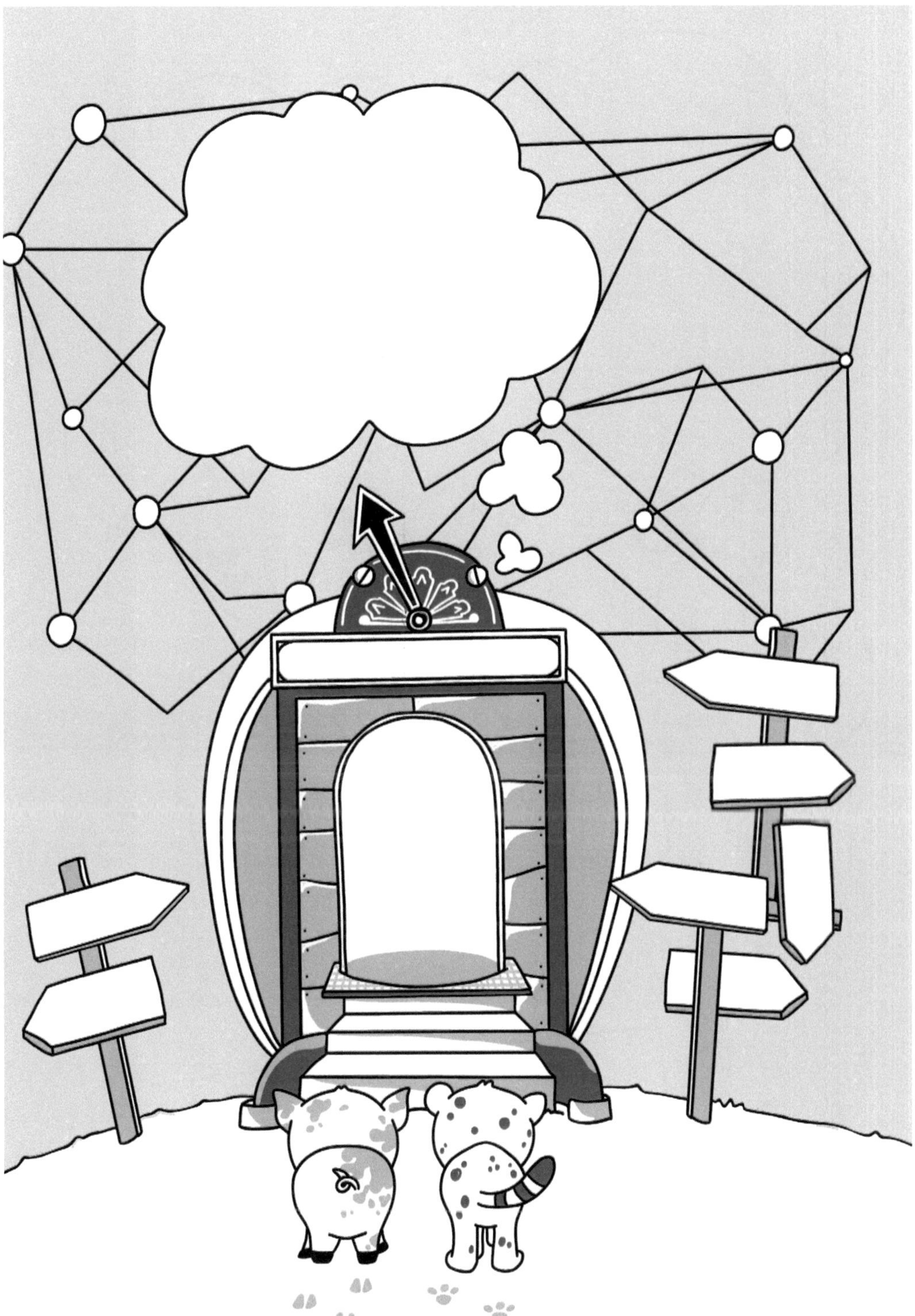

JUCHHUUUUU, du hast im Lotto gewonnen!!!! Was machst du mit dem ganzen Geld? Was würdest du als Erstes machen? Wem würdest du es als Erstes erzählen?

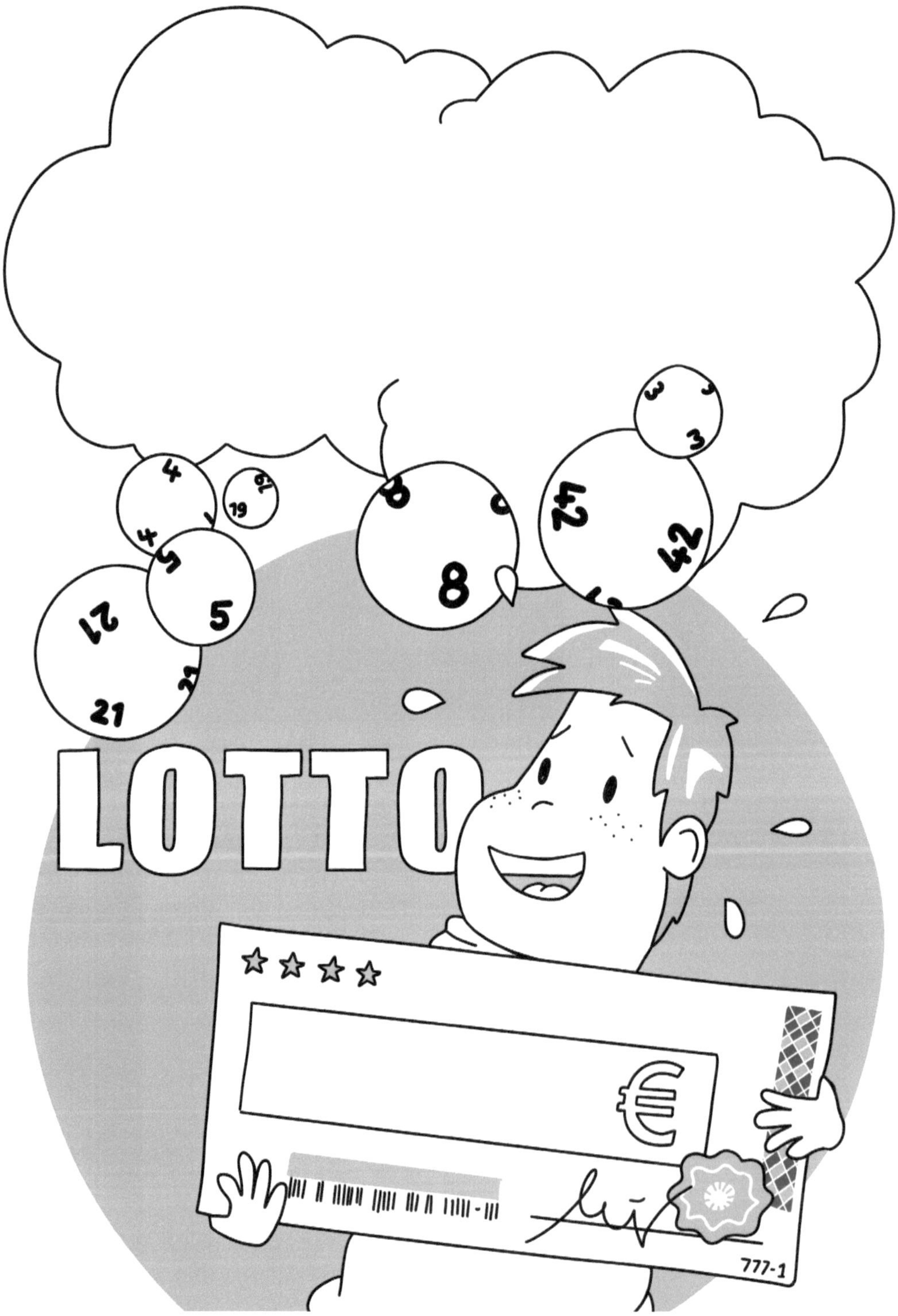

Wenn ich unsichtbar wäre

K J

Wenn du unsichtbar wärst: Was würdest du gerne machen? Wem würdest du was ins Ohr flüstern? Wen würdest du gerne mal erschrecken? Was fällt dir noch so ein?

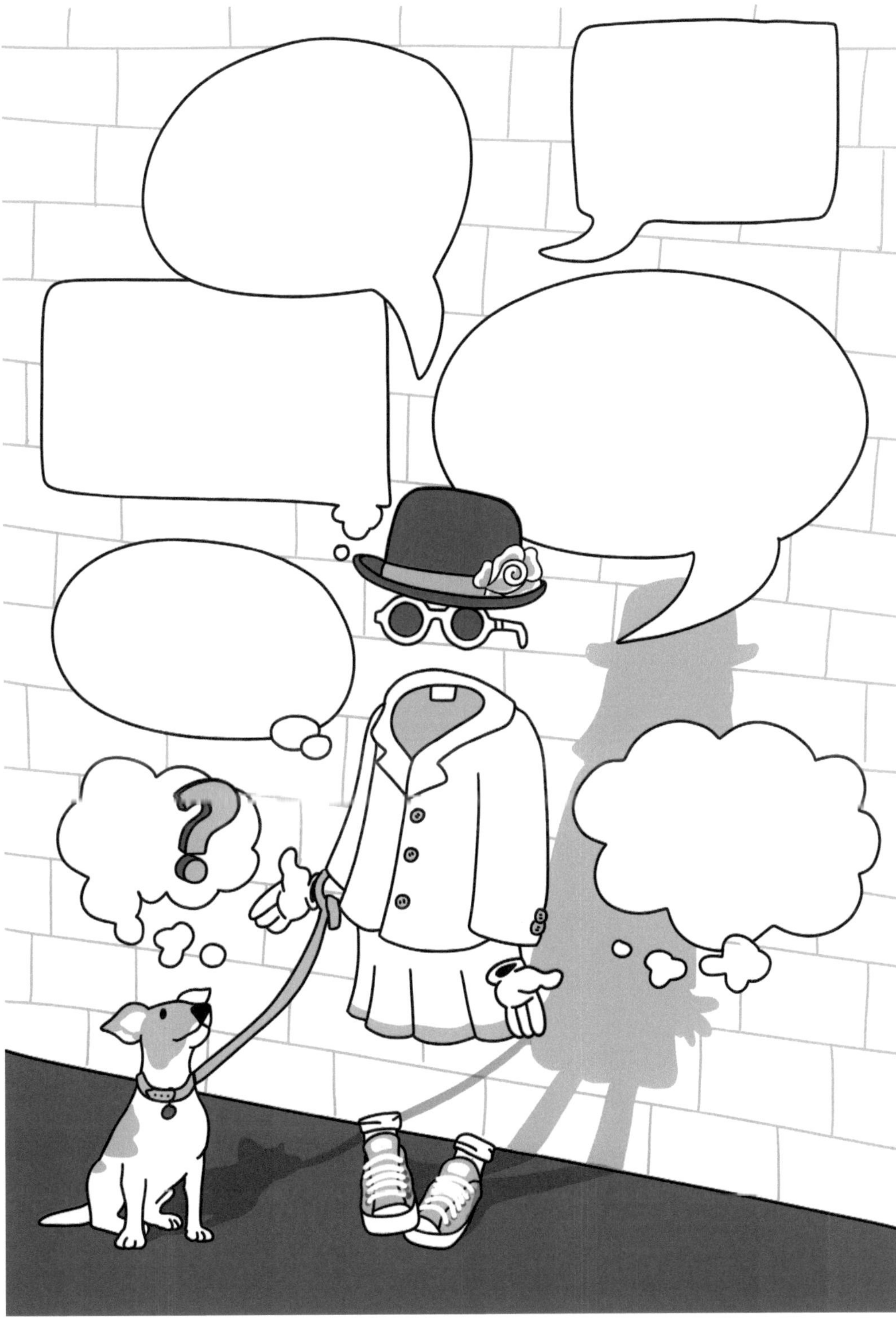

8 Skalen und »Wege«

In diesem Kapitel finden Sie Zeichenvorlagen und Anregungen für das Thema Skalierungen und Wege. Mithilfe der Skalenzeichnungsvorlagen fällt es vielen Kindern und Jugendlichen leichter, sich zum Beispiel in eine Reihenfolge einzusortieren, die eigenen Leistungen in Relation zu anderen zu setzen oder auch die eigenen Gefühle in einer Skala einzusortieren.

Wahrscheinlich kennen Sie auch die Herausforderung beim Skalieren von Problemen. Wenn Kinder und Jugendliche von Problemen berichten, passiert es häufig, dass sie zu stark auf ihre Probleme und Schwierigkeiten fokussieren. Dabei kommt dann häufig das übermächtige Gefühl auf, dass diese negativen Dinge alles beherrschen. Um die Relation auch optisch wieder in das richtige Lot zu bringen, helfen die Zeichenvorlagen aus diesem Kapitel, mit denen sich Ihr Patient für viele Situationen wieder das richtige Maß erarbeiten kann.

Anstelle von Zeichnungen können Sie auch *analoge Metaphern* nutzen:

- Hier bieten sich ein Maßband oder die Gleise einer Eisenbahn an, mit denen Sie sehr gut aufzeigen können, welche positive Entwicklung Ihr Patient auf seinem Weg schon gemacht hat.
- Nutzen Sie eine echte Waage zur Darstellung der gegenwärtigen Balance verschiedener Problem- und Lösungsanteile anstelle oder zusätzlich zu AB 140.
- ein Stimmungs-Thermometer

Hier eine Auswahl möglicher Fragen für die Arbeit mit den Skalierungszeichnungen:

- Was kannst du tun, um auf deiner Skala weiter nach vorne zu kommen?
- Woran hast du gemerkt, dass du eine Stufe zurückgegangen bist?
- Wie merkst du, dass du auf der Stelle geblieben bist?
- Auf welcher Stufe würde es dir schon ganz gut gehen?
- Welche Stufe ist dein heutiges Ziel?
- Welche Stufe ist dein Ziel am Ende der Therapie?
- An welcher Stelle stehst du jetzt?
- Was müsste passieren, damit du einen Schritt weiterkommst?
- Wie sehr glaubst du daran, deine eigenen Ziele erreichen zu können?
  - Was meinst du, wie stark du die Erreichung deiner Ziele beeinflussen kannst?
  - Wo siehst du dich selbst, wenn die »10« der höchste Punkt/der Therapieerfolg ist?

Vergessen Sie neben diesen Skalen nicht die klassischen Skalen mit positiven Zahlen, Smileys oder die Gefühleskalen … Anregungen dazu finden Sie in den Rating-Skalen von Gräßer et al. (2016, 2017).

3-Teller-Alternative: heute, am schlimmsten und Super!

Geben Sie Ihrem Patienten einen weißen Pappteller und bitten Sie ihn, auf der Vorderseite das Folgende in Form von Tortenstücken zu malen: »Wie groß erscheint dir dein Problem heute? Welche Anteile haben deine Sorgen, deine Angst, deine Freude an deinem Leben?« Auf einem zweiten Teller kann Ihr Patient zeichnen, wie es zum schlimmsten Zeitpunkt aussah und auf dem dritten Teller »den gewünschten Super-Zustand – So wie er besser nicht sein könnte«.

In diesem Kapitel finden Sie Malvorlagen zu diesen Themen:

Name	**Seite**
AB 105 *Bergbild*	136
AB 106 *Ein Weg durch eine Landschaft*	137
AB 107 *Sanduhr*	138
AB 108 *Pferderennen*	139
AB 109 *Formel-1-Rennen*	140
AB 110 *Zielscheibe*	141
AB 111 *Skipiste/Skirennen*	142
AB 112 *Golfplatz*	143
AB 113 *Sprungturm Freibad*	144

Welches Ziel hast du? Wenn du an deinen Weg zum Ziel denkst, was wären gute Zwischenziele? Schreibe deine Zwischenziele auf die Fahnen. Wenn dir mehrere Zwischenziele einfallen, darfst du die Zeichnung natürlich auch mit weiteren Fahnen versehen.

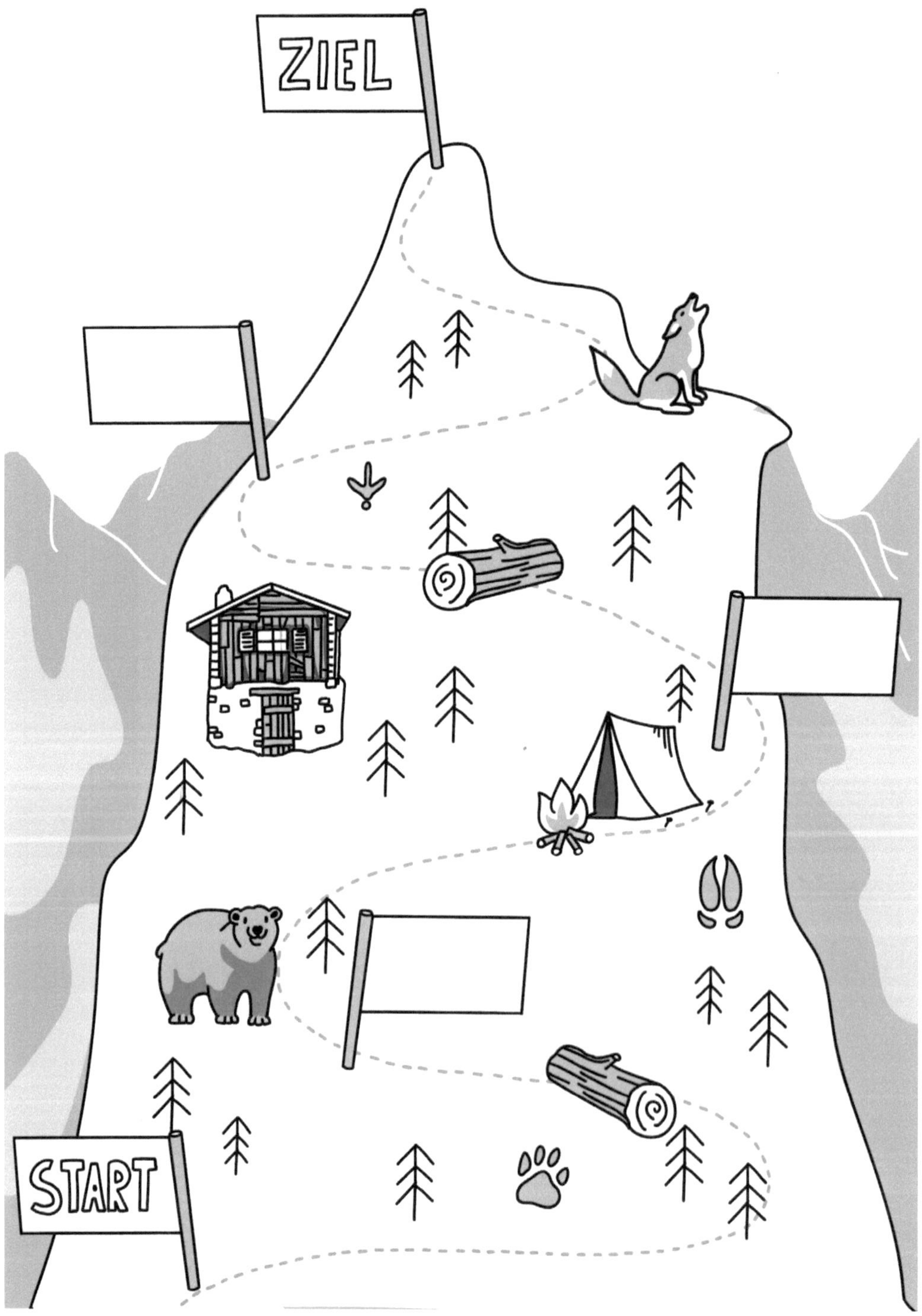

AB 106 Ein Weg durch eine Landschaft K J

Wenn du an den Weg vor dir denkst, was wären gute Zwischenziele? Wie weit bist du bisher gekommen? Wer ist mit dir auf deinem Weg? Zeichne alles in das Bild, was dir noch zu deinem Weg einfällt!

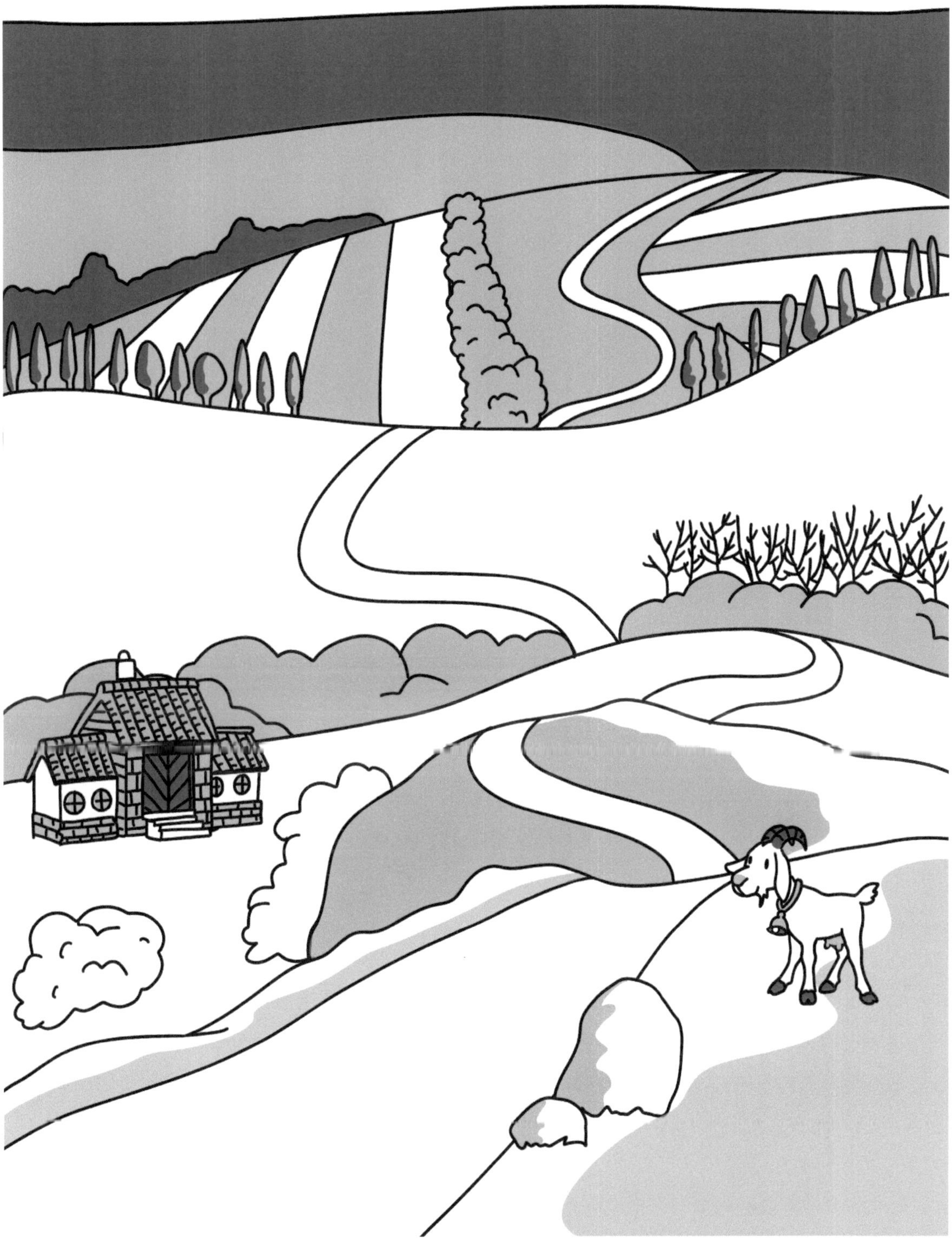

AB 107 **Sanduhr** K J

Manchmal vergeht die Zeit wie im Fluge und manchmal scheint sie zu kriechen. Hast du ein bestimmtes Projekt oder einen speziellen Termin vor Augen? Wie viel Zeit ist schon verstrichen? Wie viel Zeit hast du noch zur Verfügung? Male, wie viel Sand in der Uhr ist.

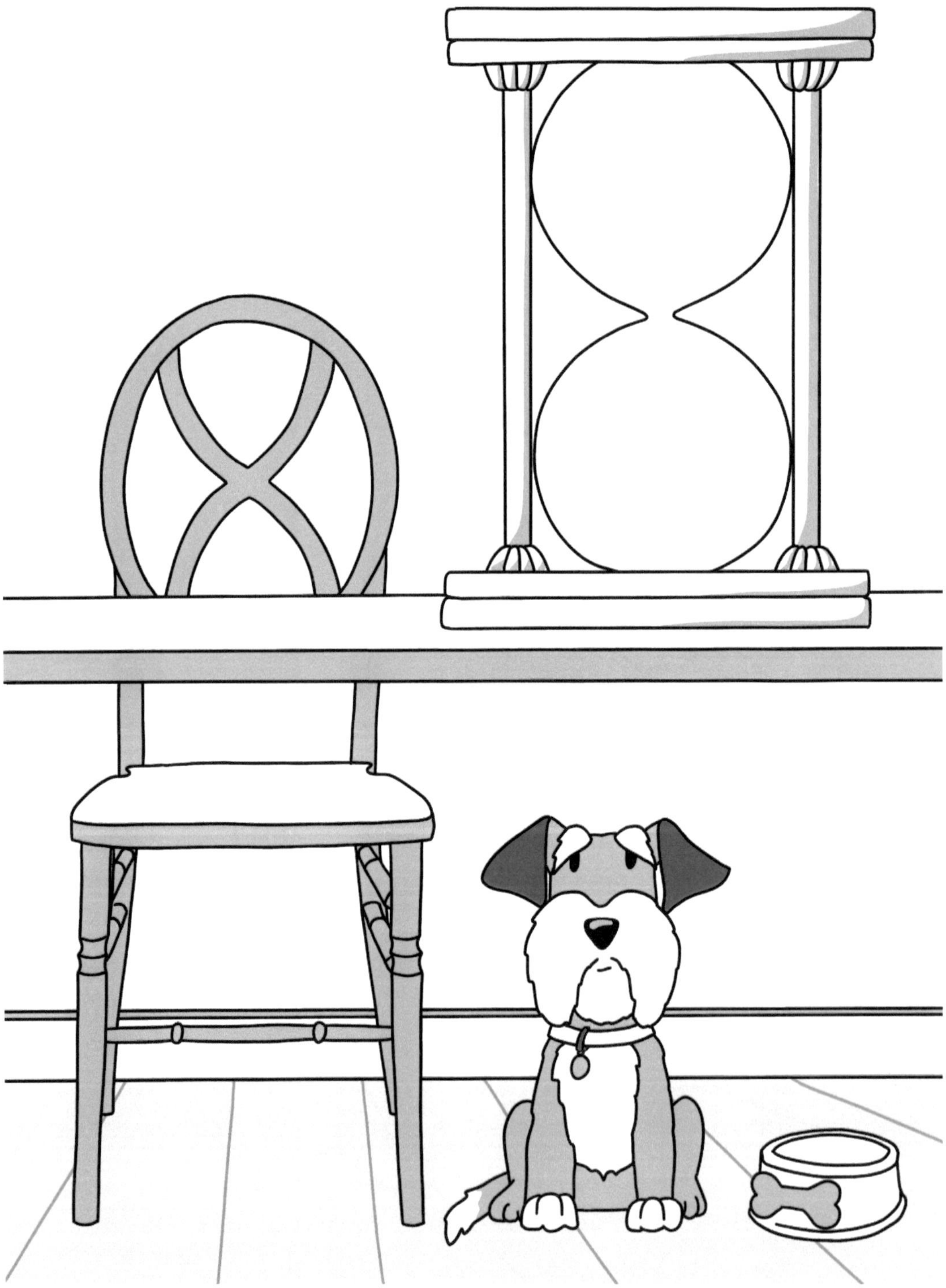

AB 108 Pferderennen

K J

Manchmal ist das Leben wie ein Pferderennen … Auf welcher Position bist du gerade, was hast du schon erreicht? In einer Gruppenbetrachtung: Wer aus deiner Gruppe/Klasse sitzt auf welchem Pferd?

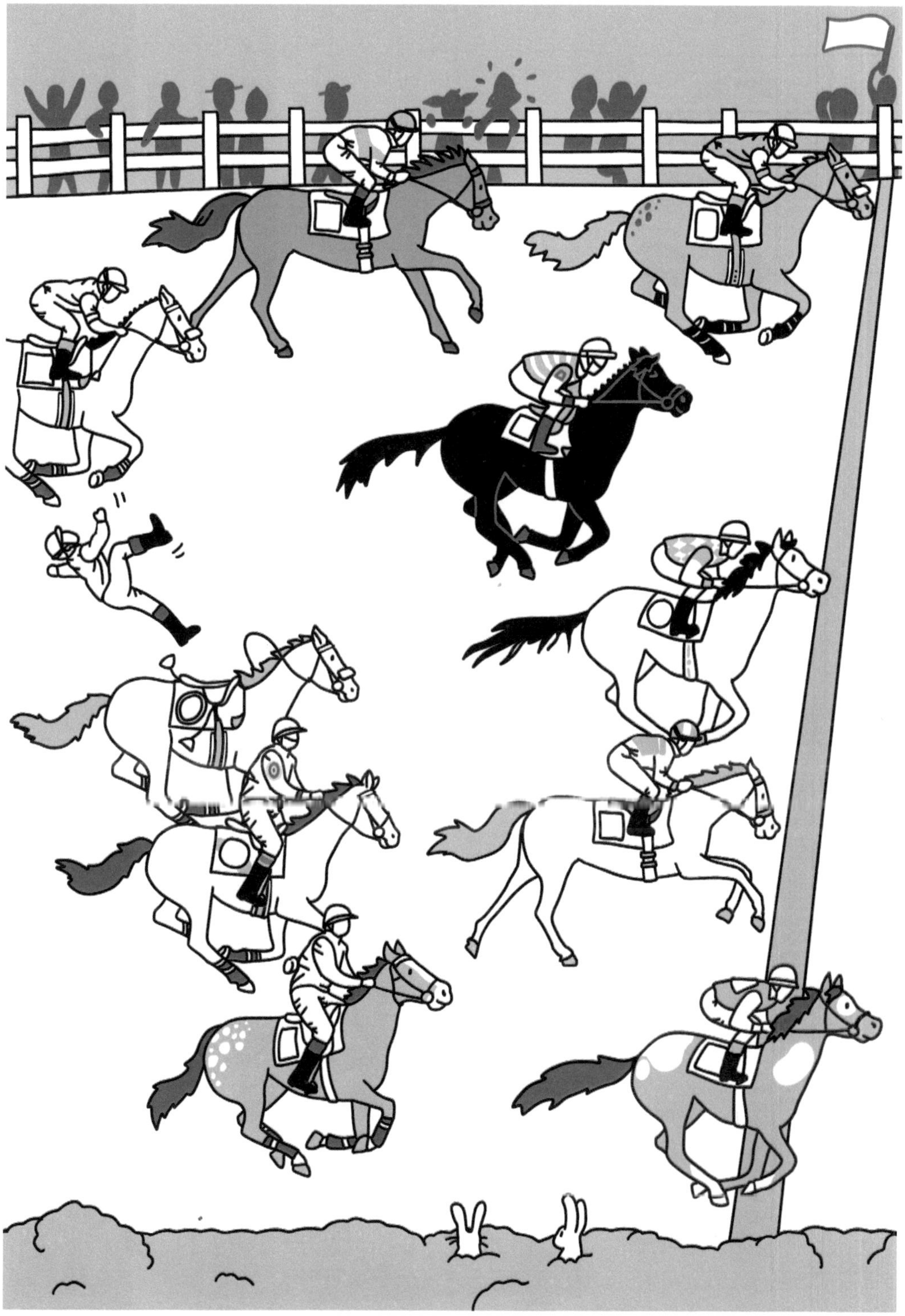

Formel-1-Rennen

An welcher Position startest du? Welche Zwischenpositionen hast du schon erreicht? Auf welcher Position bist du heute und auf welcher Position möchtest du am Tag .... sein? Gibt es einen Boxenstopp? Hast du eine Reifenpanne? Wer ist dein Unterstützerteam beim Rennen?

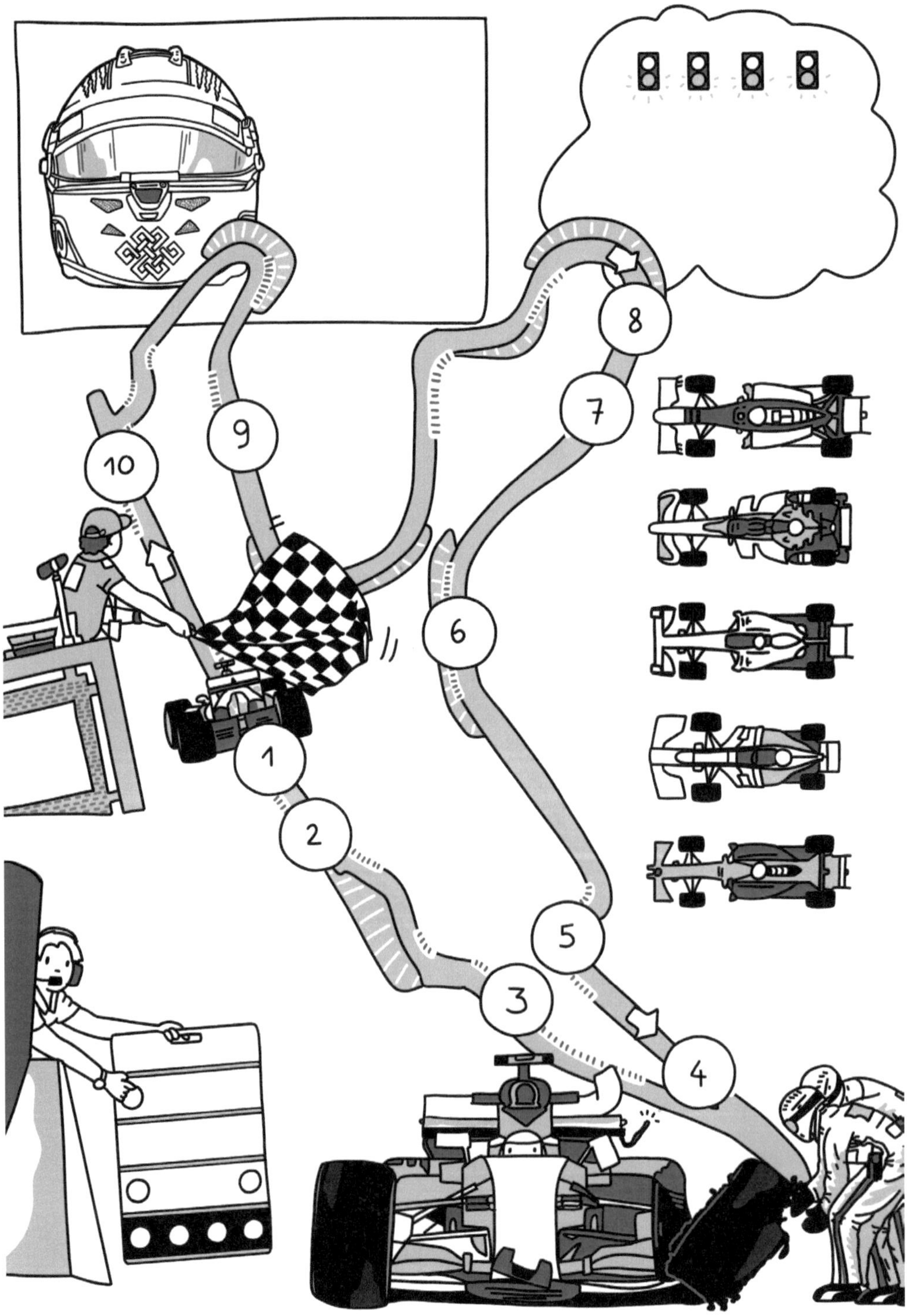

Zielscheibe

K J

Hast du dein Ziel vor Augen? Schreibe oder Zeichne deine Ziele nach Wichtigkeit auf die Zielscheibe.

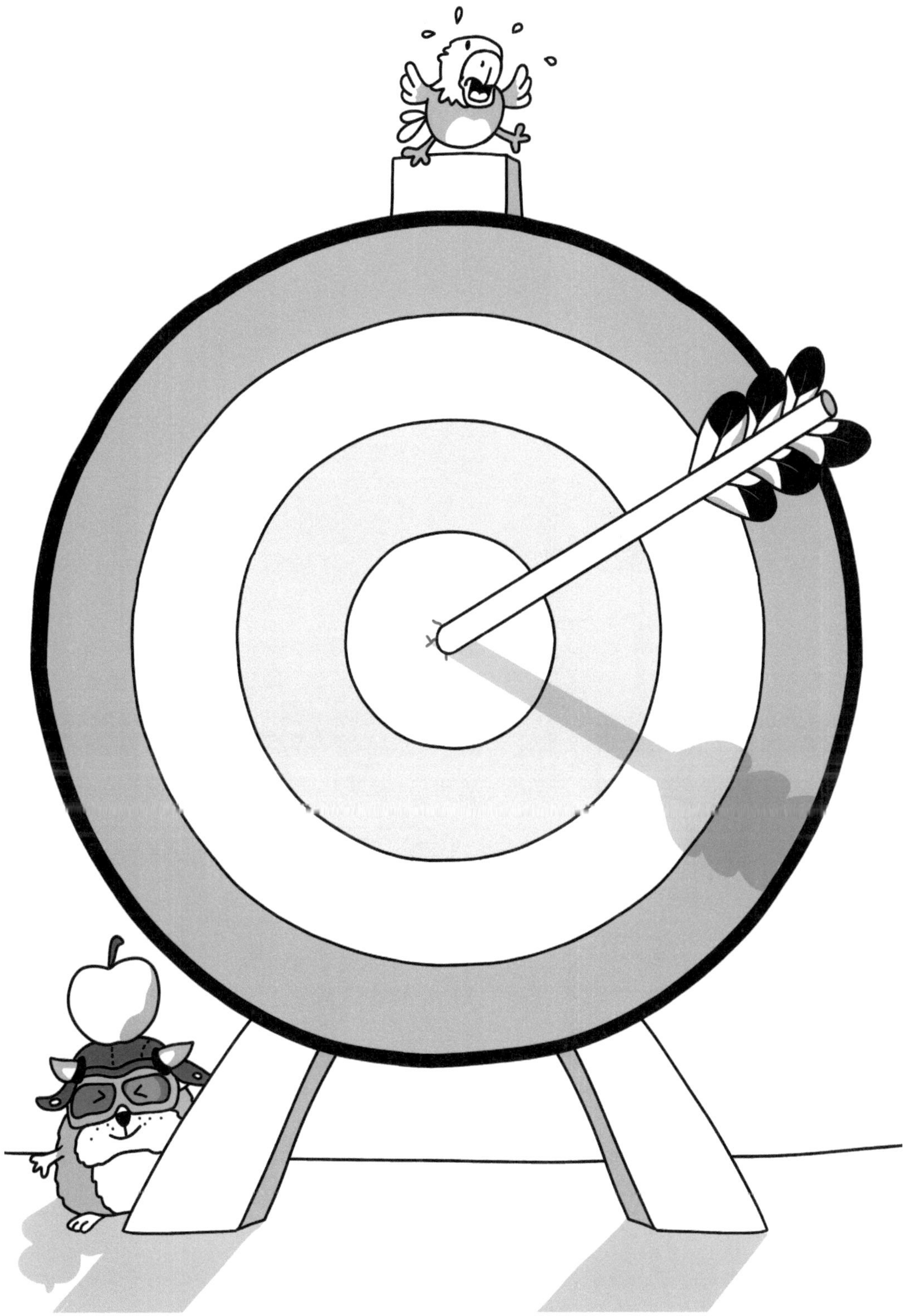

Im Leben läuft es nicht immer so richtig »gerade«. Wie läuft's bei dir? Welche Schlenker bist du schon gefahren? Wie weit bist du gekommen? Welche Tore hast du schon passiert? Hast du das Ziel schon im Auge?

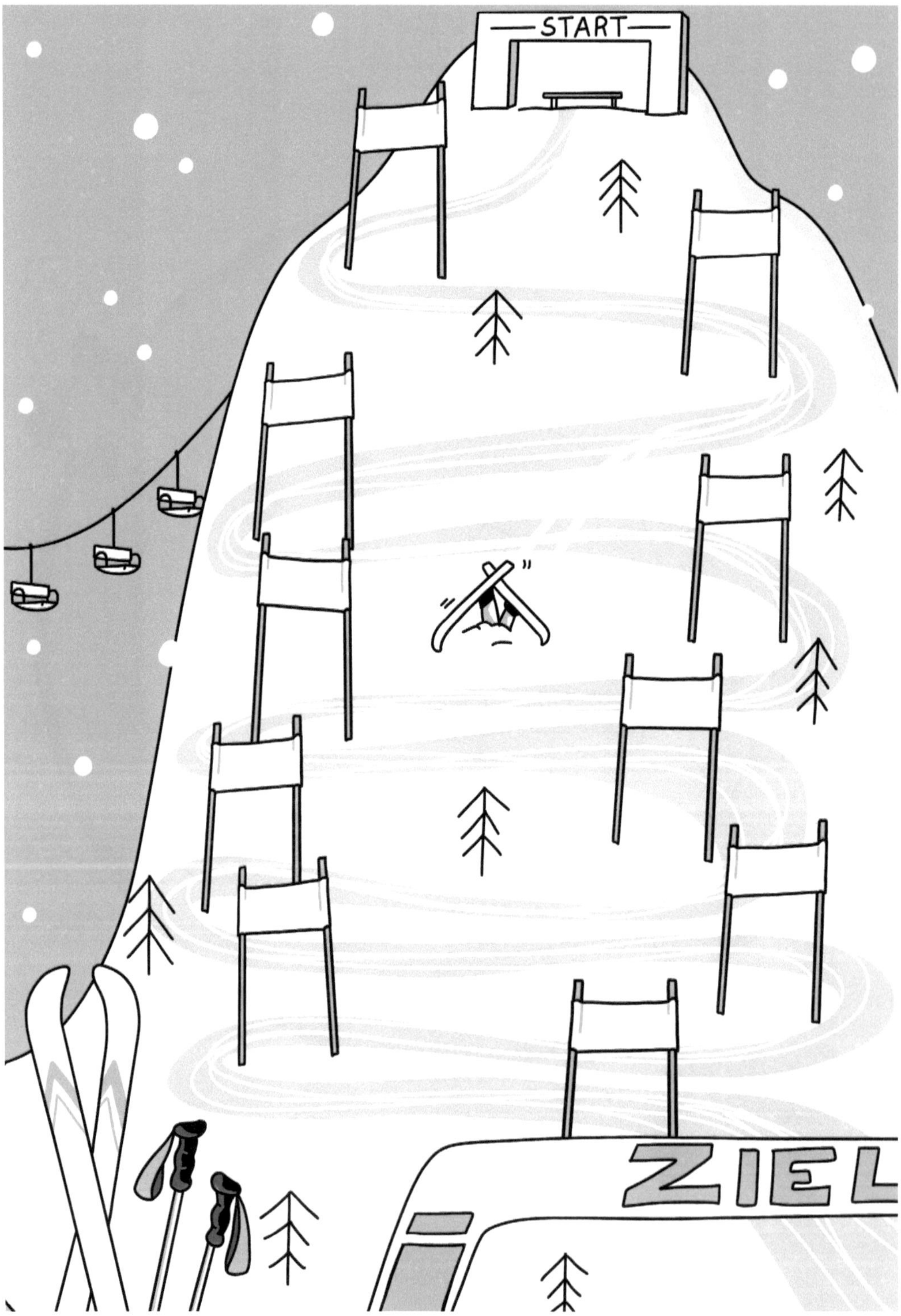

Wenn das Leben ein Golfplatz ist: Wie weit fliegen deine Bälle? Wie viel Schläge brauchst du bis ans Ziel?

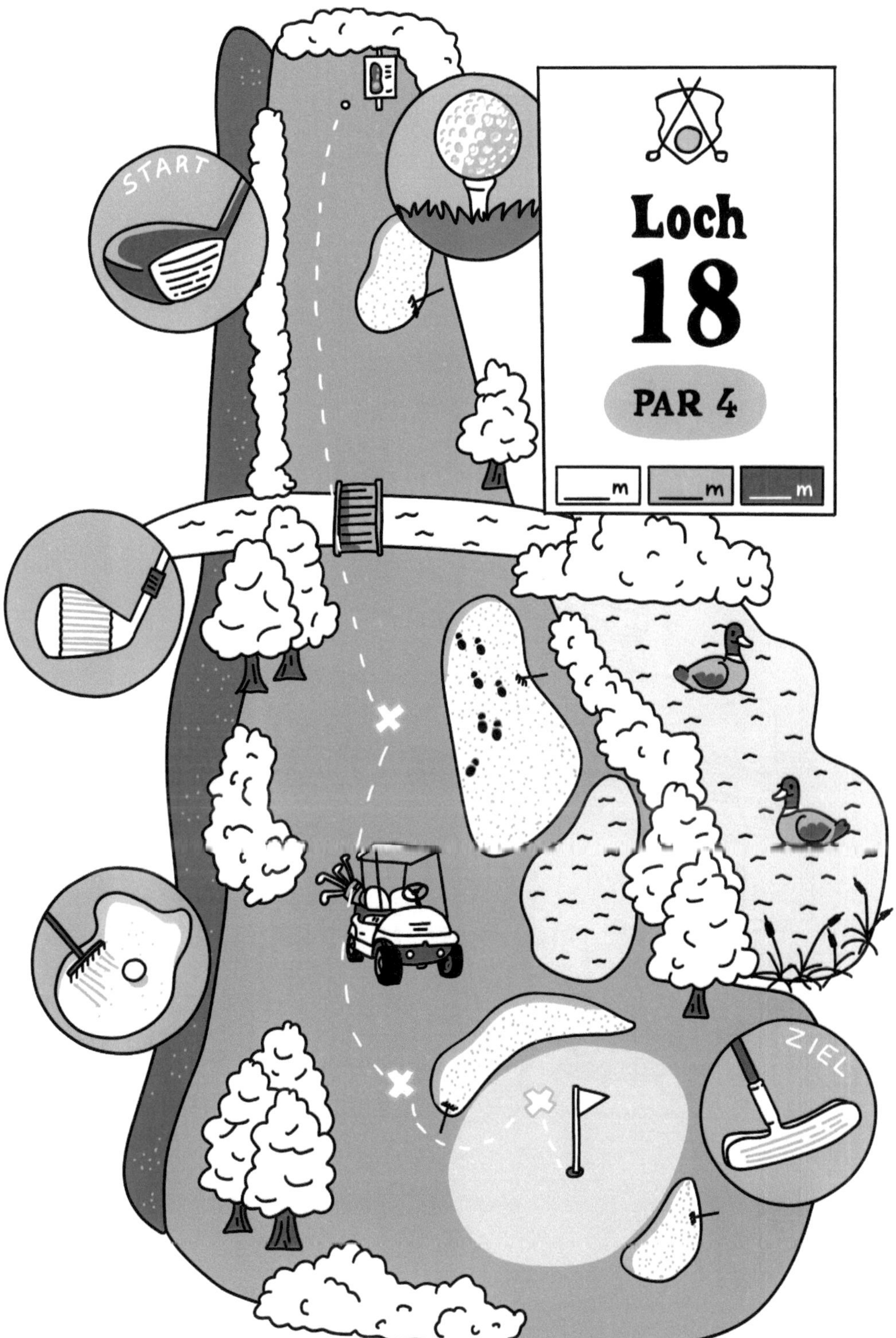

AB 113 Sprungturm Freibad

K J

Bist du mutig? Bist du eher der Beobachter? Arbeitest du dich von Brett zu Brett nach oben? Auf welcher Stufe stehst du gerade und auf welcher möchtest du stehen?

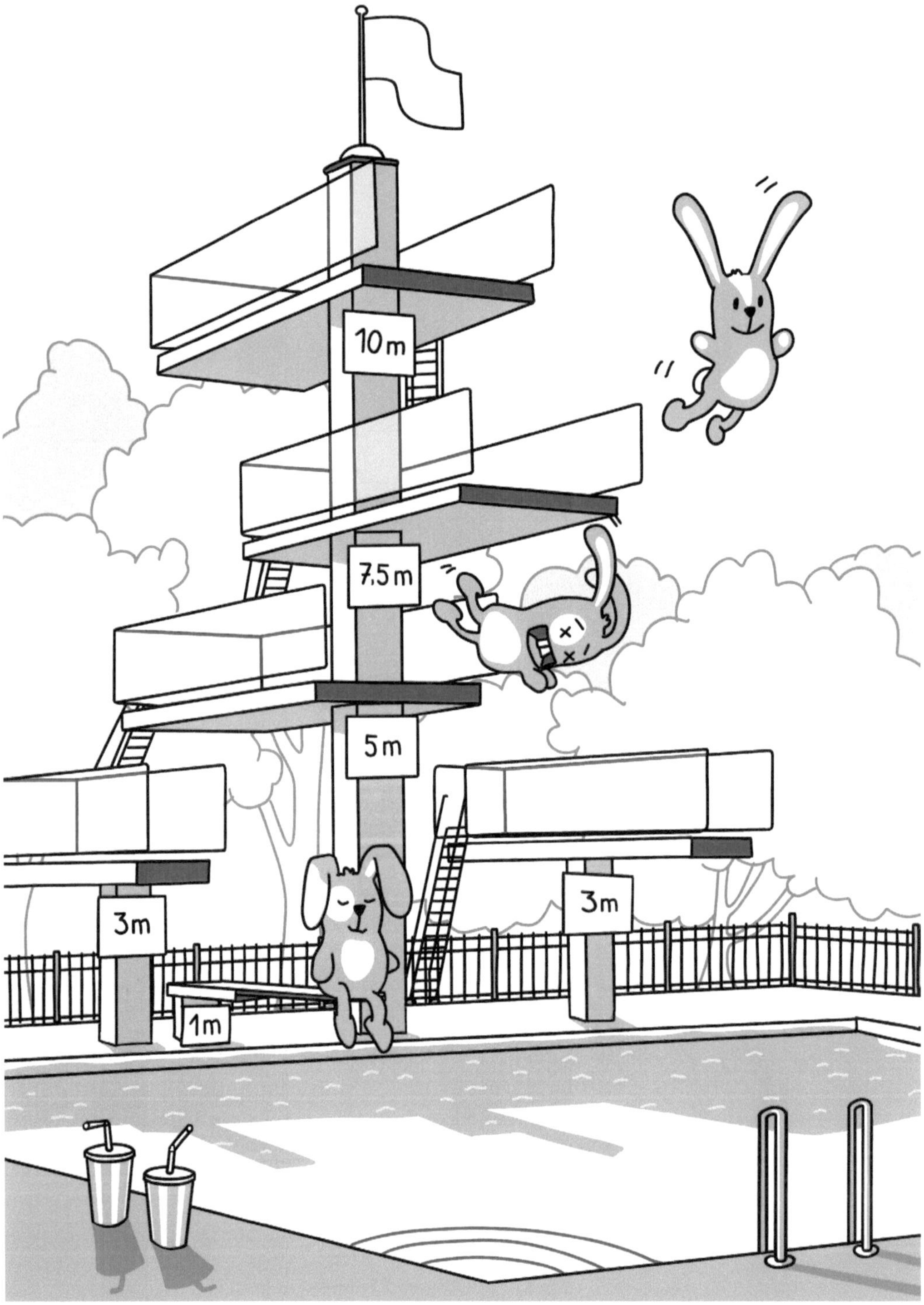

9 Schreiben

Schreiben entlastet die Seele! Wer ein Tagebuch führt, kennt den Effekt: Sobald ein Gedanke, ein wichtiges Erlebnis oder ein Problem niedergeschrieben ist, fühlt man sich oft befreiter. Schreiben kann dabei helfen, Konflikte ins Bewusstsein zu rufen, sie zu verarbeiten und zu lösen.

Diese geschieht in einem Dreischritt:

- Erinnern
- Wiederholen
- Durcharbeiten

Schreiben versetzt Menschen, die Freude an Worten und der Sprache haben, zunächst in eine entspannte Konzentration und fördert dadurch auch unbewusste Assoziationen. Die Sprache des Unbewussten fließt in den Schreibprozess mit ein und bietet einen geschützten Raum, in dem die Erlebnisse des Schreibenden in einem anderen Licht reflektiert werden können. Zuletzt kann das Schreiben einen Menschen dazu befähigen, auf symbolisch-bildhafter Ebene verschiedene Lösungen für Probleme und Konflikte zu zeichnen und zu erproben, um damit letztendlich auch die persönliche Autonomie zu stärken.

Die Wirksamkeit der Schreibtherapie scheint wissenschaftlich gut belegt, ist jedoch individuell so verschieden, dass die Wirksamkeit dieser Methode oder ein konkreter Nutzen für den Patienten nicht vorhergesagt werden kann (vgl. Pennebaker, 2010; White, 1990; Wilz, 1997; Vopel, 2014). Aber genauso wie nicht jede Psychotherapiemethode oder jeder Psychotherapeut bei jedem Patienten denselben Erfolg hat, so erleben doch fast alle Kinder und Jugendlichen schreibtherapeutische Interventionen als sehr hilfreich.

Ein Versuch ist immer dann angebracht, wenn Sie das Gefühl haben, dass Ihr Patient sich besser schriftlich als mündlich ausdrücken kann. Schreibaufgaben eignen sich häufig auch sehr gut als Hausaufgaben.

Mögliche positive Wirkungen

- Verarbeitung emotional belastender Ereignisse
- Verbesserung der eigenen Strategien für die Stressbewältigung
- Förderung von Kreativität
- Förderung der Kommunikationsfähigkeit
- Verbesserung der sozialen Integration
- verbesserte Persönlichkeitsentwicklung. Vor allem das Verständnis und das Nachvollziehen der eigenen (vergangenen und aktuellen) Persönlichkeitsentwicklung ist eine wichtige positive Wirkung des Schreibens.
- erhöhte Selbstwirksamkeit
- mehr Selbstvertrauen
- besseres Verständnis eigener Denk- und Verhaltensmuster und Emotionen

Für Personen, die im Bereich des Schreibens noch relativ unerfahren sind, ist es oftmals schwierig, einen Einstieg in den Schreibprozess zu finden. Häufig haben sie zu hohe Ansprüche an sich selbst, vertreten die Meinung, dass sie gar nicht Schreiben können, finden kein konkretes Thema, dem sie sich widmen möchten, oder wissen nicht, wie sie anfangen sollen. Um diesen Schwierigkeiten entgegenzuwirken, haben wir in diesem Kapitel eine Auswahl von Arbeitsblättern zusammengestellt, die Ihre Patienten zum Schreiben anregen sollen.

Mithilfe konkreter Themenvorschläge, gegebener Satzanfänge und Vorstrukturierungen wird Ihrem Patienten der Einstieg in das Schreiben so erleichtert. Anhand der Arbeitsblätter können Sie Ihren Patienten beispielsweise darum bitten, sein Leben in Form eines Drehbuchs aufzuschreiben, einen Brief an eine bestimmte Person zu verfassen oder ein Rezept für bestimmte Gefühlszustände zusammenzustellen. Besonders befreiend wirkt auch die Übung des »Megafons«, bei der Ihr Patient all das aufschreiben kann, was er schon immer einmal sagen wollte. Die entstehenden Texte können nicht nur unter diagnostischen Gesichtspunkten sehr aufschlussreich sein und dabei helfen, Probleme und Konflikte aufzudecken, sondern auch lösungsorientiert eingesetzt werden, um die Ressourcen Ihres Patienten zu identifizieren und zu stärken.

Sie können natürlich auch andere Vorlagen nutzen, um Ihren Patienten etwas schreiben zu lassen, oder vielleicht entwickelt er auch eine ganze Geschichte. Hierzu können auch die Szenen-Vorlagen aus Kapitel 5 eine sehr nützliche Ergänzung sein.

Womöglich entwickelt Ihr Patient im Laufe der Therapie auch von ganz alleine verschiedenste Schreibideen und benötigt zu deren Entfaltung und Umsetzung später nur noch linierte Blätter. Wer das Schreiben und seine befreiende, inspirierende Wirkung für sich entdecken kann, bleibt häufig auch dabei und wird die Methode langfristig, beispielsweise auch nach der Therapie, einsetzen und weiterführen.

Tipps & Tricks

Wichtig: Achten Sie immer darauf, dass die Texte, die Ihr Patient – auch zu Hause – verfasst hat, entsprechend gewürdigt werden! Wenn Ihr Patient felsenfest die Meinung vertritt, dass er Ihnen die Texte nicht zeigen oder vorlesen möchte, sollten Sie seinen Wunsch selbstverständlich respektieren. Beachten Sie aber, dass besonders der Prozess des Vorlesens eine besondere Wirkung auf Ihren Patienten entfalten kann. Die selbst verfassten Worte laut ausgesprochen zu hören, eröffnet oft eine völlig andere Sichtweise auf das Geschriebene und die Gedanken und Gefühle, die sich dahinter verbergen. Fragen Sie Ihren Patienten daher ruhig, ob Sie seinen Text laut vorlesen dürfen, oder bitten Sie ihn darum, diese Aufgabe selbst zu übernehmen. Das Vorlesen eines selbst geschriebenen Textes stärkt besonders bei unsicheren Patienten das Selbstvertrauen und das Gefühl der Selbstwirksamkeit.

In diesem Kapitel finden Sie Malvorlagen zu den folgenden Themen:

Name	**Seite**
AB 114 *Es war einmal*	147
AB 115 *Ich bin … Jahre alt (Aufsatz)*	148
AB 116 *Brief an …*	149
AB 117 *Lupe/Detektiv*	150
AB 118 *Mein Drehbuch / »Story of my life«*	151
AB 119 *Megafon*	152
AB 120 *Kino-/Konzertkarte*	153
AB 121 *Filmklappe*	154
AB 122 *Rezept*	155
AB 123 *Mein Wetter(-bericht)*	156
AB 124 *Mein »Zauber«parfüm*	157

Wie war das damals … was ist genau passiert? Welche schönen Erinnerungen hast du noch?

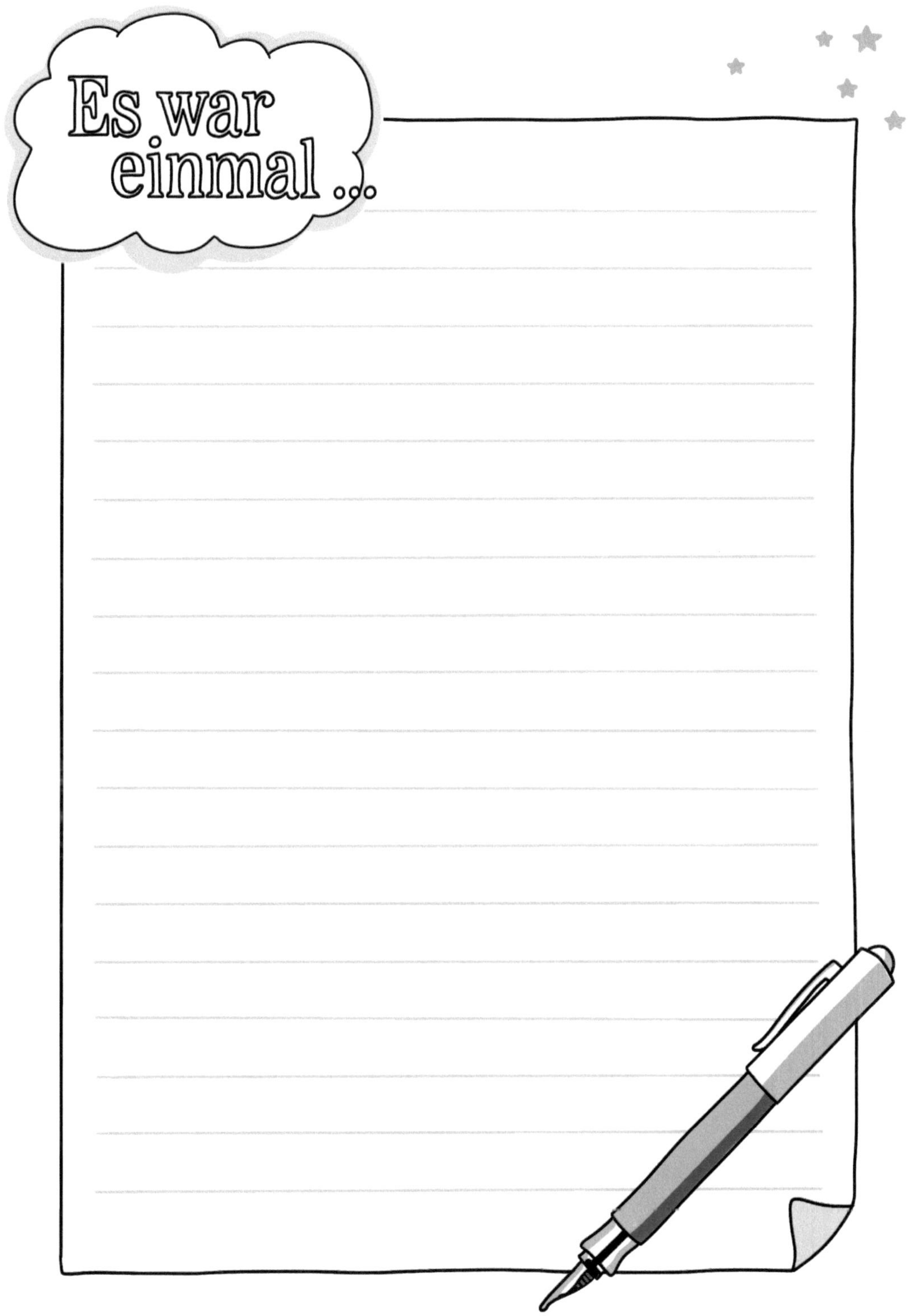

AB 115 Ich bin ... Jahre alt (Aufsatz) K J

Schreibe dein Alter und was du kannst, wer du bist, was du gerne möchtest, was du nicht willst und welche Ziele du hast. Oder einfach was du gerne sagen möchtest!

AB 116 **Brief an …** K J

Wem wolltest du schon immer mal etwas sagen, was in einem Brief vielleicht viel einfacher geht … Fang an zu schreiben!!! Ob du den Brief abschicken möchtest, kannst du selber entscheiden.

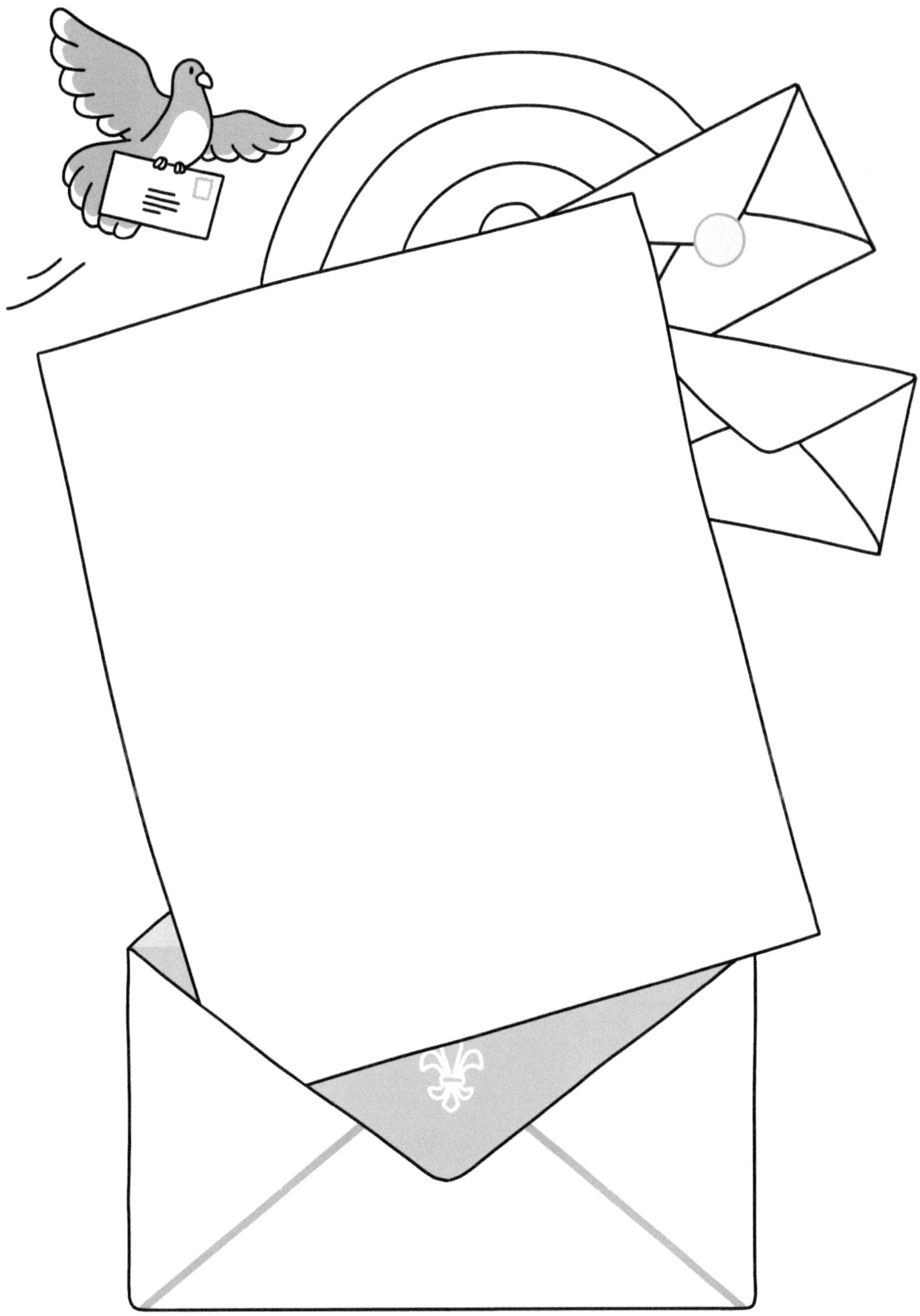

AB 117 **Lupe/Detektiv** K J

Kennst du Sherlock Holmes? Du kannst auch Detektiv sein! Was siehst du mit deiner Lupe? Oder was möchtest du dir genauer anschauen?

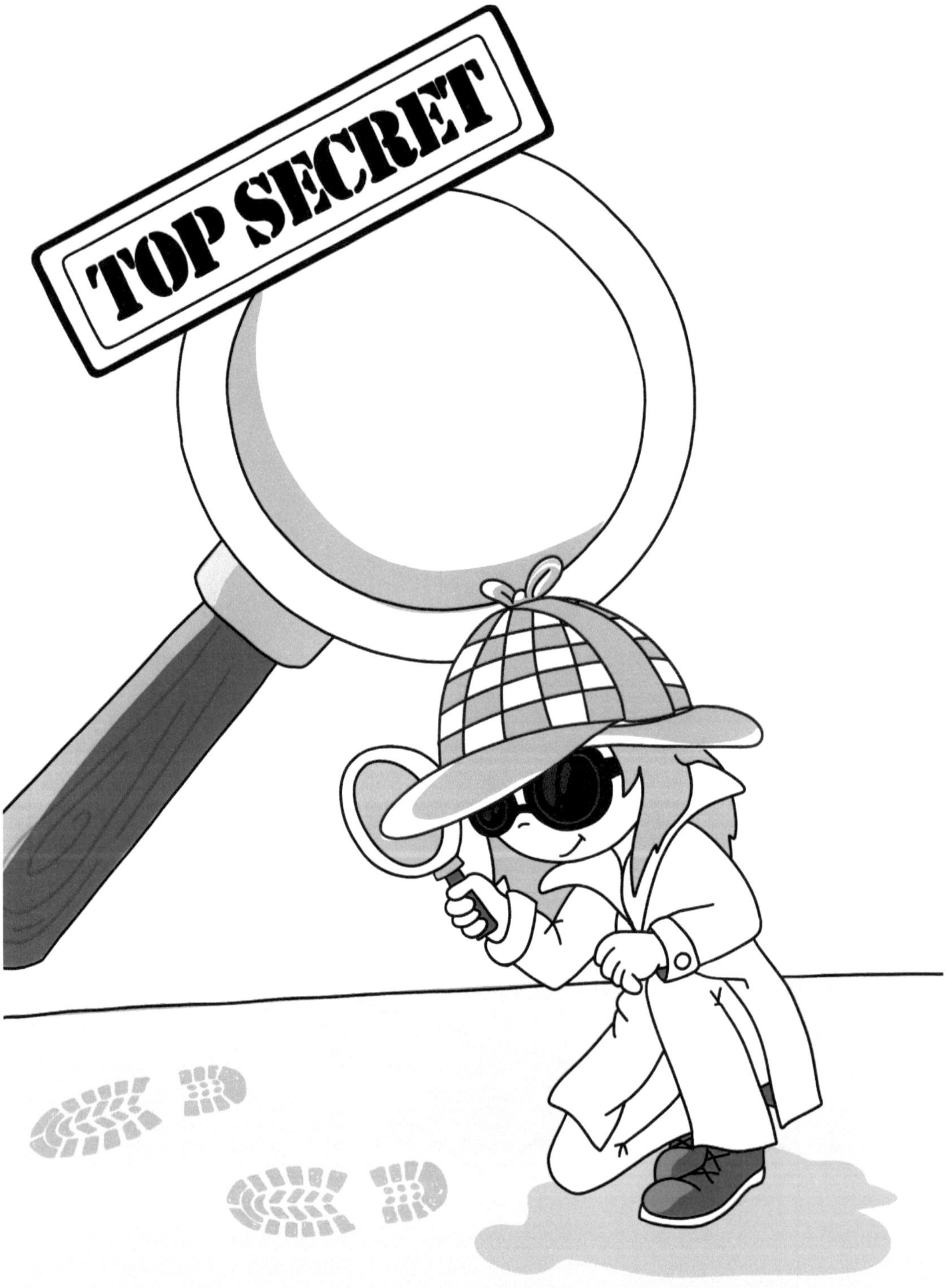

Mein Drehbuch / »Story of my life«

K J

Wie heißt der Titel deines Films? Schreib die ersten Stichworte oder Kapitelnamen deines Filmes auf. Mit welchen Schauspielern würdest du welche Rolle besetzen? Gibt es ein Happy End? Ist dein Film spannend? Worum geht es?

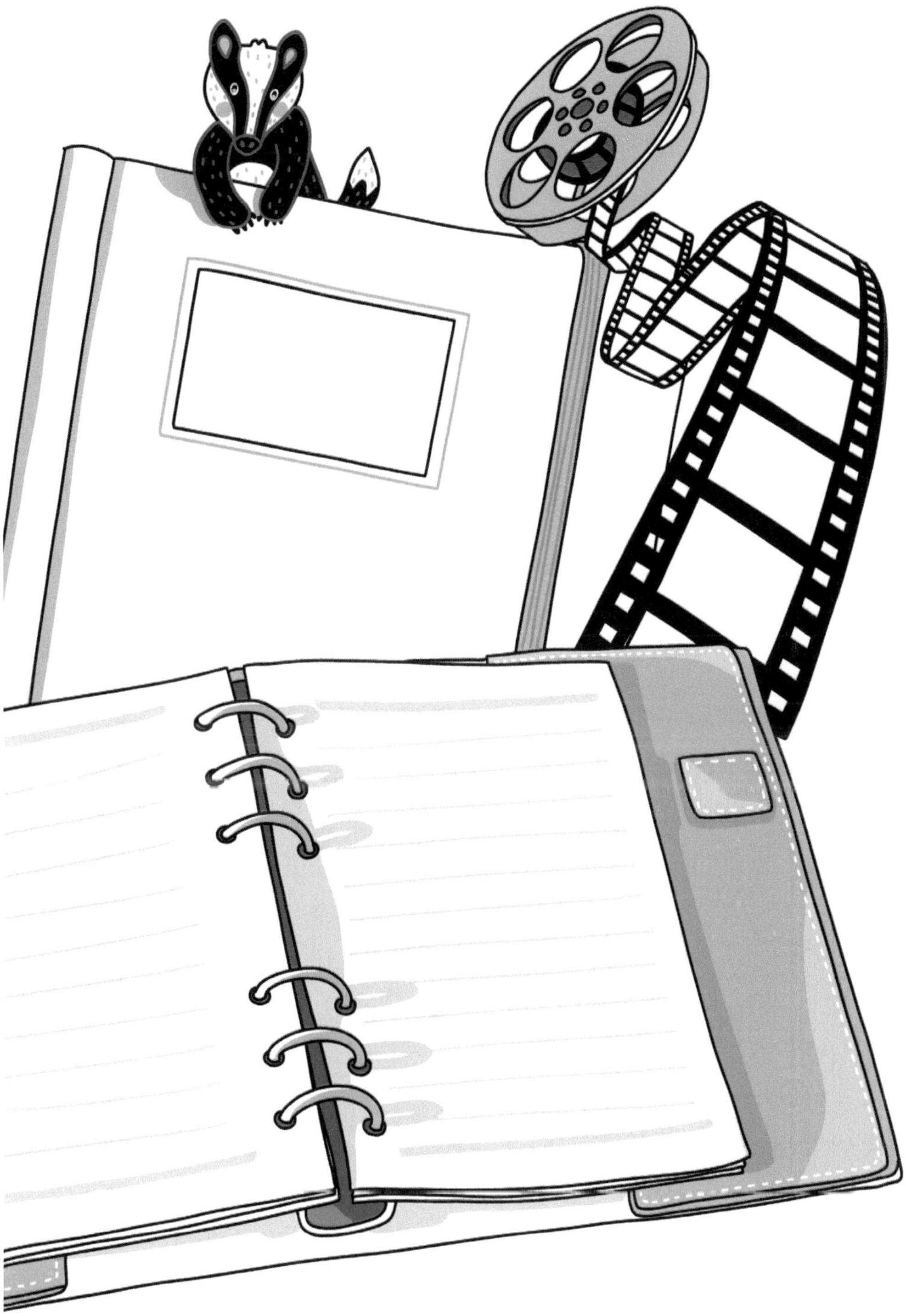

Megafon

K J

Was wolltest du schon immer mal ganz laut sagen? In der Schule, zu Hause oder sonstwo! Schreib es auf und lass es raus!

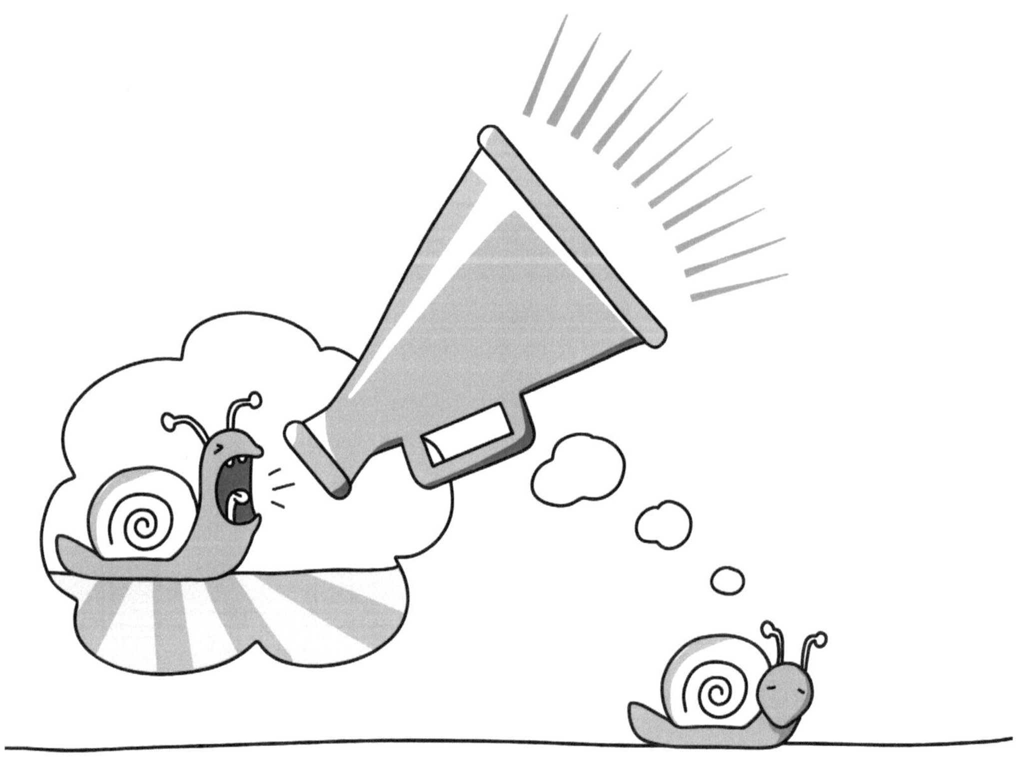

AB 120 Kino-/Konzertkarte

K J

Was wäre dein Lieblingsfilm? Wenn dein Leben ein Kinofilm wäre: Welchen Titel hätte der Film? Wer sind die Hauptdarsteller? Sitzt du in deiner Vorstellung vorne oder hinten im Kino?

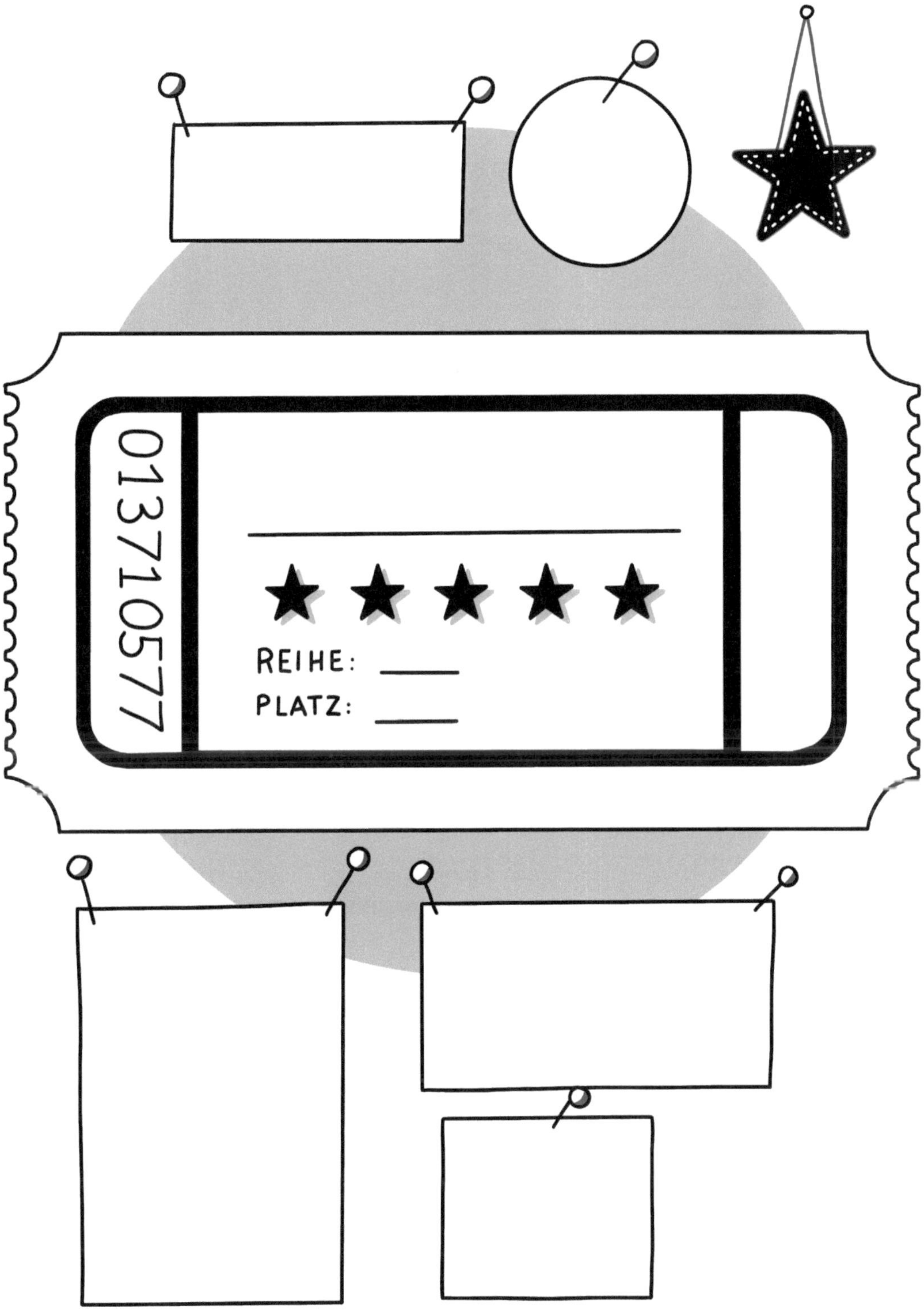

Du schreibst das Drehbuch deines Lebens! Wie heißt der Film? Wer spielt mit und/oder wer sollte mitspielen?

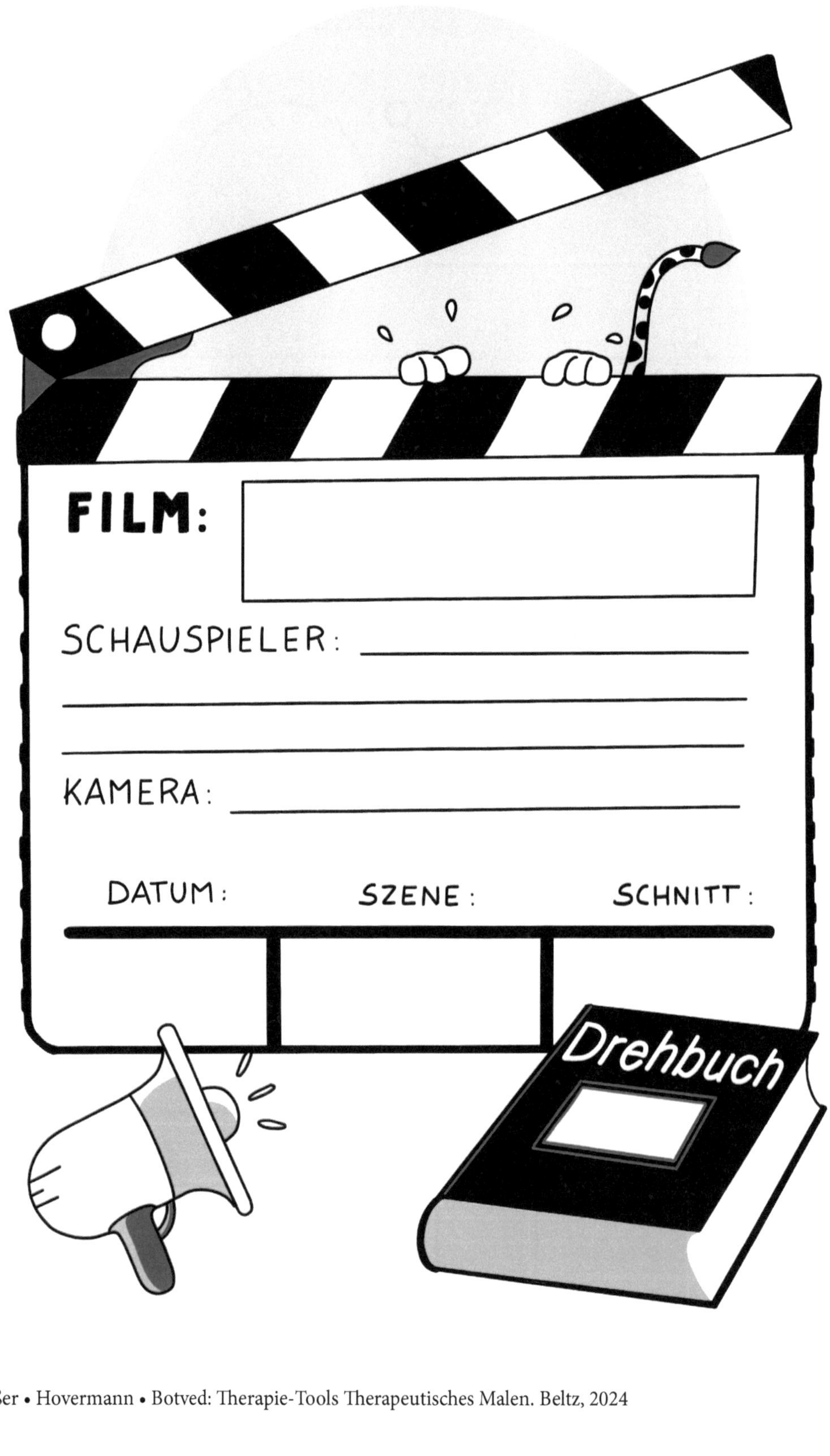

Manchmal ist Probleme lösen wie kochen. Mit den richtigen Zutaten gelingt fast jedes Gericht. Was würdest du gerne »kochen«? Welche Zutaten brauchst du?

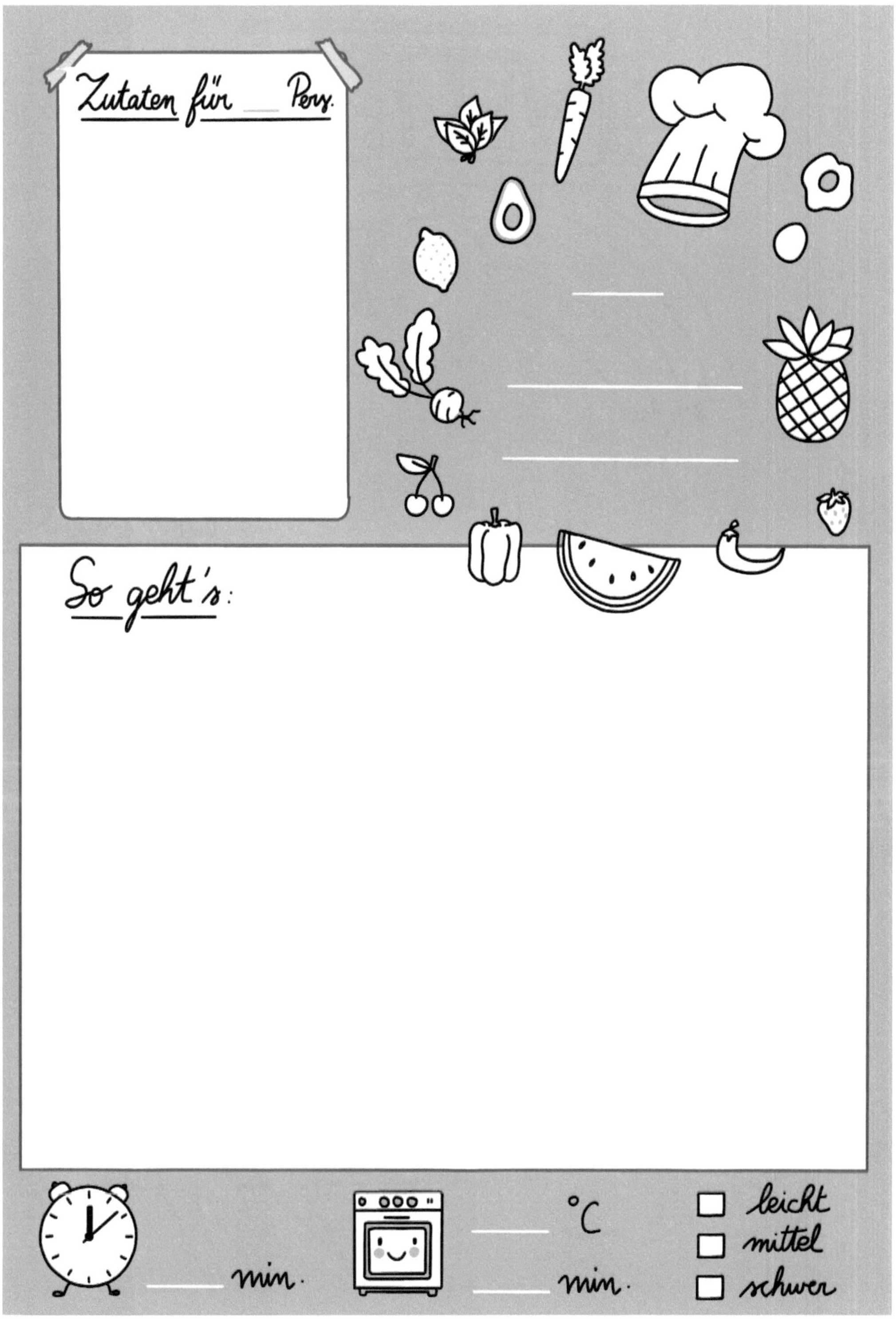

Mein Wetter(-bericht)

Es gibt gute, schlechte, schöne und normale Tage! Wenn du deine aktuelle Situation als Tages-Wetterbericht darstellen würdest, wie sähe dieser heute aus?

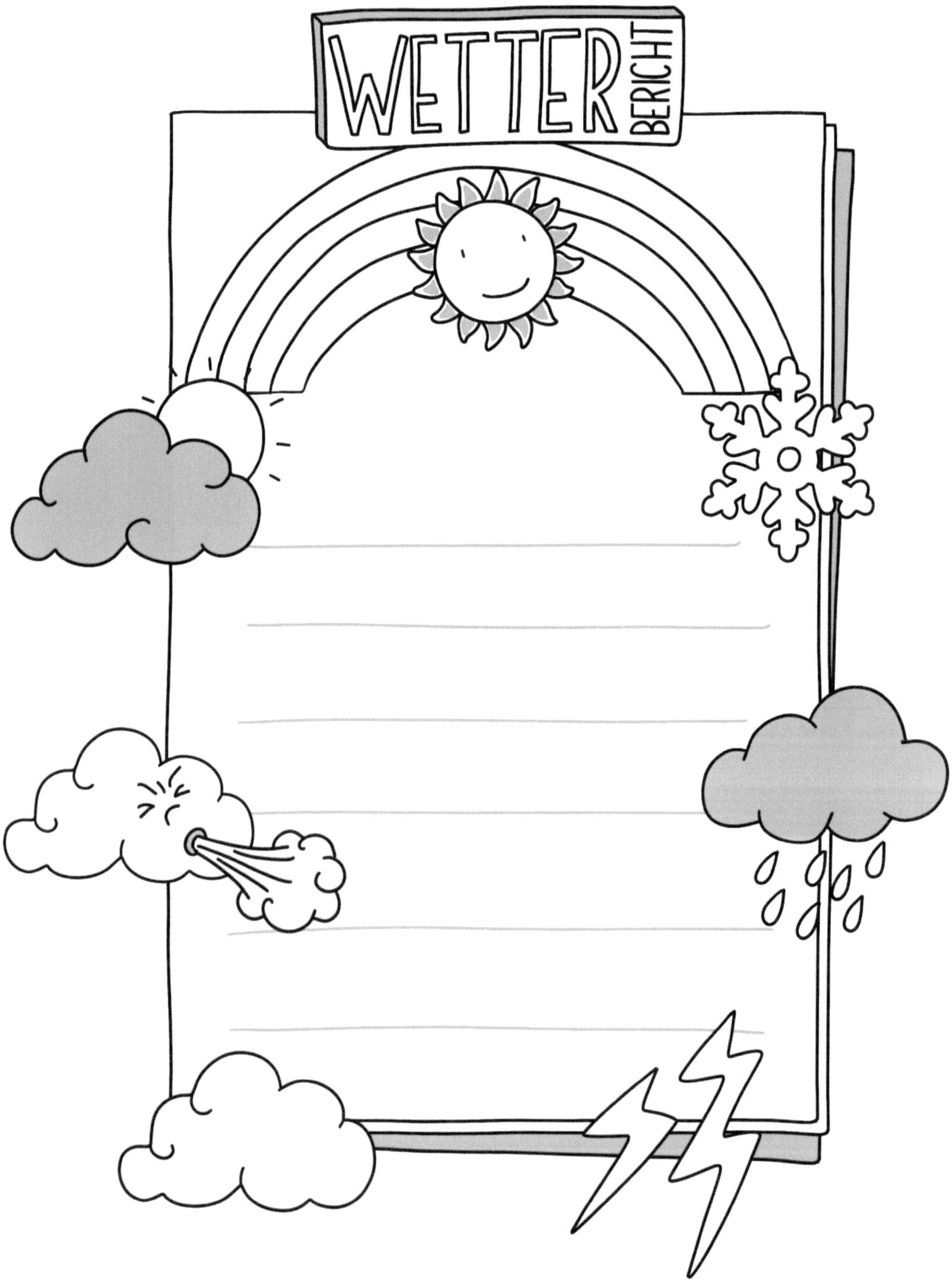

AB 124 Mein »Zauber«parfüm

K J

Wenn du ein Zauberparfüm entwickeln könntest: Welche Wunderkräfte hätte es? Was wäre darin? Wonach würde es duften?

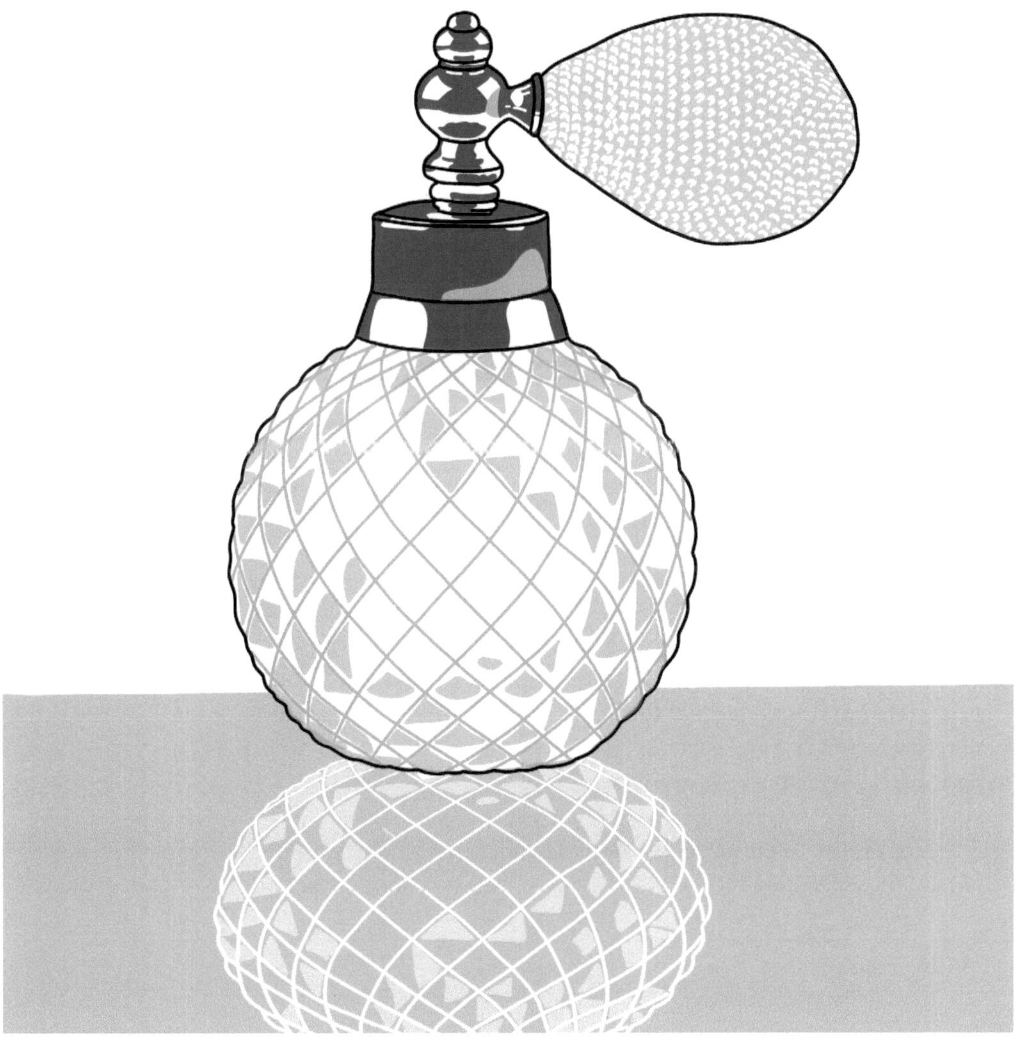

10 Comicstrips

Cartoons zeichnen als Therapie?

Comics sind die Lieblingslektüre vieler Kinder und Jugendlicher. Warum nicht auch Cartoons oder Comics in der Therapie nutzen? Die von Crowley und Mills (1989) entwickelte Cartoon-Therapie (Vogt-Hillmann, 1999; Keskin, 2013) greift dieses auf und lässt Kinder und Jugendliche Bilderserien erstellen, in denen die eigenen Helden und Lieblingsfiguren auftauchen können.

Comics bei Angst?!

Bei Ängsten lassen sich Comics oder kleine Geschichten in vorgefertigten Feldern sehr gut einsetzen. Probieren Sie einmal die Vier-Felder-Technik aus:

Geben Sie Ihrem Patienten ein Blatt Papier und lassen Sie es ihn in vier Felder unterteilen. Aus diesen vier Feldern ergeben sich nun die folgenden vier Schritte:

(1) Lassen Sie Ihren Patienten auf dem ersten Feld sein Problem zeichnen. Wie zum Beispiel seine Angst oder Sorge aussieht. Gerne auch realistisch in Farbe, Form und Größe.

(2) Bitten Sie Ihren Patienten nun, einen (Comic-)Helden oder Helfer zu malen, von dem er weiß, dass er ihm bei der Lösung oder Beseitigung seiner Angst helfen kann.

(3) Ein Geschenk auswählen: Lassen Sie Ihren Patienten ein Geschenk für seinen Helden zeichnen, das der Held der Angst überreichen soll, »um sie in das zu verwandeln, was du dir wünscht«. Das Kind kann seinen (Comic-)Helden fragen: »Was wäre ein tolles Geschenk, das ich der Angst geben könnte, damit wir Freunde werden?«

(4) Nachdem das Geschenk überlegt und ausgewählt wurde, wird es der Angst überreicht. Bitten Sie nun Ihren Patienten, in das vierte Feld zu malen, wie seine Angst nun aussieht. »Dadurch wird der Wandel visuell sichtbar« (Crowley & Mills, 1989, S. 43 f.).

»Drei-Gesichter-Technik«

Eine schöne Variante der Comicstrip-Betrachtung ist die »Drei-Gesichter-Technik«. Bei dieser Technik (Crowley & Mills, 1989; Vogt-Hillmann, 1999) fordern Sie Ihren Patienten auf, zunächst ein Gesicht zu malen, das zum Anlass der Therapie passt. Als nächstes Bild dann ein weiteres Gesicht, »wenn alles ganz in Ordnung ist«, und als drittes ein »Gesicht, das du machst, wenn dir all deine Fähigkeiten bewusst sind und dir alles Mögliche gut gelingt«.

Die Vorlage für diese drei Zeichnungen können auf einem Blatt gezeichnet werden. Es kann aber auch für jede Zeichnung eine eigene weiße Seite verwendet werden, die anschließend für die Besprechung nebeneinander geklebt, gehängt oder gelegt werden. Sie können Ihren Patienten die Gesichter auch durch weitere Materialien kreativ gestalten lassen. Lassen Sie hier Ihr therapeutisches Gespür entscheiden, ob die Aufgabe damit spannender, abwechslungsreicher und gleichzeitig interessanter wird. Oder ob es ausreicht, wenn Sie die einfachen Zeichnungen zur Besprechung vorliegen haben.

In diesem Kapitel finden Sie die folgenden zwei Malvorlagen:

Name	Seite
AB 125 *Bildergeschichte*	159
AB 126 *Comic*	160

Hier ist Platz für deine Geschichte. Lass deiner Fantasie freien Lauf.

Hier ist Platz für deine Geschichte. Ob als Zeichnung, klassischer Comic oder Ölbild, lass deiner Fantasie freien Lauf.

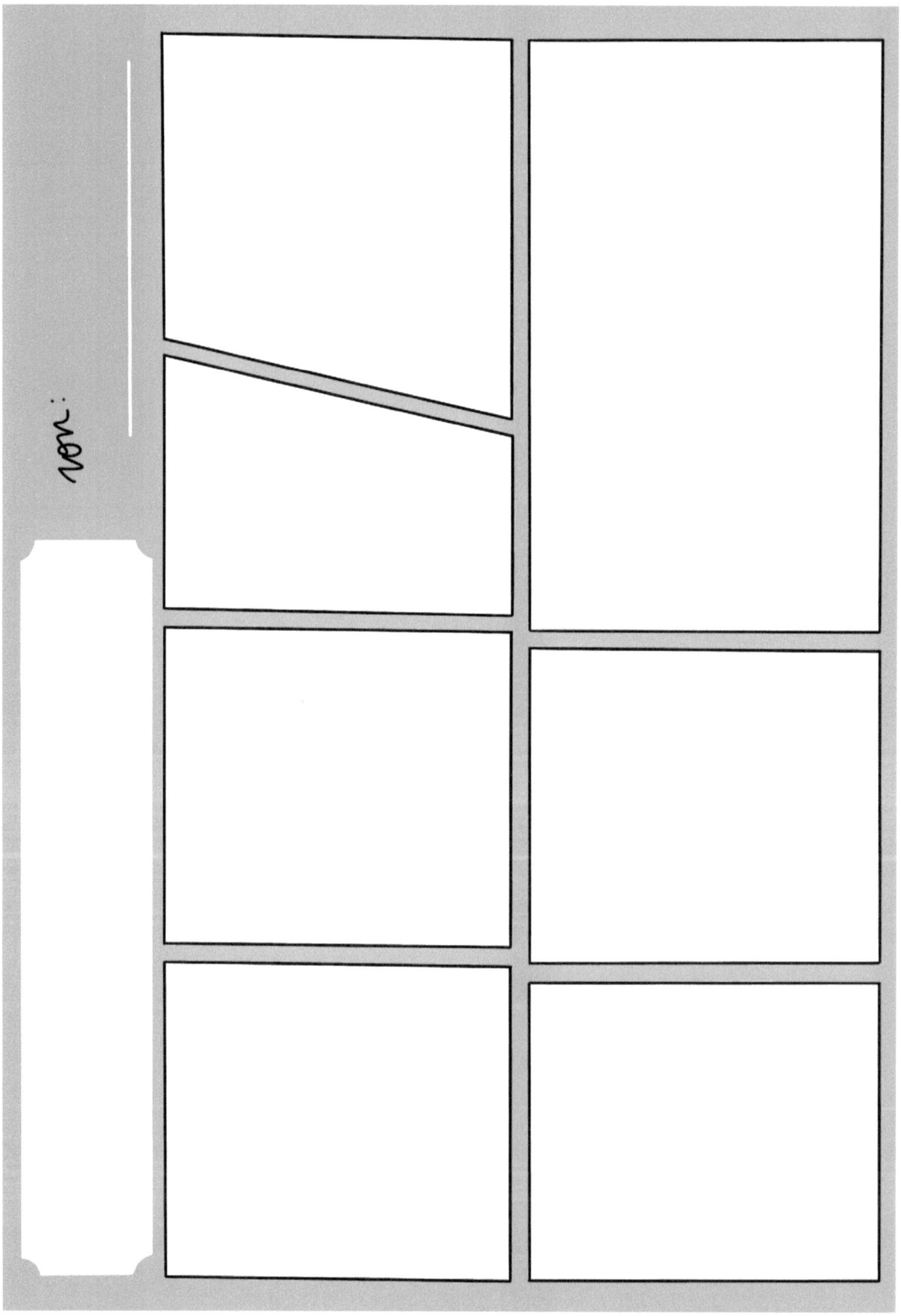

11 Spiele

Einer der wichtigsten Wirkfaktoren in der Psychotherapie ist die therapeutische Beziehung. Deshalb sollte in erster Linie die »Chemie« stimmen, denn eine therapeutische Arbeitsbeziehung, die Vertrauen, Wertschätzung und auch noch auf einem positiven Miteinander basiert, bietet eine sichere Grundlage für eine Psychotherapie und damit auch Raum für Veränderungen.

In der Behandlung von Kindern und Jugendlichen können Sie eine Vielzahl von Methoden anwenden, die auf das jeweilige Alter des einzelnen Kindes zugeschnitten sein sollten. Sie sollten ebenfalls an den individuellen Entwicklungsstand und die persönlichen Lebensbedingungen des Kindes/Jugendlichen und sein Umfeld angepasst sein.

Gerade bei der Arbeit mit Gefühlen kann der Einstieg in das Thema manchmal schwierig sein. Anstelle von Gesprächen kann auch ein Spiel manchmal genau den richtigen Einstieg bieten.

In diesem Kapitel finden Sie Malvorlagen zu diesen Spielideen:

Name	**Seite**
AB 127 *Schiffe versenken mit Gefühlen*	162
AB 128 *Gefühle, Familie und andere komische Dinge*	164
AB 129 *Gefühle-Memo-Spiel*	166

Den Klassiker *Schiffe versenken* kennen Sie mit Sicherheit. Aber kennen Sie auch schon die Variante »Gefühle erraten«?

Das Spiel wird zu zweit gespielt. Eignet sich aber auch in Gruppen.

(1) Nutzen Sie unsere Spielvorlage und kopieren Sie das Blatt zweimal. Ein Exemplar für sich und eines für Ihren Patienten.
(2) Vor dem ersten Zug muss jeder seine Gefühle-Wörter einsetzen. Tragen Sie mindestens vier, gerne auch noch weitere Gefühle-Wörter auf dem Spielfeld ein.
(3) Fragen Sie nun abwechselnd ein Feld bei Ihrem Mitspieler ab, indem Sie zum Beispiel das Feld B4 abfragen. Ihr Mitspieler muss Ihnen nun sagen, ob und welcher Buchstabe auf diesem Feld geschrieben steht. Haben Sie einen Buchstaben gefunden, dürfen Sie weiterraten. Haben Sie ein buchstabenloses Feld getroffen, ist Ihr Mitspieler an der Reihe.

Hier ein Beispiel mit zwei Gefühle-Wörtern:

	1	2	3	4	5	6	7	8
A								
B			W	U	T			
C						F		
D						R		
E						E		
F						U		
G						D		
H						E		

Dabei gibt es die folgenden Spielregeln:

- Gefühle-Wörter dürfen nicht aneinander stoßen.
- Gefühle-Wörter dürfen nicht über Eck gebaut sein oder Ausbuchtungen besitzen.
- Gefühle-Wörter dürfen nicht am Rand liegen.
- Gefühle-Wörter dürfen nicht diagonal aufgeschrieben werden.

Ob zwischen den Gefühle-Wörtern immer mindestens ein Kästchen Platz bleiben soll oder nicht, müssen Sie gemeinsam vor dem Spiel abstimmen und entscheiden.

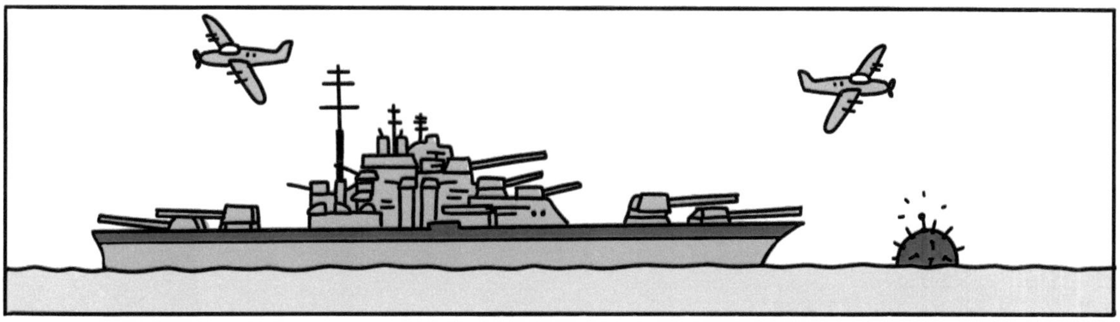

Meine Wörter:

ICH

	A	B	C	D	E	F	G	H	I	J
1										
2										
3										
4										
5										
6										
7										
8										
9										
10										

GEGNER

	A	B	C	D	E	F	G	H	I	J
1										
2										
3										
4										
5										
6										
7										
8										
9										
10										

Gefühle, Familie und andere komische Dinge

Den Klassiker *Stadt, Land, Fluss* kennen Sie sicherlich. Aber kennen Sie auch schon »Gefühle, Familie und andere komische Dinge«?

Wie der Name schon sagt, müssen die drei Kategorien »Gefühle, Familie und komische Dinge« in diesem Spiel auf jeden Fall vorkommen.

Je mehr Kategorien, desto größer die Herausforderung im Spiel. Weitere Kategorien könnten beispielsweise sein:

- Dinge, die ich (sehr) gut kann
- Dinge, die ich noch lernen möchte
- tolle Berufe
- Lieblingsserien
- Schauspieler
- Gemüse
- Autos

usw.

Legen Sie als Therapeut die Kategorien fest, zu denen Sie sich möglicherweise Worte oder Anknüpfungspunkte versprechen. Die weiteren Kategorien können Sie gemeinsam mit Ihrem Patienten festlegen (z. B. Fußballspieler).

In jeder Spielrunde müssen möglichst zu allen Kategorien ein passender Begriff gefunden werden, die jeweils mit einem vorher festgelegten Anfangsbuchstaben beginnen.

Ermittlung des Anfangsbuchstabens. Der Anfangsbuchstabe der Begriffe, die gefunden werden sollen, wird per Zufallsprinzip ermittelt. Einer Ihrer Patienten-Spieler sagt lautlos das Alphabet auf, bis Sie oder ein anderer Spieler »Stopp!« rufen. Der Buchstabe, bei dem er dann angelangt ist, wird für die nächste Spielrunde benutzt. Ausnahme: Dieser Buchstabe wurde bereits gespielt, dann sagt der Spieler erneut das Alphabet auf, bis ein neuer Buchstabe an der Reihe ist.

Ablauf einer Runde. Alle Spieler nehmen gleichzeitig ihre Stifte in die Hand und beginnen damit, passende Begriffe für jede Kategorie auf ihrem Zettel einzutragen. Eine Spielrunde endet, sobald der erste Spieler laut »Fertig!« ruft. In diesem Moment müssen alle anderen Spieler mit dem Schreiben aufhören. Es sollte vorher festgelegt werden, ob angefangene Wörter noch zu Ende geschrieben werden dürfen. Sollte kein Spieler zu allen Kategorien einen Begriff finden – und sei es nur, weil in der Kategorie kein Begriff mit dem Anfangsbuchstaben existiert – können die Spieler sich darauf einigen, die Spielrunde vorzeitig abzubrechen.

Punktewertung. Am Ende jeder Spielrunde werden die gefundenen Begriffe miteinander verglichen und Punkte vergeben. Wenn ein Spieler in einer Kategorie keinen gültigen Begriff gefunden hat, bekommt er natürlich keinen Punkt dafür. Wer einen Begriff gefunden hat, den ein weiterer Spieler ebenfalls gefunden hat, bekommt jeder dafür fünf Punkte. Hat er einen Begriff gefunden, der sich von denen aller anderen Spieler unterscheidet, bekommt er zehn Punkte. 25 Punkte erhält, wer in einer Kategorie als einziger Spieler einen Begriff gefunden hat.

Alternativ kann eine Spielrunde auch über einen bestimmten Zeitraum – etwa 2 Minuten – gehen. Dann muss aber ein Spielleiter die Zeit kontrollieren.

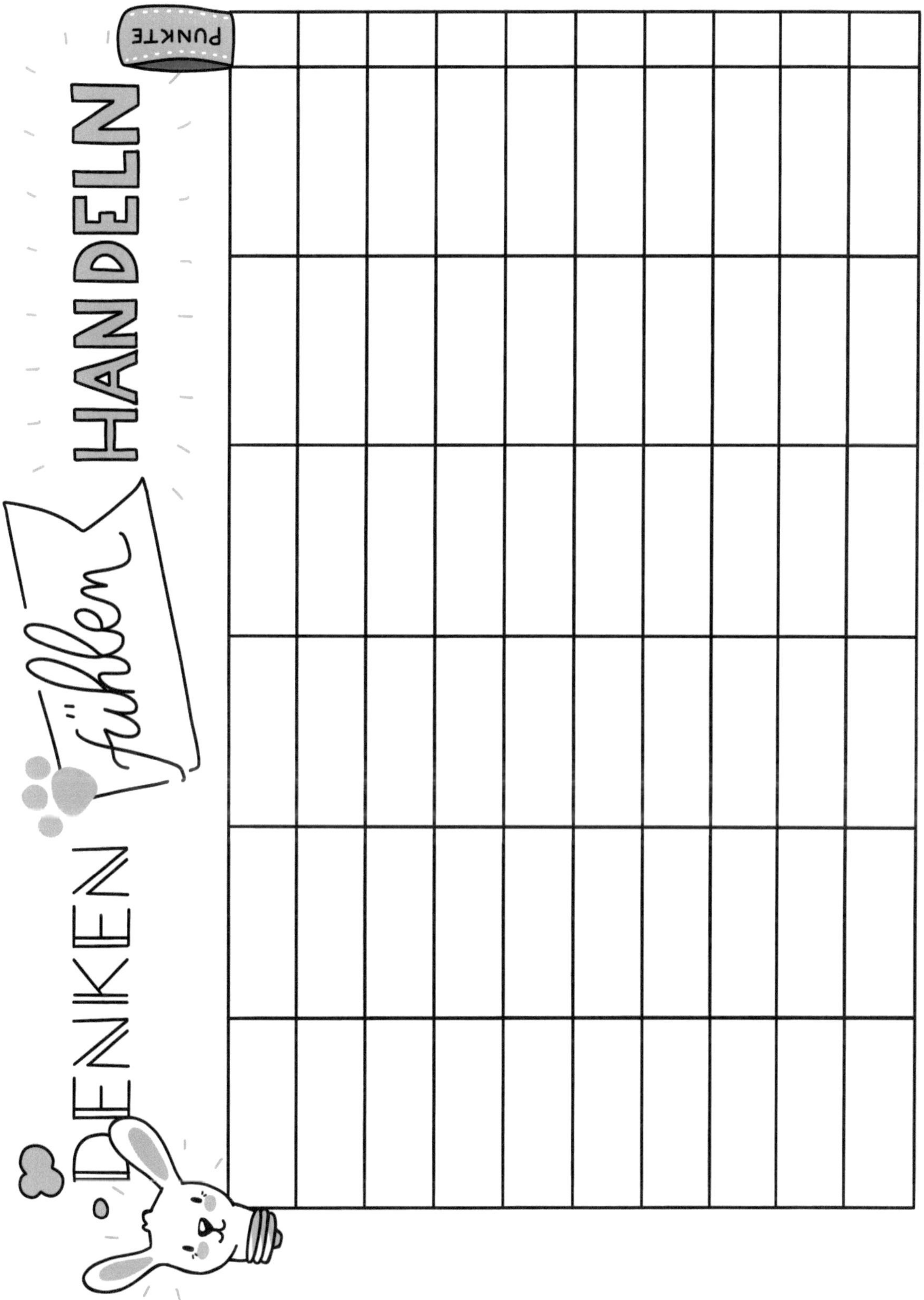
DENKEN
fühlen
HANDELN
PUNKTE

AB 129 Gefühle-Memo-Spiel

K J

Schneide die Karten aus. Bei Bedarf kannst du auch weitere Seiten kopieren. Zeichne und/oder schreibe auf je zwei Karten dasselbe Gefühl. Lege die Karten gut gemischt und mit dem Bild nach unten auf den Tisch. Nun könnt ihr gemeinsam die Paare suchen. Wenn ein Paar gefunden wurde, müsst ihr etwas zu dem Gefühl sagen, bevor ihr das Paar bekommt. Wer die meisten Paare hat, gewinnt.

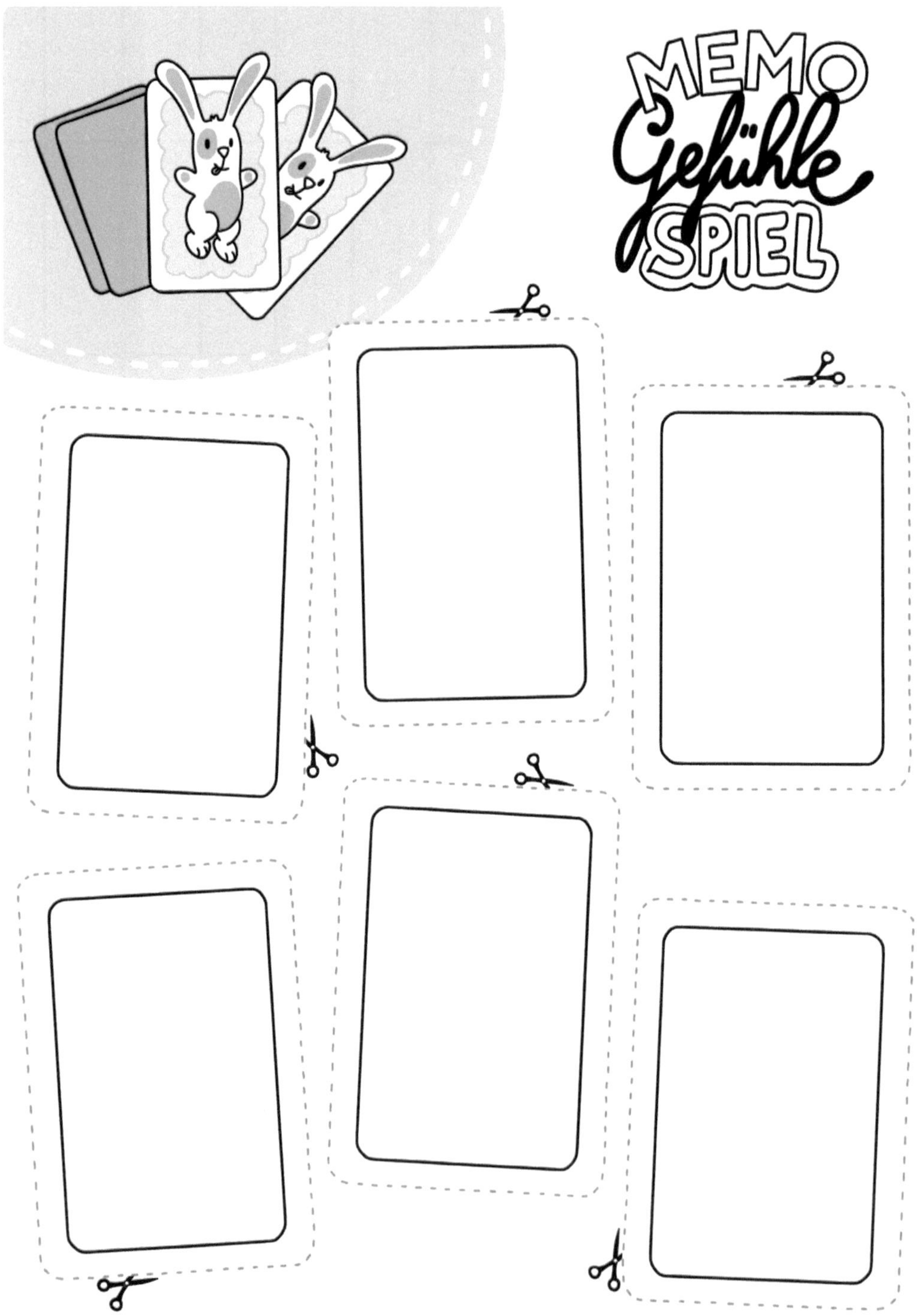

12 Intervention

In diesem Kapitel haben wir Ihnen eine kleine Auswahl an Zeichenvorlagen zusammengestellt, die Sie für mögliche Interventionen nutzen können.

Sicher nutzen Sie im Rahmen Ihrer therapeutischen Arbeit mit Kindern und Jugendlichen bereits zahlreiche zeichnerische und malerische Interventionsmöglichkeiten und Techniken. Viele Therapiemanuale beinhalten Arbeitsblätter, unsere Arbeitsblätter sind jedoch unabhängig von einem speziellen Manual und können je nach Anlass und Fallkonstellation ganz individuell eingesetzt werden und erfreuen sich in der Praxis großer Beliebtheit.

Wir haben Ihnen einige Vorlagen für die drei häufigsten Anwendungsbereiche zusammengestellt, beginnend mit Vorlagen zur Ressourcenarbeit, zur Selbstbeobachtung und -einschätzung. Abschließend dann noch eine Vorlage für einen Vertrag, den Sie individuell mit Ihrem Patienten und/oder den Bezugspersonen nutzen können sowie eine Blankovorlage für eine Urkunde, die Sie für Ihren Patienten und/oder dessen Bezugspersonen alleine oder gemeinsam gestalten können.

Mehrfachnutzung der Vorlagen

Sie können die Zeichenvorlagen auch mehrfach einsetzen, wie zum Beispiel den Reisekoffer (AB 131), den Sie im Verlauf der Therapie weiter füllen lassen können, oder das Puzzle (AB 142), das im Verlauf der Therapie mehr und mehr an Gestalt annimmt, oder den Batterieladezustand (AB 130), der sich sehr gut eignet, um diesen auch mehrmals, zum Beispiel zum Beginn einer Therapiestunde, abzufragen und einzeichnen zu lassen. Oder Sie lassen ein Bild am Anfang und am Ende der Behandlung malen und vergleichen dann gemeinsam mit Ihrem Patienten, ob und was sich alles verändert hat, dies könnte beispielsweise der Rucksack (AB 132) sein.

Tipps & Tricks

Neben den hier zusammengestellten Vorlagen können Sie natürlich auch freie gestalterische Elemente mit Ihren Patienten nutzen, beispielsweise bei der Bearbeitung traumatischer Inhalte. Nutzen Sie beispielsweise das Framing und lassen Sie Ihren Patienten einen dicken Rahmen um das von ihm gemalte belastende Bild herum malen (nutzen Sie am besten dicke Wachsmalstifte hierzu). Oder sperren Sie ein Bild mit einem belastenden Motiv in einen Tresor ein.

In diesem Kapitel finden Sie Malvorlagen zu diesen Themenbereichen:

Thema	Name	Seite
Ressourcen	AB 130 *Batterieladezustand*	169
	AB 131 *Mein Reisekoffer*	170
	AB 132 *Rucksack*	171
	AB 133 *Meine Notfallkiste*	172
	AB 134 *Meine Schatzkiste*	173
	AB 135 *Meine Helfer*	174
	AB 136 *Mein sicherer Ort*	175
	AB 137 *Mein Entspannungsbild*	176

Thema	Name	Seite
	AB 138 *Positive Aktivitätenliste*	177
Selbsteinschätzung	AB 139 *Kuchen*	178
	AB 140 *Waage*	179
	AB 141 *Schuhe*	180
	AB 142 *Puzzle*	181
Selbstbeobachtung	AB 143 *Uhr*	182
	AB 144 *Beobachtungsplan*	183
	AB 145 *Meldeliste*	184
	AB 146 *Feedback*	185
Vertrag	AB 147 *Vertrag*	187
Belohnung	AB 148 *Belohnungsplan*	188
Urkunde	AB 149 *Urkunde*	189

AB 130 Batterieladezustand K J

Topp fit und voller Energie? Oder bist du »platt« und am Ende deiner Kräfte? Zeichne deinen Akkustand in das Bild ein! Was raubt und was gibt dir Kraft/Energie?

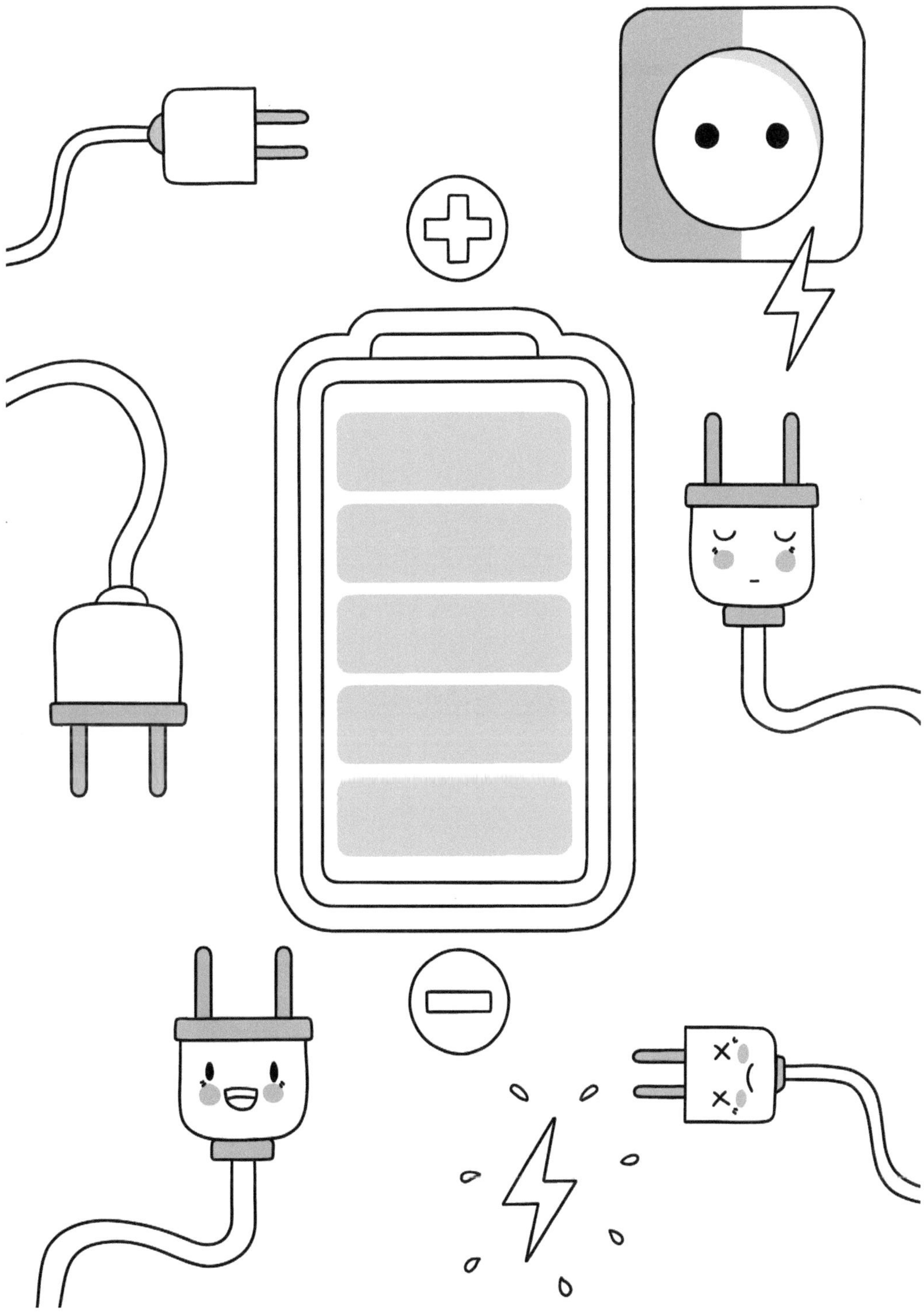

AB 131 Mein Reisekoffer K J

Die nächste Reise ist bald so weit: Was muss unbedingt in deinen Koffer?

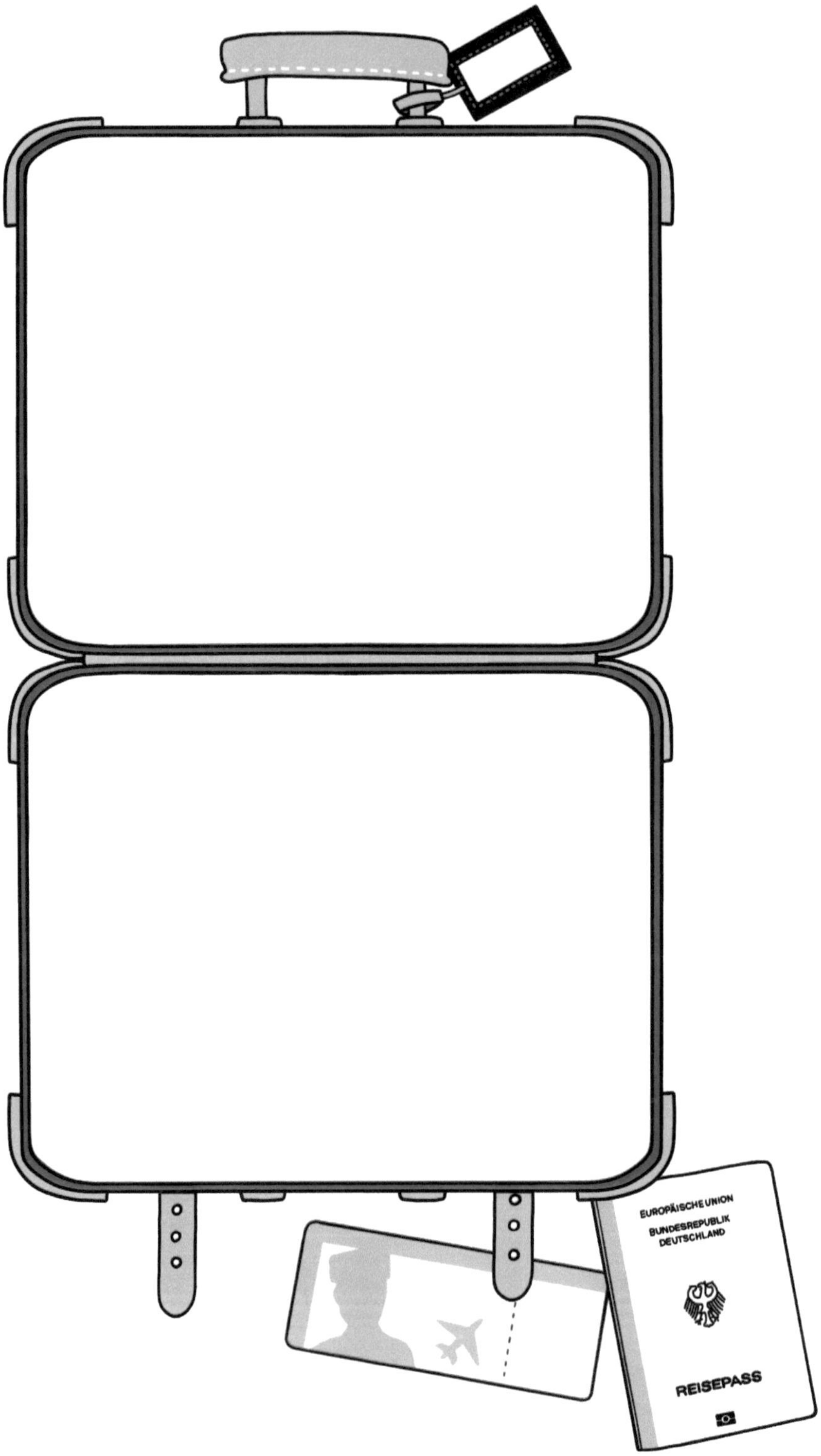

AB 132 Rucksack

K J

Trägst du Ballast mit dir herum? Was findet sich alles in deinem persönlichen Rucksack? Wie schwer ist dein Rucksack? Kannst du vielleicht auch etwas herausnehmen, damit er leichter wird? Trägst du Ballast von anderen, der vielleicht gar nicht dein eigener ist? Raus damit!

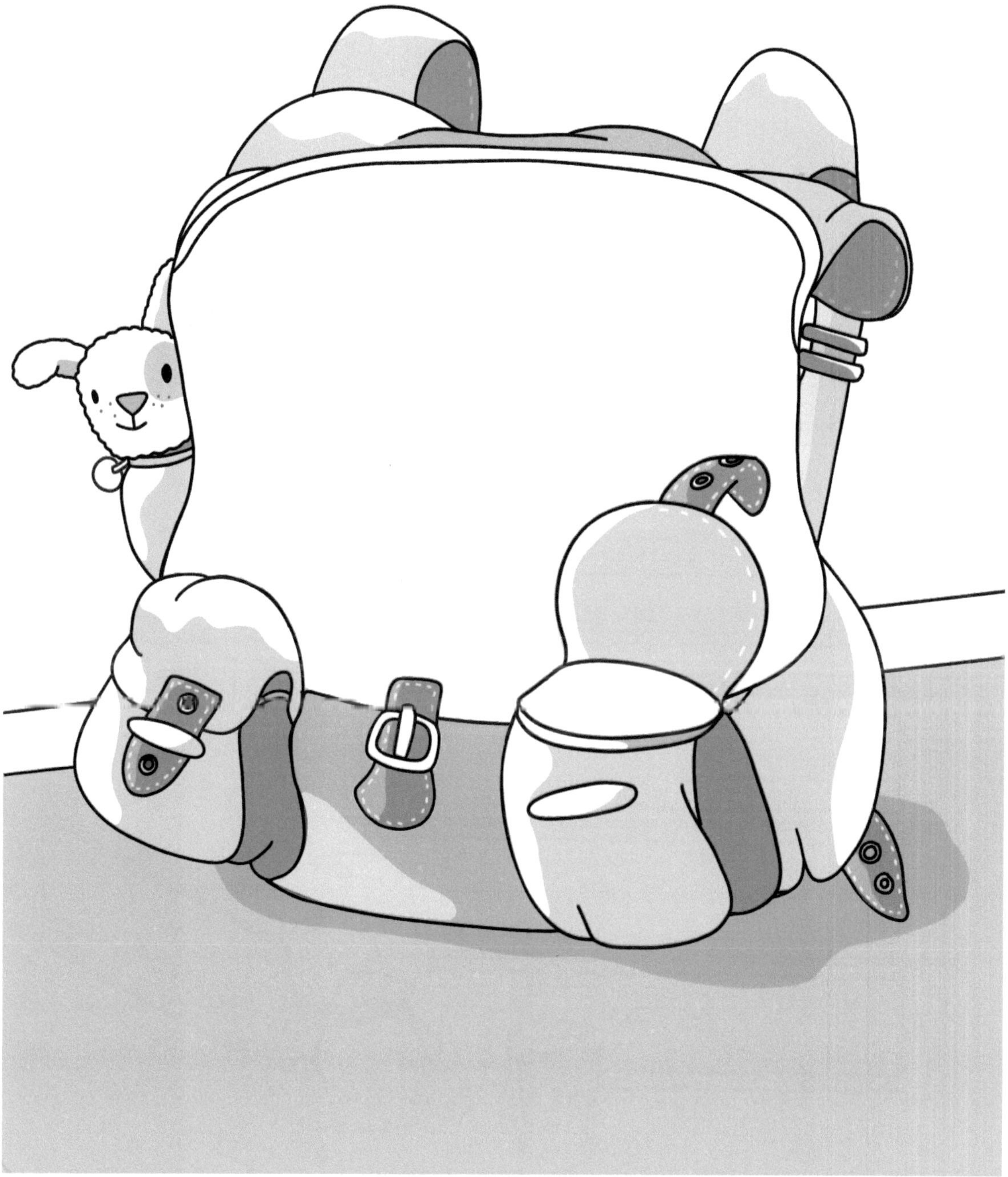

AB 133 **Meine Notfallkiste** K J

Was gehört alles in deine Notfallkiste?

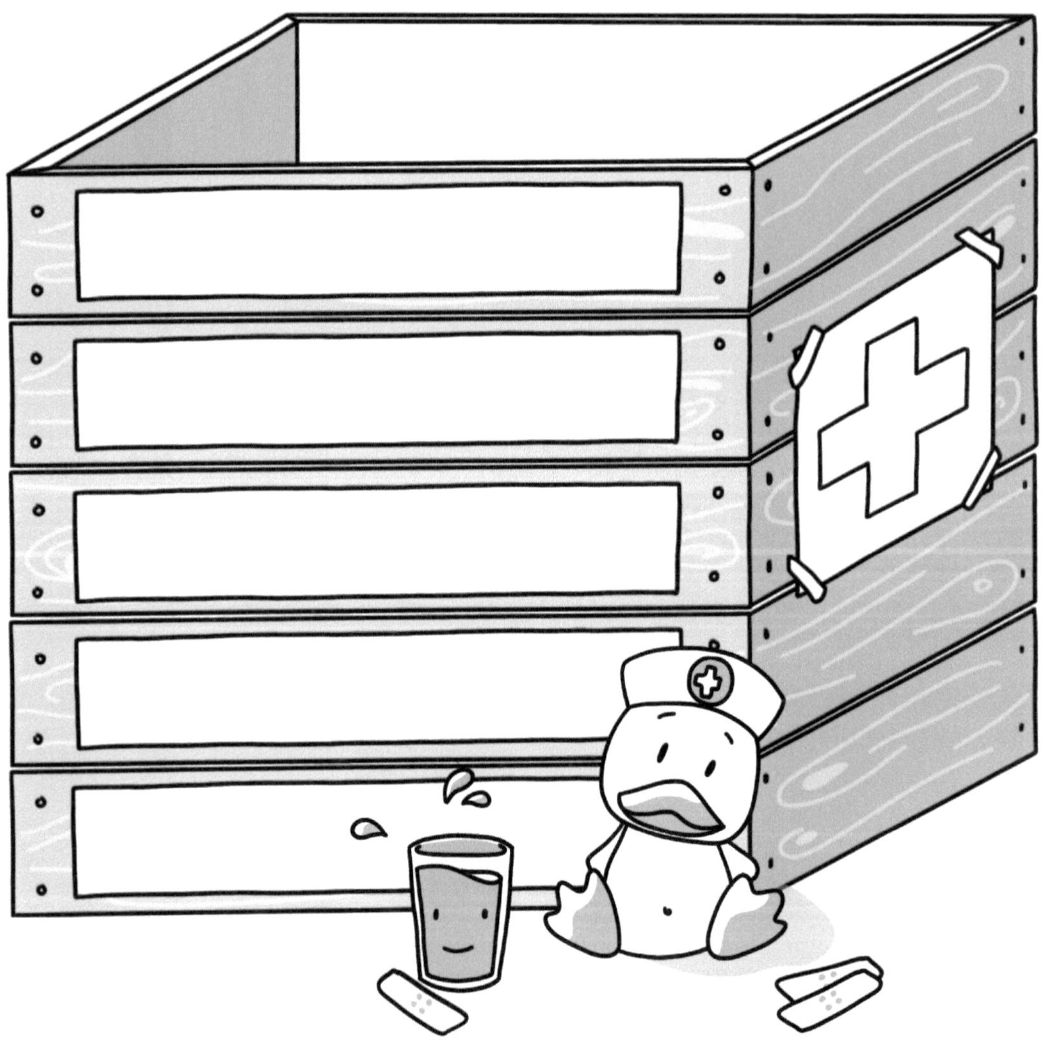

Welche Schätze und Ressourcen hast du alles in deiner Schatzkiste?

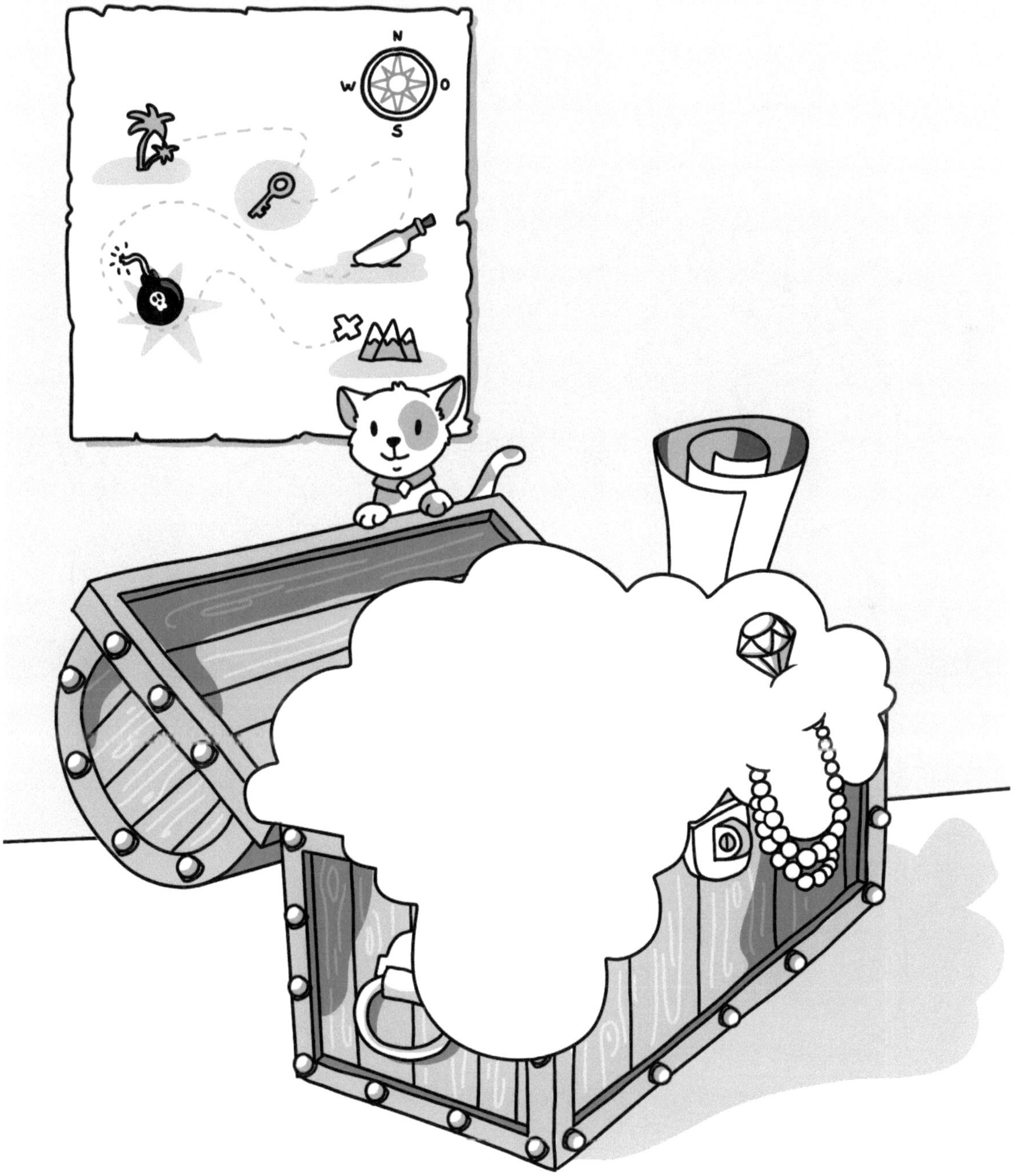

AB 135 **Meine Helfer** K J

Wer kann dir helfen? Gib deinen imaginären Helfern Namen. Du kannst das Bild auch um weitere Helfer ergänzen. Wer sind sie? Wie sehen sie aus? Wobei helfen sie dir?

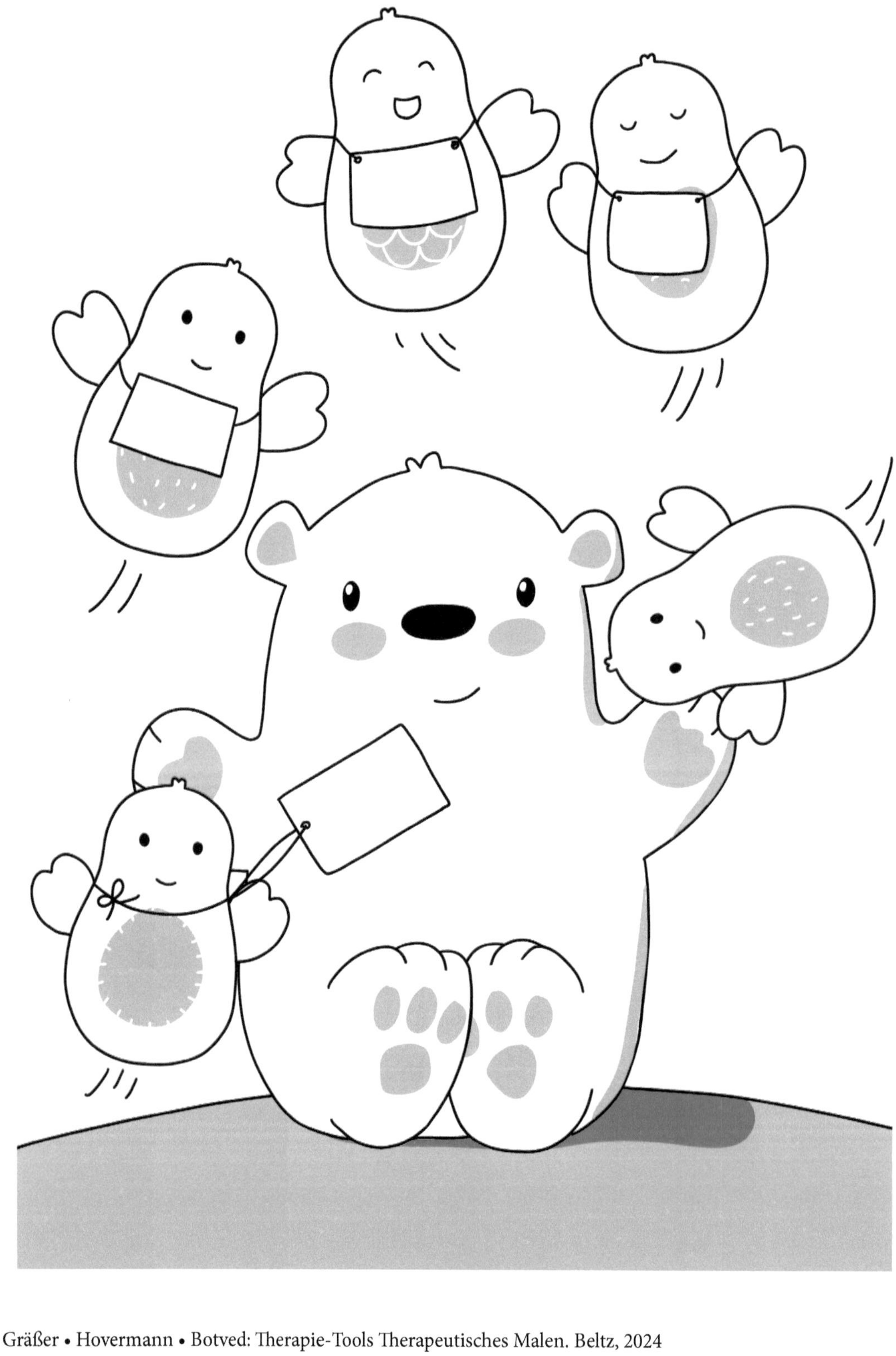

Mein sicherer Ort

K J

Wenn du den sichersten Ort der Welt zeichnen möchtest, wie würde dieser aussehen? Hast du ein Bild im Kopf? Dann zeichne es in deine schützenden Hände.

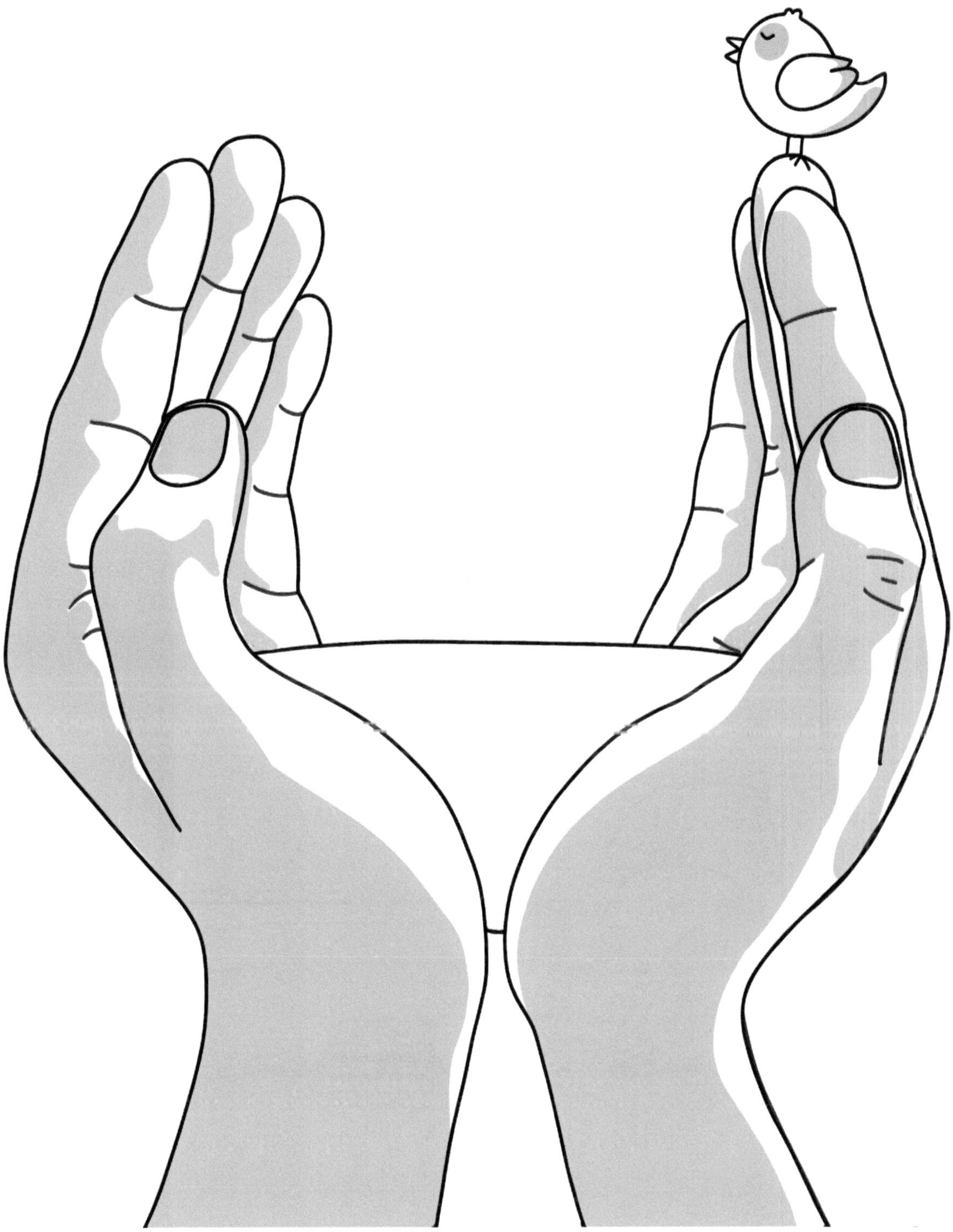

AB 137 Mein Entspannungsbild

K J

Wenn du mal so richtig zur Ruhe kommen möchtest: Welches Bild würdest du dir gerne dabei anschauen? Schließe deine Augen, denke über dein Bild nach und beginne, zu malen oder zu schreiben.

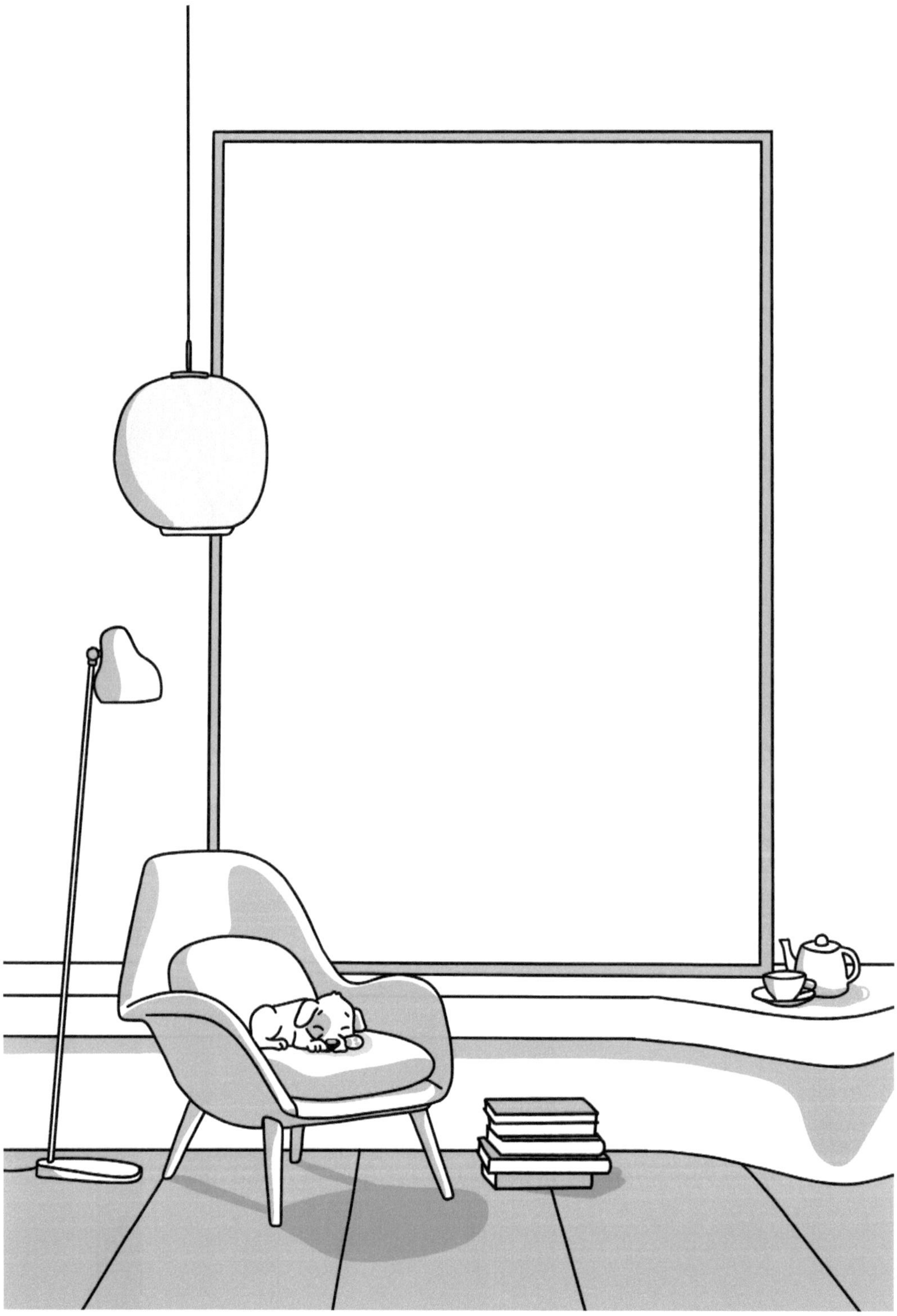

AB 138 Positive Aktivitätenliste

K J

Was macht dir alles Spaß? Was hast du früher gerne gemacht? Was würdest du gerne mal ausprobieren? Schreib und/oder male die Dinge auf, die dir dazu einfallen, ergänze, wenn dir noch etwas Zusätzliches einfällt.

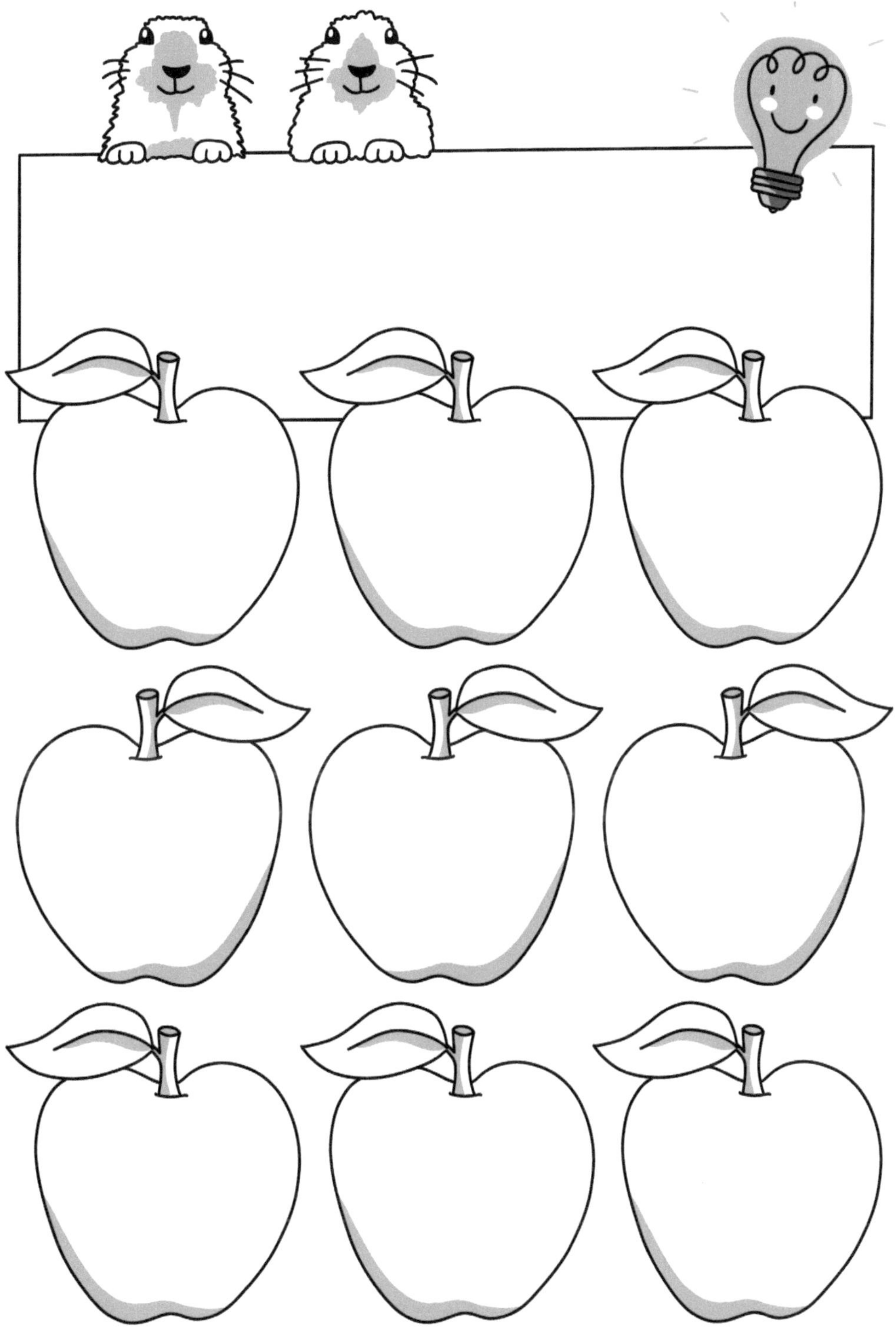

AB 139 Kuchen K J

In die beiden Kuchen kannst du entweder positive und negative Dinge malen/schreiben oder du kannst einteilen, was für und gegen etwas spricht oder, oder, oder …

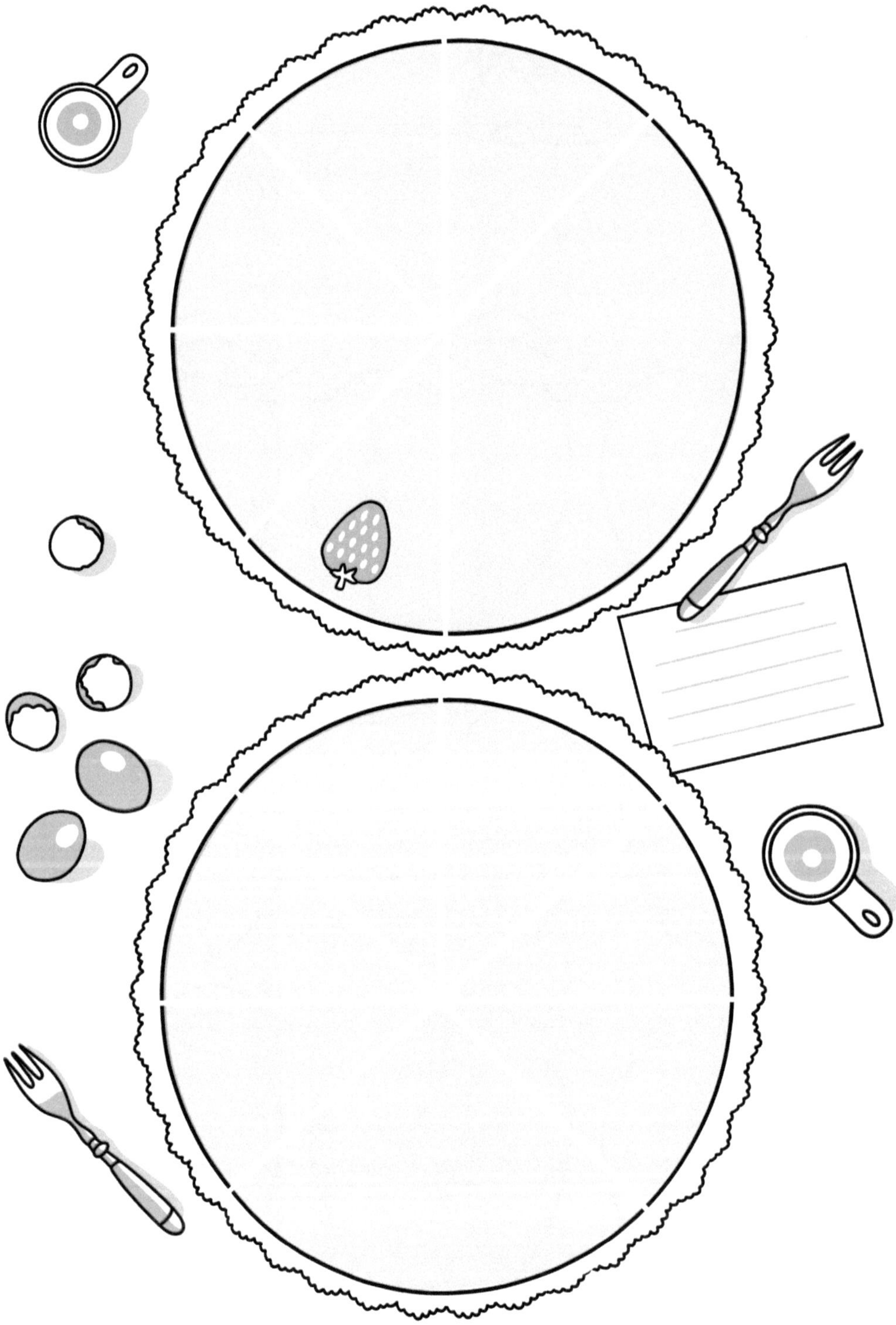

AB 140 **Waage** K J

Manchmal sind Entscheidungen nicht so leicht! Mit dieser Waage kannst du »Pro & Kontra«/»Für & Wider« bildlich darstellen. Male und schreibe alles, was dir einfällt, in die beiden Waagschalen.

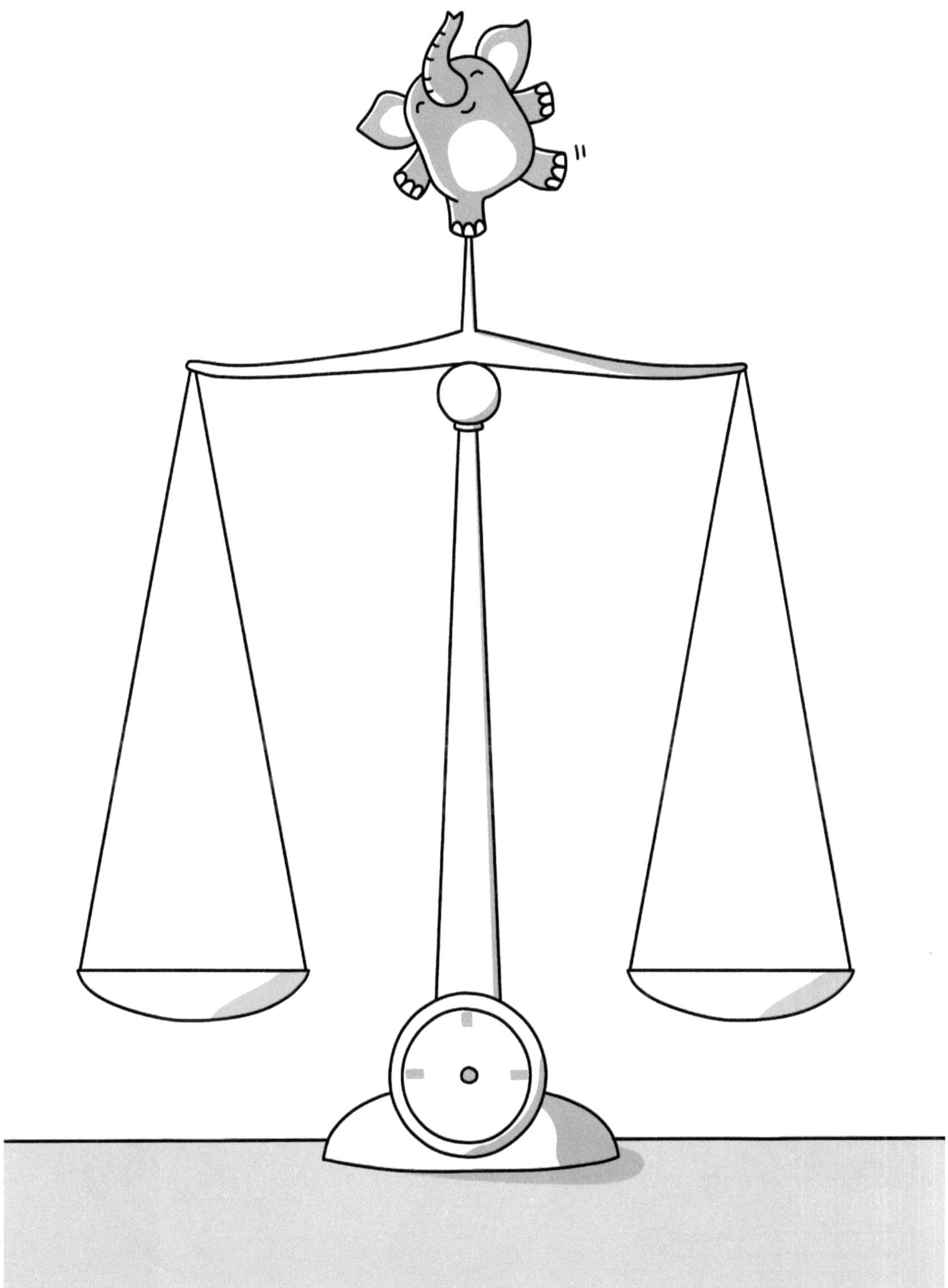

»Sich den Schuh (nicht) anziehen …« Hast du auch manchmal das Gefühl, dass du Aufgaben oder Dinge für andere erledigst, die eigentlich gar nicht deine sind? Schreibe einmal alle diese Dinge in die Schuhe und überlege dann, wem der jeweilige Schuh eigentlich gehört oder wem du ihn geben könntest. Möchtest du Schuhe unbedingt behalten? Verschönere sie oder male noch weitere dazu.

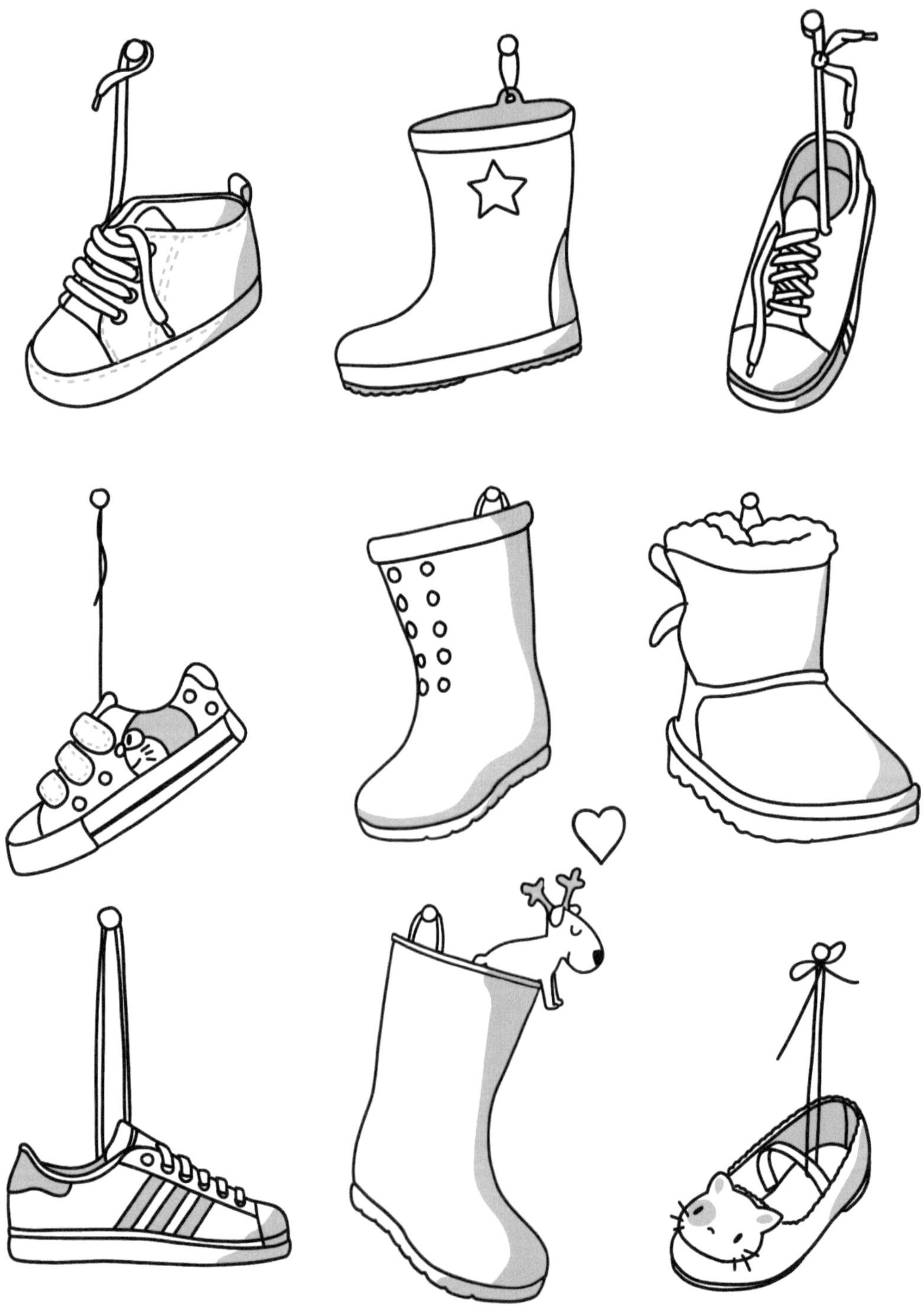

AB 142 **Puzzle** K J

Was sind die Teile in deinem Puzzle? Beschrifte/bemale die Teile, schneide sie aus, zeichne neue Teile. Vielleicht kannst du so dein komplettes Bild erstellen. Du kannst das Puzzle auch nutzen, um zum Beispiel deine Fortschritte zu dokumentieren oder Dinge zu sammeln, die du gut kannst.

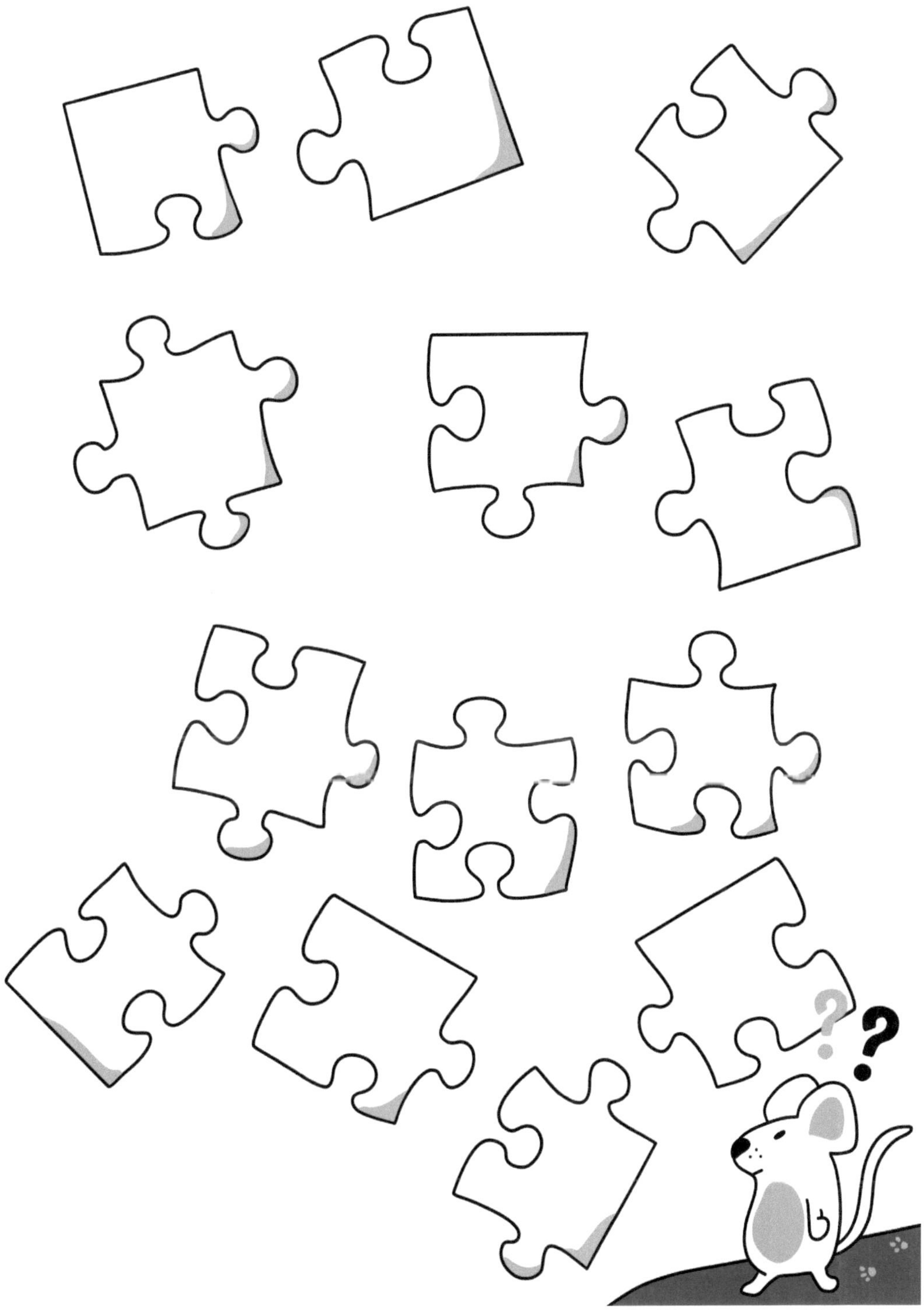

Uhr

Auf dem Ziffernblatt einer Uhr kannst du vieles anzeigen. Was möchtest du anzeigen? Ist es 5 vor oder nach 12? Oder ist es Zeit für eine Pause? Von wann bis wann dauert etwas an? Wann geht es dir gut, schlecht, wann hast du mehr oder weniger Schmerzen, Angst, Wut, wann ist deine Grübelzeit und vieles mehr.

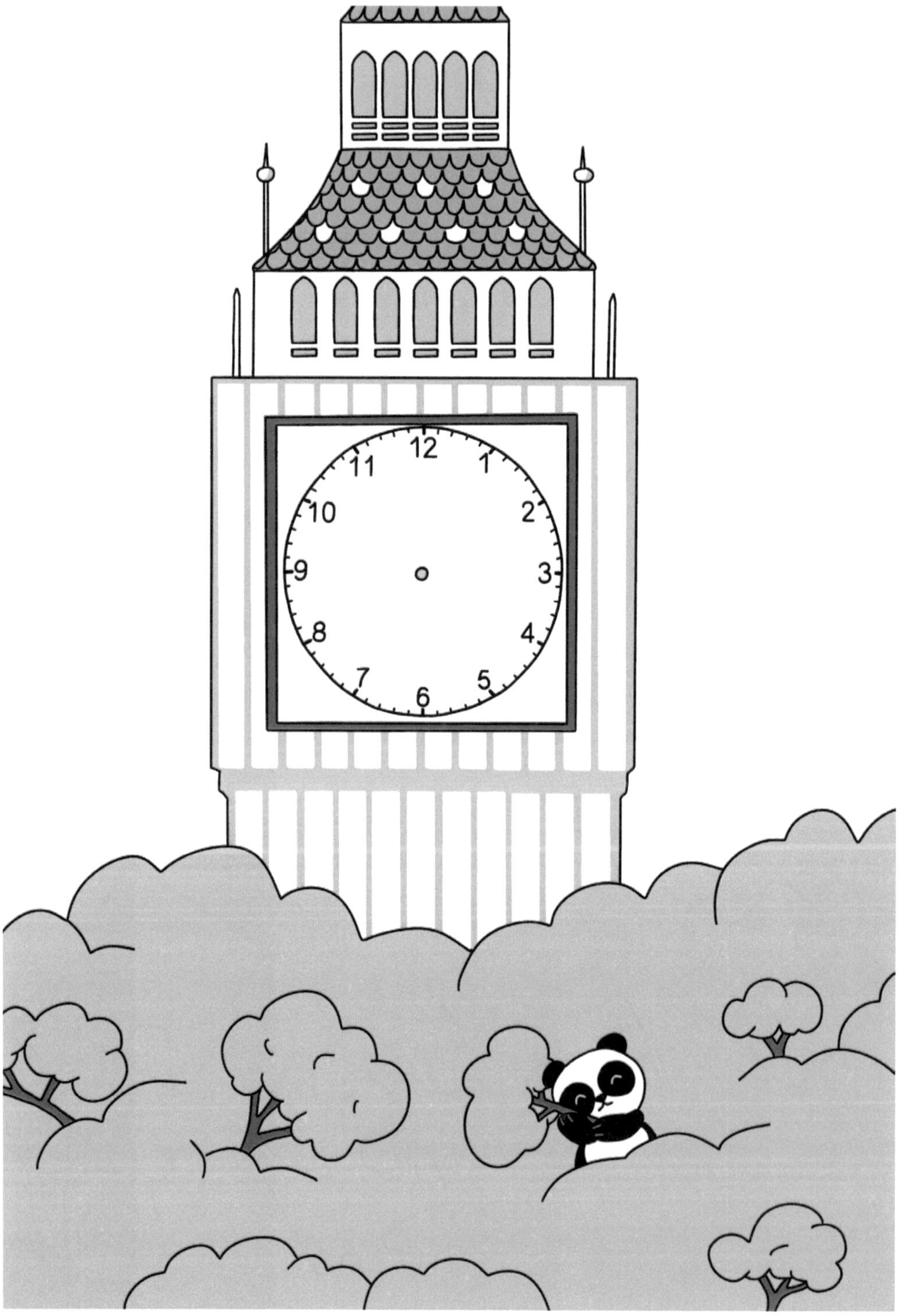

Beobachtungsplan

K J

Du bist der Beobachter! Was möchtest du genau beobachten? Was stellst du fest? Schreibe alles auf, was wichtig und interessant ist.

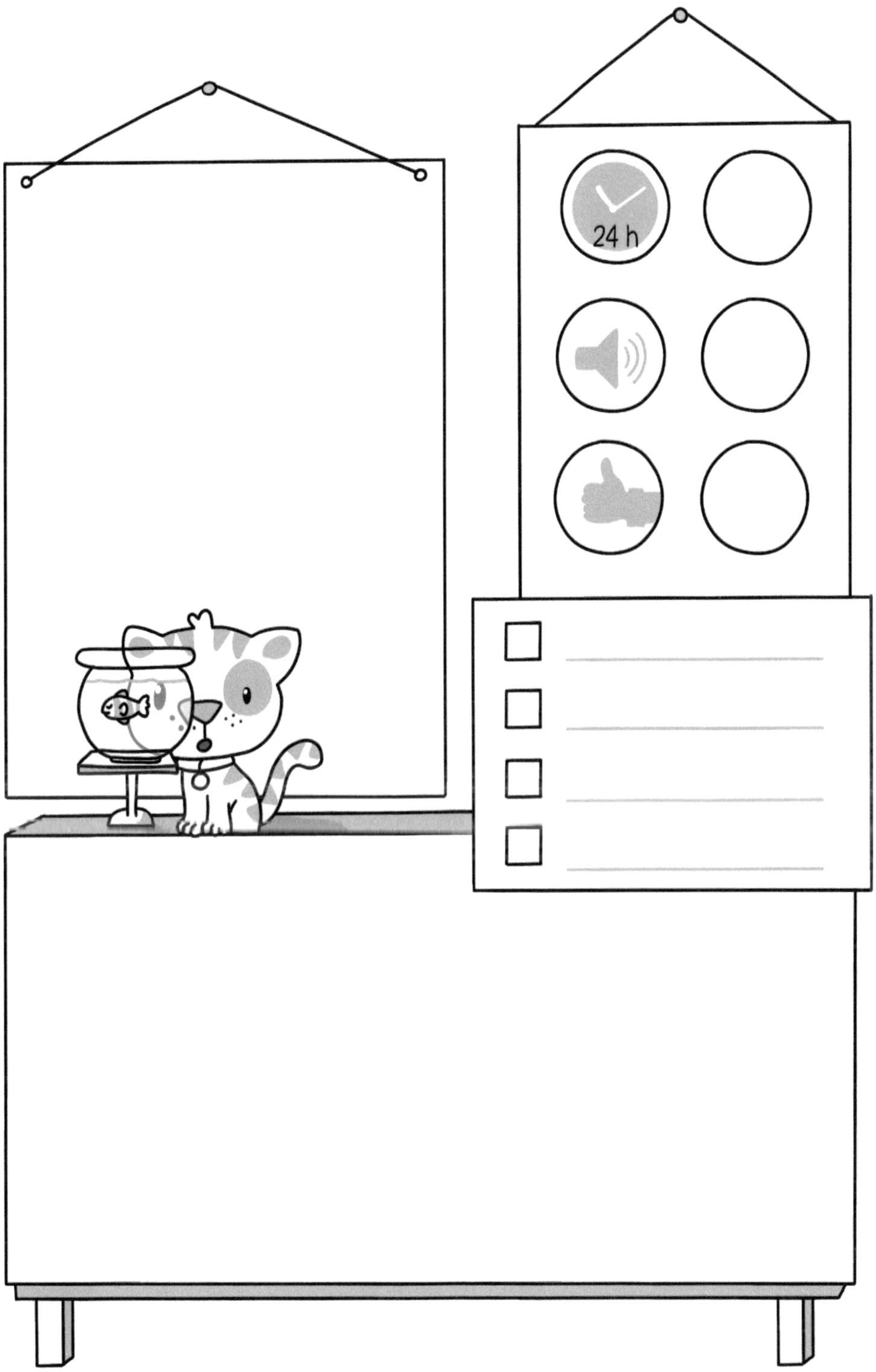

Du willst in der Schule noch besser werden. Starte heute mit Aktion: »Aufzeigen und etwas sagen!« Nutze diese Meldeliste, um deinen Erfolg zu dokumentieren. So geht's: Trage deine Schulfächer ein und streiche jeweils ab, wenn du dich gemeldet hast (»m«) und/oder drangenommen wurdest (»d«) und was dir noch wichtig ist …

MELDEPLAN FÜR: ____ WOCHE VON ____ BIS ____

STUNDE	MONTAG Schulfach	MONTAG M/D	DIENSTAG Schulfach	DIENSTAG M/D	MITTWOCH Schulfach	MITTWOCH M/D	DONNERSTAG Schulfach	DONNERSTAG M/D	FREITAG Schulfach	FREITAG M/D
1		MMMMM DDDDD		MMMMM DDDDD		MMMMM DDDDD		MMMMM DDDDD		MMMMM DDDDD
2		MMMMM DDDDD		MMMMM DDDDD		MMMMM DDDDD		MMMMM DDDDD		MMMMM DDDDD
3		MMMMM DDDDD		MMMMM DDDDD		MMMMM DDDDD		MMMMM DDDDD		MMMMM DDDDD
4		MMMMM DDDDD		MMMMM DDDDD		MMMMM DDDDD		MMMMM DDDDD		MMMMM DDDDD
5		MMMMM DDDDD		MMMMM DDDDD		MMMMM DDDDD		MMMMM DDDDD		MMMMM DDDDD
6		MMMMM DDDDD		MMMMM DDDDD		MMMMM DDDDD		MMMMM DDDDD		MMMMM DDDDD
7		MMMMM DDDDD		MMMMM DDDDD		MMMMM DDDDD		MMMMM DDDDD		MMMMM DDDDD
8		MMMMM DDDDD		MMMMM DDDDD		MMMMM DDDDD		MMMMM DDDDD		MMMMM DDDDD
9		MMMMM DDDDD		MMMMM DDDDD		MMMMM DDDDD		MMMMM DDDDD		MMMMM DDDDD

Sicher kennen Sie die Herausforderung eines Familiengespräches nur zu gut! Häufig beginnen die Teilnehmer direkt mit der Aufzählung von negativen Dingen oder Ereignissen. Nicht selten enden solche »Meckereien« und gegenseitigen Beschuldigungen in einem Streit und keinem ist damit wirklich geholfen. Ganz im Gegenteil, der Einstieg in die Therapiestunde war eher kontraproduktiv.

So geht es besser!
Hier eine ganz simple, sehr wirkungsvolle und effektive alternative Intervention:

Alles was Sie benötigen, ist ein Klemmbrett/Unterlage/Kopie des Feedback-Arbeitsblattes AB 146 für alle Beteiligten. Jeder bekommt eine Kopie, eine Schreibunterlage und einen Stift.

Nun erhält jede anwesende Person eine eigene Spalte, zum Beispiel Patient, Vater und Mutter, also 3 Spalten. Dann trägt jeder die einzelnen Namen in den Spaltenkopf ein.

Achtung: Achten Sie darauf, dass die Anwesenden nicht »abschreiben« können!
Nun soll jeder der Beteiligten für sich selbst und für jede andere Person die Dinge aufschreiben, die ihm zu den einzelnen Zeilen einfallen. Das heißt: Ihr Patient trägt in der ersten Zeile ein, was gut läuft/was er gut hinbekommt, in der zweiten Zeile, was noch nicht so gut läuft und in der dritten Zeile, was er sich für sich wünscht, selbst anders zu machen, sprich: Was er bereit wäre, an seinem Verhalten zu ändern.

In der nächsten Spalte, geht er nach demselben Prinzip vor und schreibt beispielsweise für seine Mutter auf, was ihm an ihrem Verhalten gut gefällt/was gut läuft, was nicht so gut läuft/was er nicht so gut an ihrem Verhalten findet und was er sich wünschen würde, das sie anders machen würde.

Analog schreibt er dies in die weiteren Spalten für die anderen Beteiligten auf.

Achtung, diese Übung fällt nicht allen leicht, insbesondere die »Positiv-Zeile« ist häufig eine große Herausforderung. Um zu verhindern, dass Zellen leer bleiben, kann es hilfreich sein, beispielsweise zu vereinbaren, dass in jeder Zelle mindestens drei Dinge stehen müssen.

Wenn alle fertig sind, geht es an die Besprechung. **Ihr Job als Therapeut ist es hierbei, Ihren Patienten zu schützen. Achten Sie darauf, dass der Fokus nicht auf den negativen Dingen liegt, und ergänzen Sie bei Bedarf weitere positive Dinge.**

Bewährt hat sich in der Praxis die folgende Vorgehensweise:

(1) Lassen Sie Ihren Patienten wählen, wer beginnen soll.
(2) Die ausgewählte Person liest nun nur vor, was sie im ersten Feld (»Was läuft gut«) über sich selber geschrieben hat.
(3) Nun sind die anderen Anwesenden dran, analog zu sagen, was bei der ausgewählten Person »gut läuft«.
(4) Im Anschluss ist wieder die ausgewählte Person an der Reihe vorzulesen, was in deren zweitem Feld (»Was nicht so gut läuft«) geschrieben steht.
(5) Erneut schließen sich die anderen Personen an.
(6) Zum Abschluss der ersten Runde liest die ausgewählte Person wieder vor, was sie in ihrem letzten Feld (»Das wünsche ich mir / das wäre super«) geschrieben hat.
(7) Die anderen schließen sich erneut an.
(8) Nach dem gleichen Prinzip geht es dann mit der vom Patienten ausgewählten zweiten oder nächsten Person weiter (dies kann natürlich auch der Patient selbst sein).
(9) Nachdem alle Anwesenden alle Felder vorgelesen haben, geht es nun darum, aus den formulierten Wünschen und Beschreibungen Handlungsanweisen zu entwickeln und diese in Worte zu fassen, auf die sich alle Anwesenden einigen können.
(10) Hierzu können Sie sehr schön AB 147 *Vertrag* nutzen und die vereinbarten Punkte dort eintragen und unterschreiben lassen. Beachten Sie hierbei unbedingt, dass für jeden der Anwesenden etwas vereinbart wird und nicht nur für Ihren Patienten. Es hat sich bewährt, pro Person zwei Vereinbarungen zu notieren.

Um herauszufinden, was zwischen dir und anderen Personen gut und nicht so gut läuft, kannst du diese Tabelle nutzen. Trage die Namen der Anwesenden ein und trage in jedes Feld mindestens drei Dinge ein.

Name	Läuft gut bei …	Läuft nicht gut bei …	Wünsche mir von …

Möchtest du einen Vertrag abschließen? Ob mit deinen Eltern, deinem Therapeuten, mit dir selbst oder jemand anderem. Mit dieser Vorlage hast du alles schwarz auf weiß und mit Unterschrift! Vergiss nicht aufzuschreiben, bis wann der Vertrag gültig sein soll.

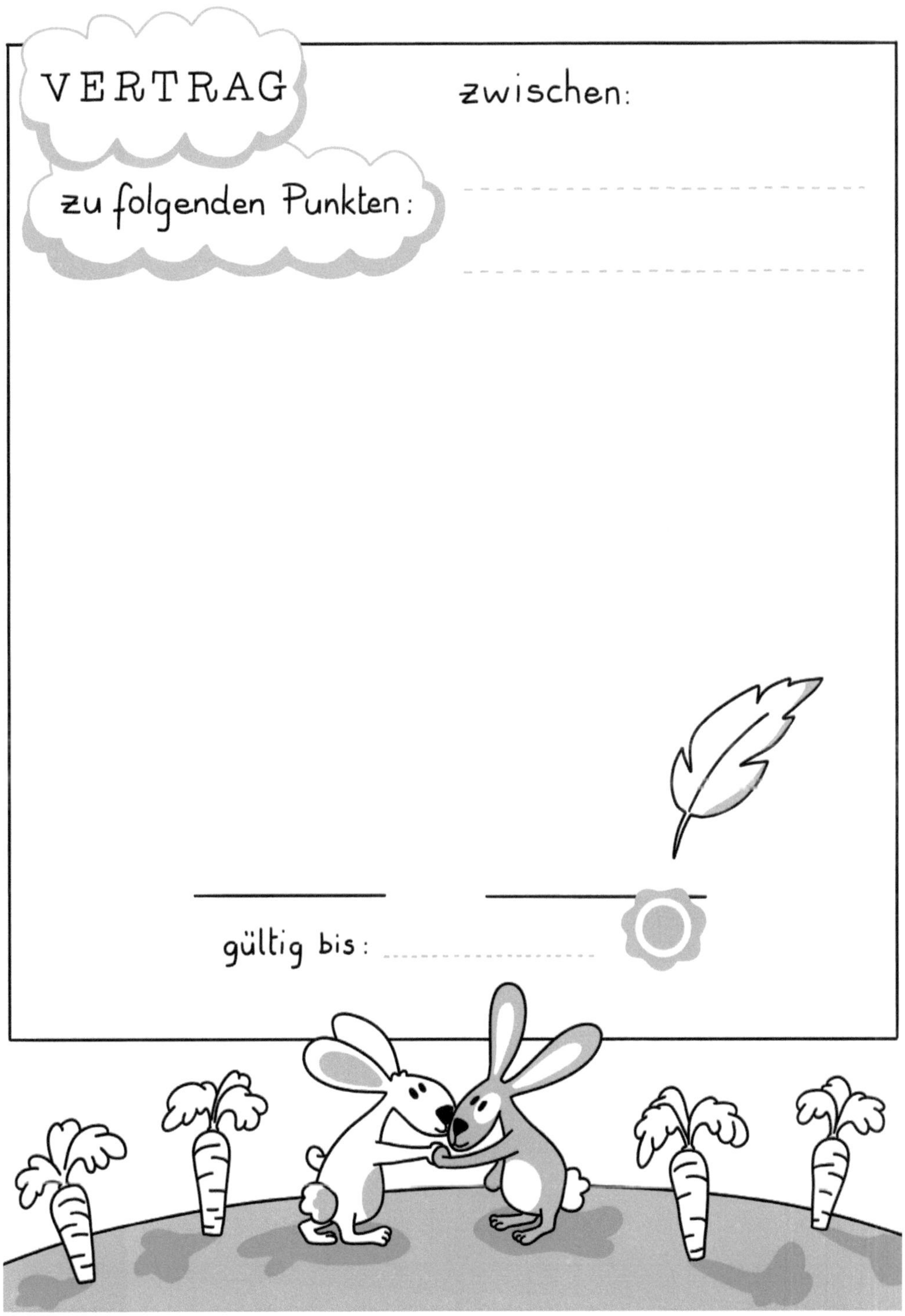

Belohnungsplan

Ziele sind wichtig, Belohnungen aber auch! Hier kannst du schöne Dinge zur Belohnung für erledigte Aufgaben eintragen.

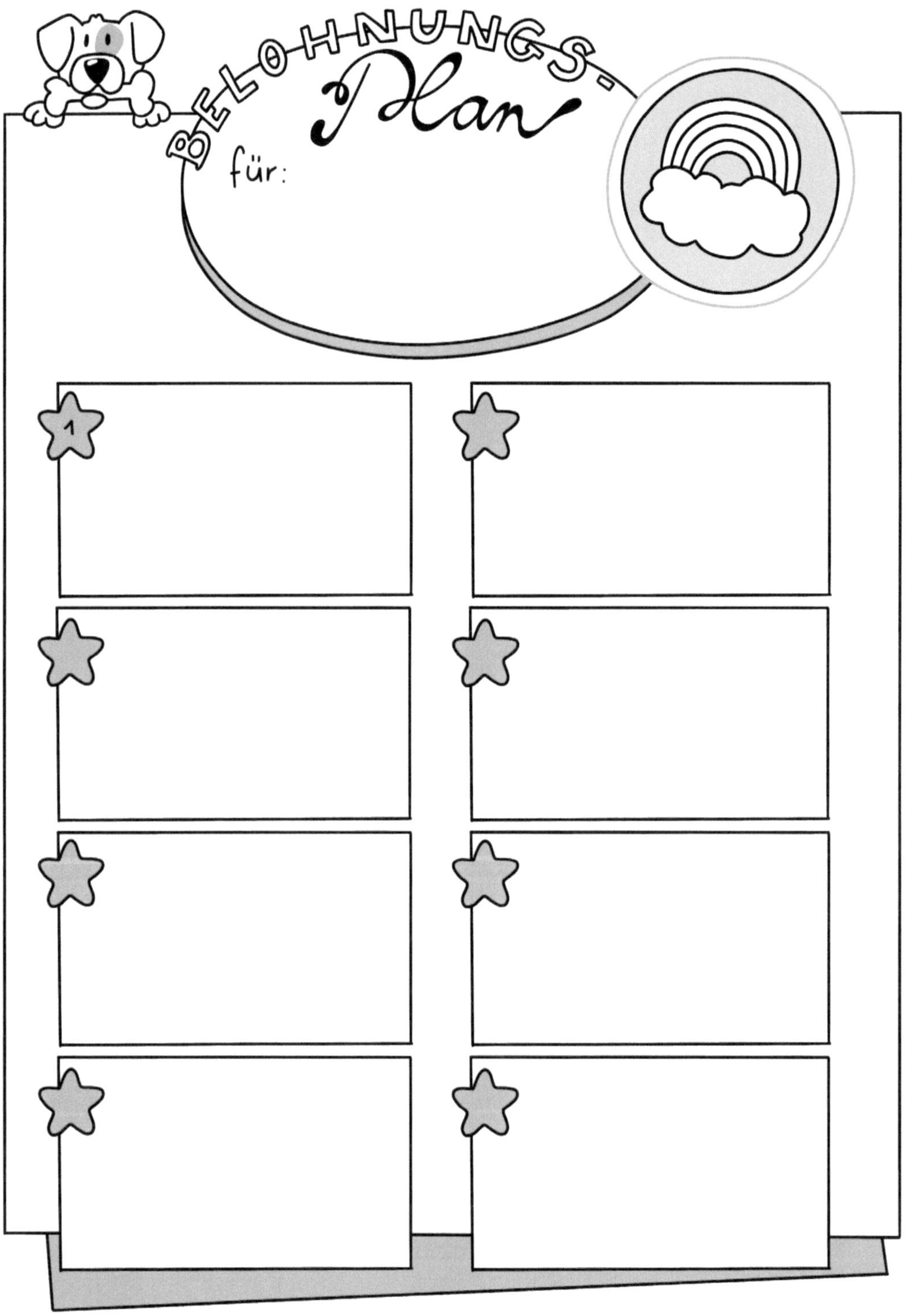

AB 149 Urkunde

K J

Diese Urkunde kannst du für jeden Anlass einsetzen. Male und zeichne so, dass sie dir richtig gut gefällt!

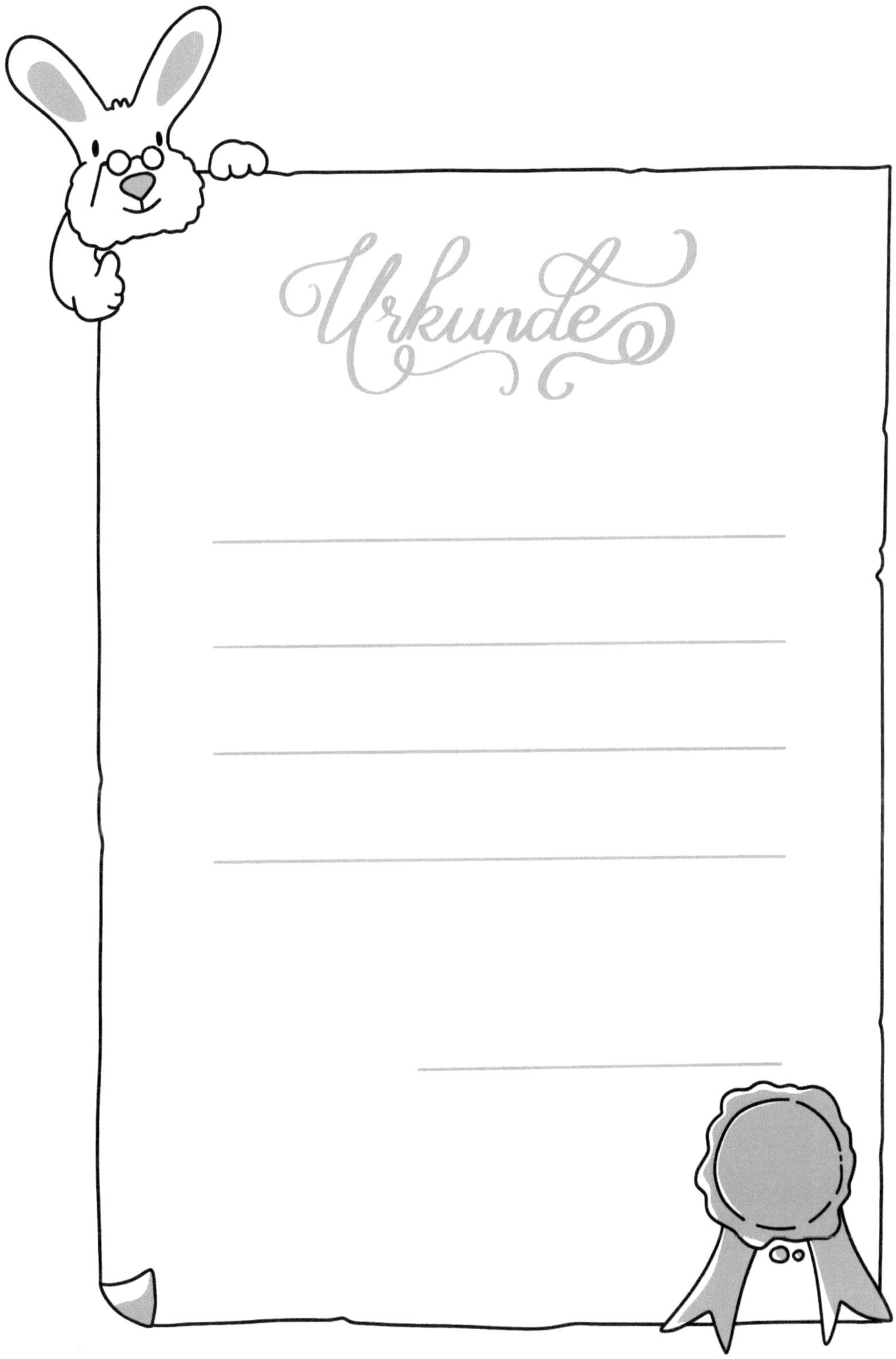

13 Mandalas

In diesem Kapitel finden Sie einige Mandalavorlagen, die Sie entweder als »Eisbrecher«, als Ablenkung zwischendurch oder auch als Konzentrations- und Ablenkungsübung in der Therapiestunde ausmalen lassen können. Durch das Ausmalen dieser symmetrischen kreisförmigen Muster können Sie die Entspannung und die Konzentration Ihrer Patienten positiv unterstützen (vgl. Buchalter, 2013).

Bei diesen vom Berliner Architekten und Künstler Christian Romed Holthaus entworfenen Mandalavorlagen benötigen Sie nur ein paar bunte Stifte und es kann losgehen.

Achten Sie auf die zur Verfügung stehende Zeit. Gerade bei Mandalas sollte jedes Kind ausreichend Zeit haben und nach Möglichkeit in Ruhe arbeiten können, damit der erwünschte Effekt der Konzentration und Ablenkung von anderen Gedanken eintreten kann.

Stimmen Sie mit einer entsprechenden Anleitung Ihren Patienten auf diese Aufgabe ein. Es gibt keine Regeln, kein »richtig« oder »falsch«, kein »schön« oder »hässlich«. Jedes Kind kann und soll seine Mandalavorlage individuell ausgestalten. Möglich ist auch, leise ruhige Musik laufen zu lassen.

Auch für Gruppen geeignet

Eine schöne Variante für mehrere Kinder und Gruppen: Alle Kinder benutzen nach dem Kennenlernen der Mandalas dieselben drei oder vier Farben.

Die Vorteile des Ausmalens auf einen Blick

- Ausmalen entspannt. Alleine der Anblick der manchmal etwas komplexeren Bilder lässt die Fantasie arbeiten. Schwarz und weiß verändert sich und wird bunt und lädt dazu ein, vom Alltag und seinen Problemen abzuschalten.
- Neue Perspektive auf bestehende Probleme. Durch die Entspannung und Fokussierung sind viele Menschen in der Lage, die Dinge ruhiger und objektiver zu beurteilen und zu besprechen.
- Die Atem- und Herzfrequenz sinken: Selbst der Cholesterinspiegel soll sich verbessern. Es gibt wenige andere Zeichen-Therapien, die so einfach sind und effektiv Stress reduzieren können.
- Die Aufmerksamkeit wird trainiert.
- Die Wahl der Farben, die wir zum Ausmalen verwenden, reflektiert unsere Stimmung.
- Das Ausmalen unterstützt die Auseinandersetzung mit unseren Gefühlen.

In diesem Kapitel finden Sie die folgenden Mandala-Malvorlagen:

Name	**Seite**
AB 150 *Bären, groß*	192
AB 151 *Bären, klein*	193
AB 152 *Marienkäfer*	194
AB 153 *Schmetterlinge*	195
AB 154 *Fische*	196
AB 155 *Hunde*	197
AB 156 *Spinnen*	198

Name	**Seite**
AB 157 *Fledermäuse*	199
AB 158 *Abstrakt 1*	200
AB 159 *Abstrakt 2*	201
AB 160 *Abstrakt 3*	202
AB 161 *Punkte*	203

Bären, groß

K J

Nimm dir Zeit und ein paar schöne Stifte und verschönere dieses Mandala nach deinem Geschmack.

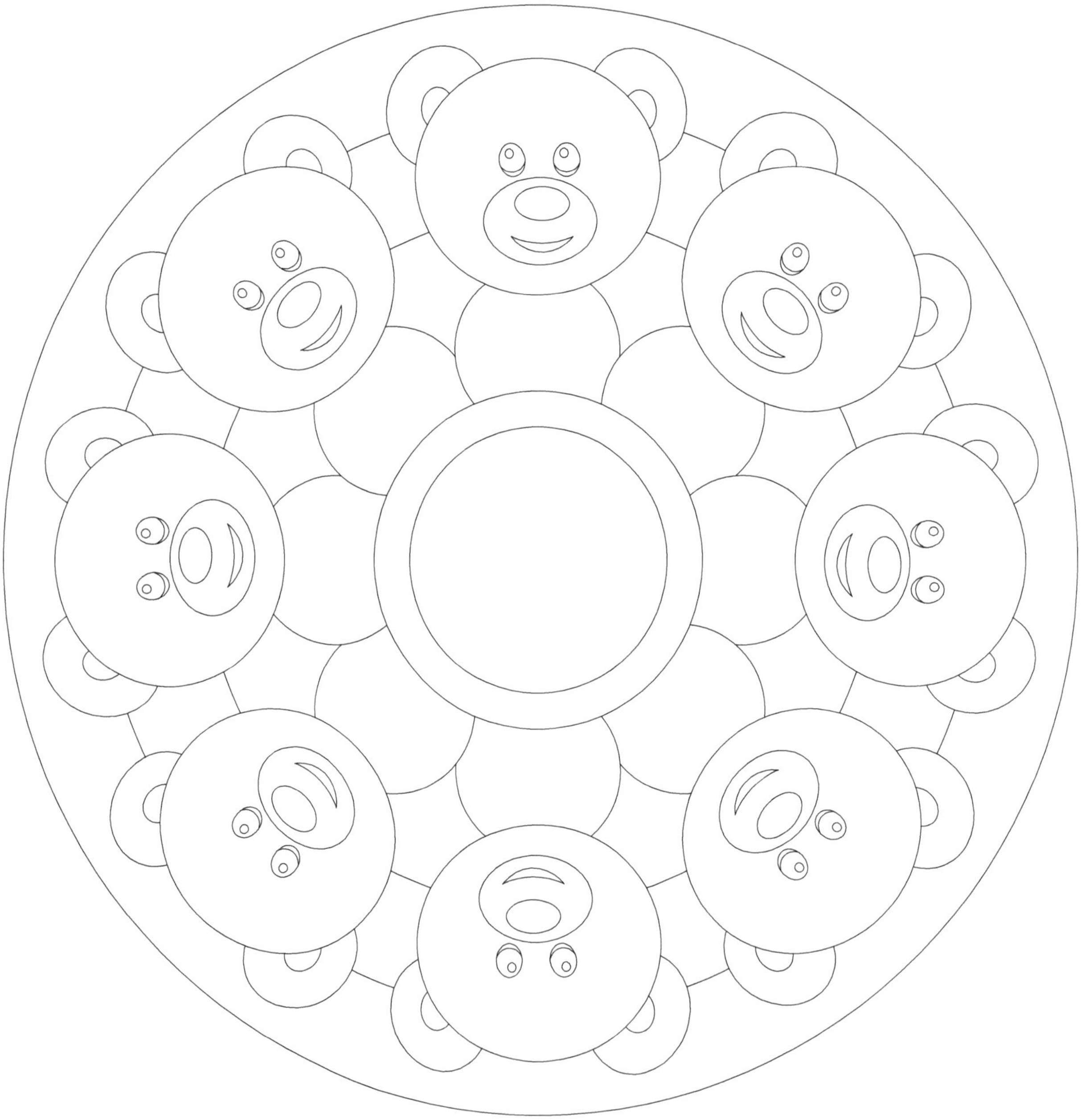

Bären, klein

Nimm dir Zeit und ein paar schöne Stifte und verschönere dieses Mandala nach deinem Geschmack.

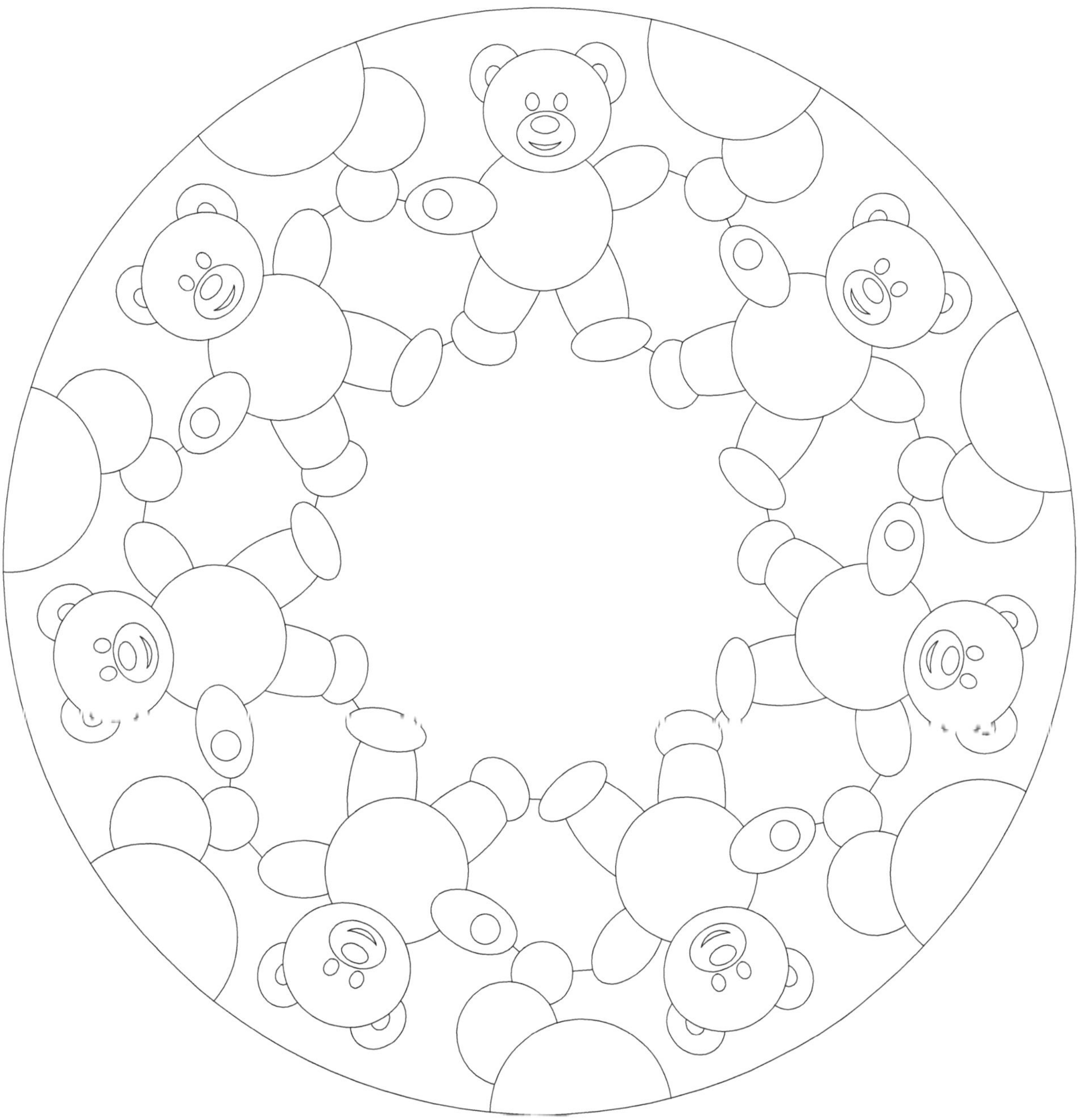

Marienkäfer

K J

Nimm dir Zeit und ein paar schöne Stifte und verschönere dieses Mandala nach deinem Geschmack.

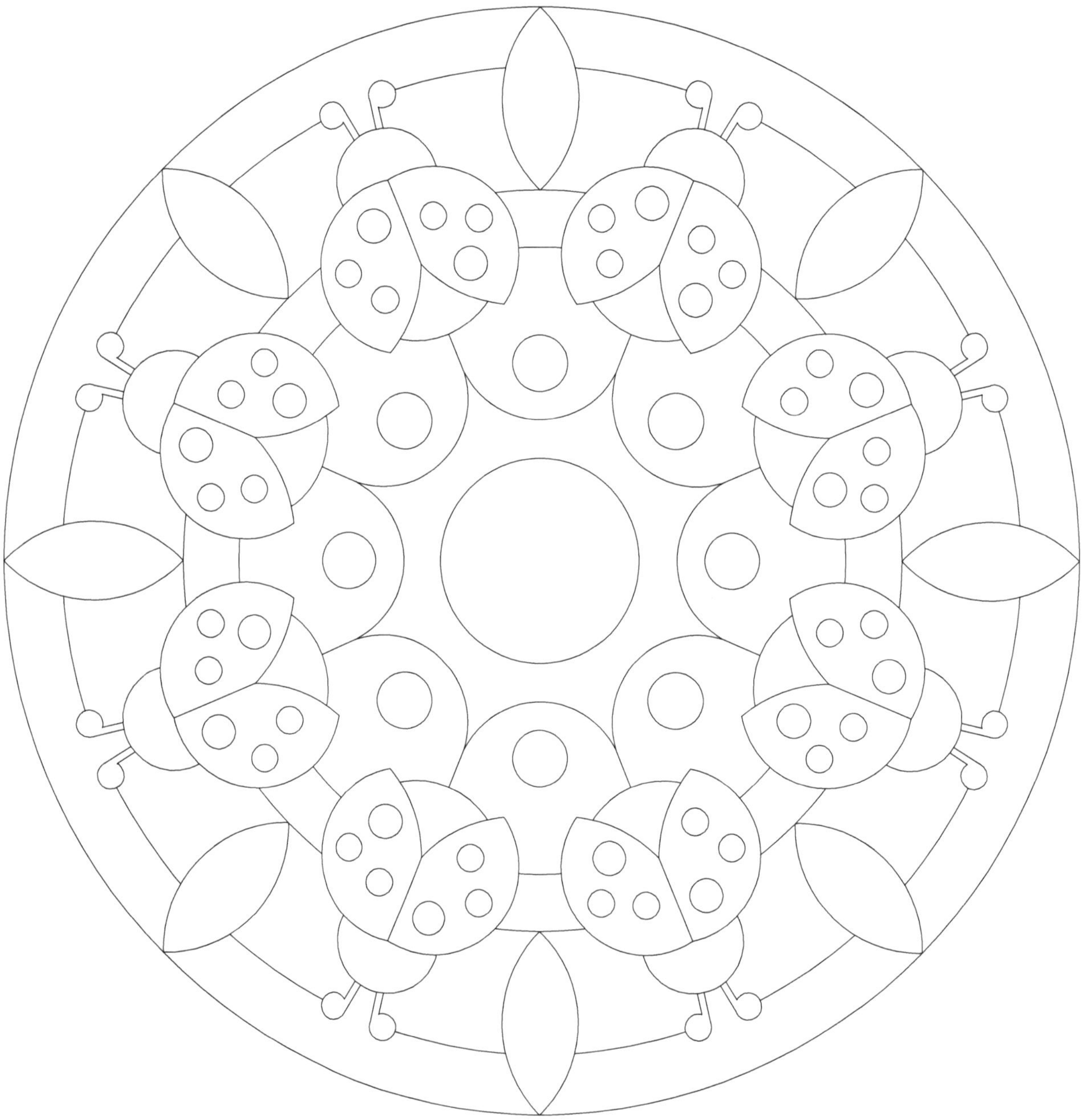

AB 153 Schmetterlinge

K J

Nimm dir Zeit und ein paar schöne Stifte und verschönere dieses Mandala nach deinem Geschmack.

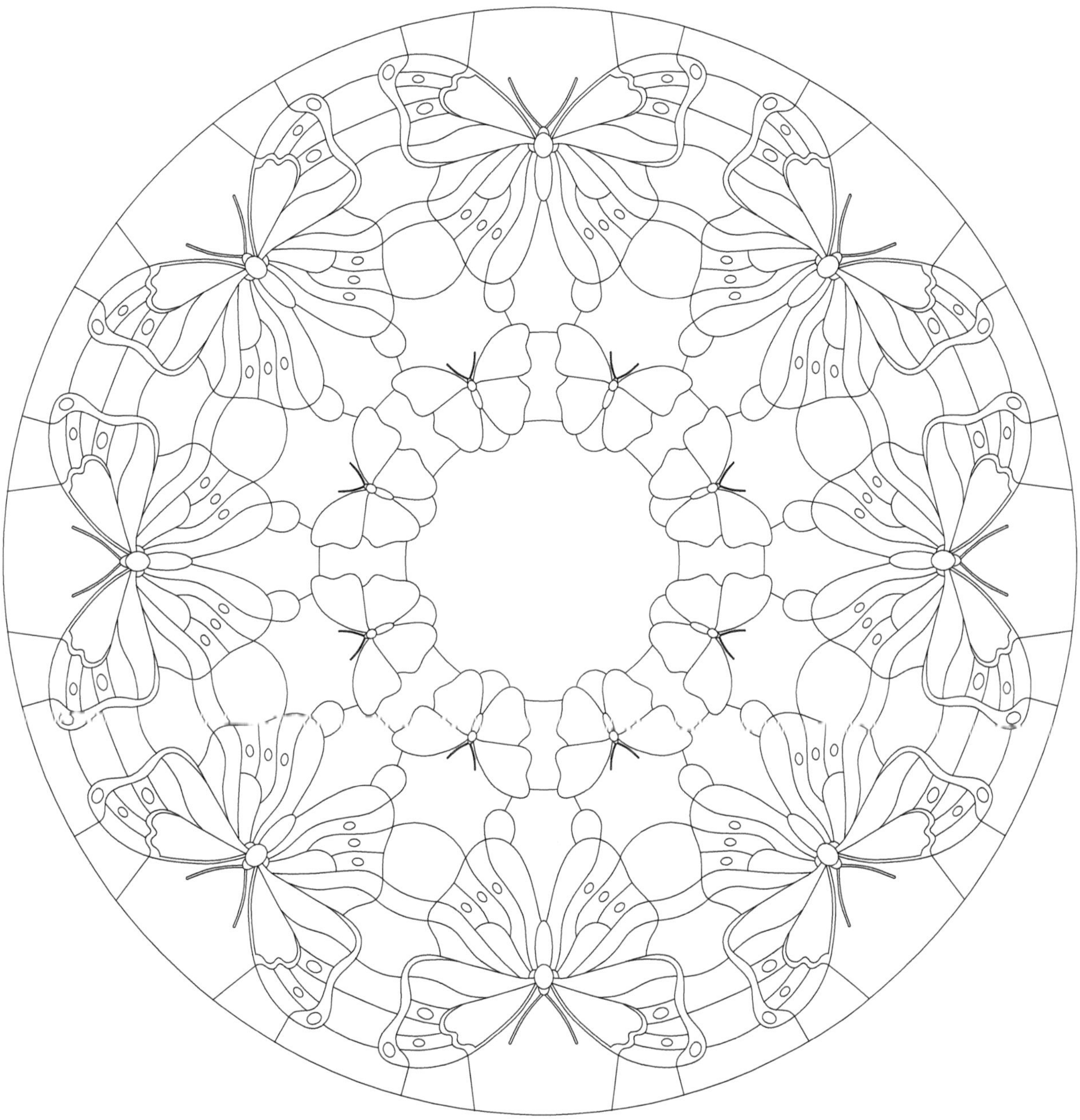

Fische

Nimm dir Zeit und ein paar schöne Stifte und verschönere dieses Mandala nach deinem Geschmack.

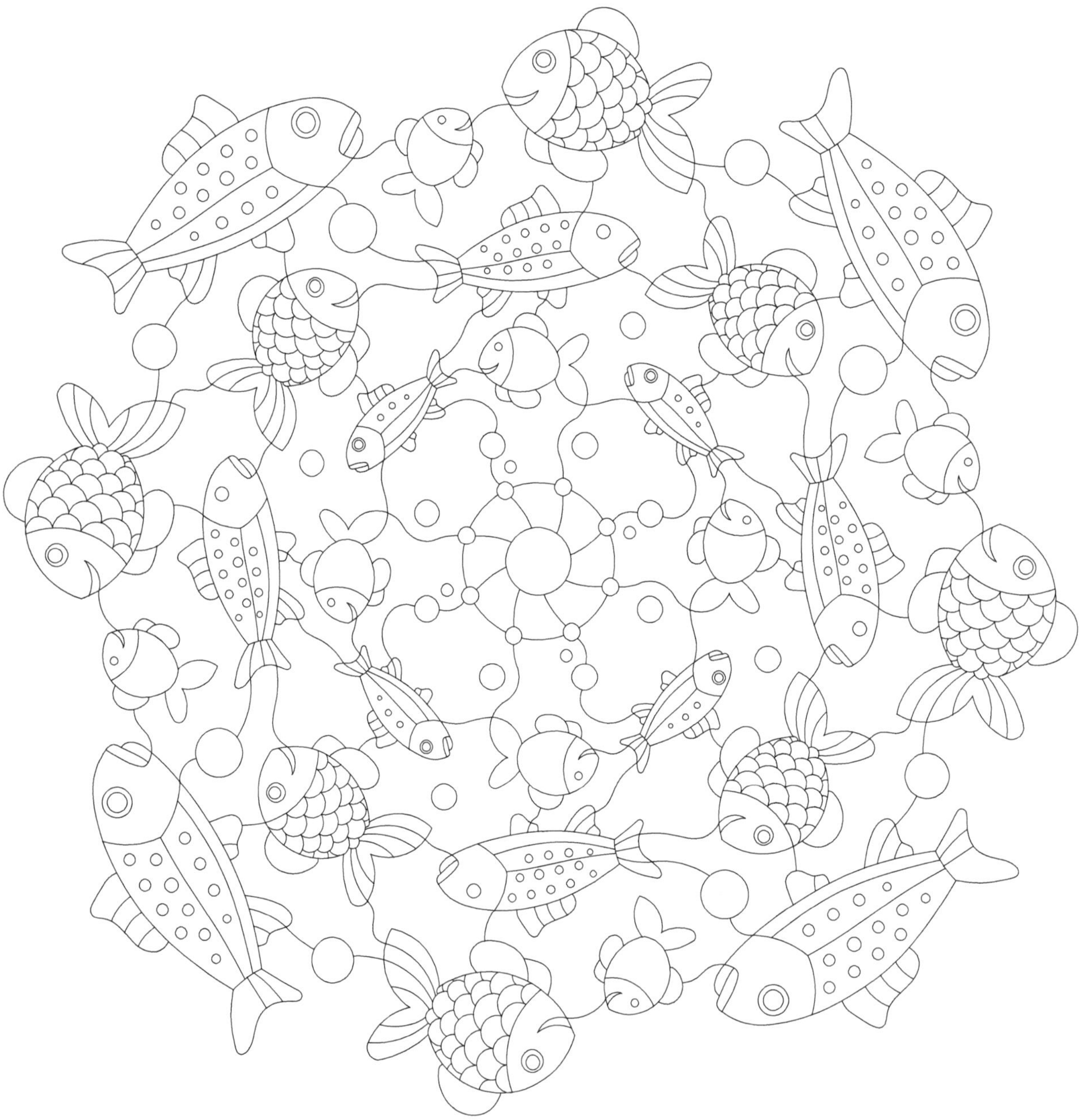

AB 155 Hunde

K J

Nimm dir Zeit und ein paar schöne Stifte und verschönere dieses Mandala nach deinem Geschmack.

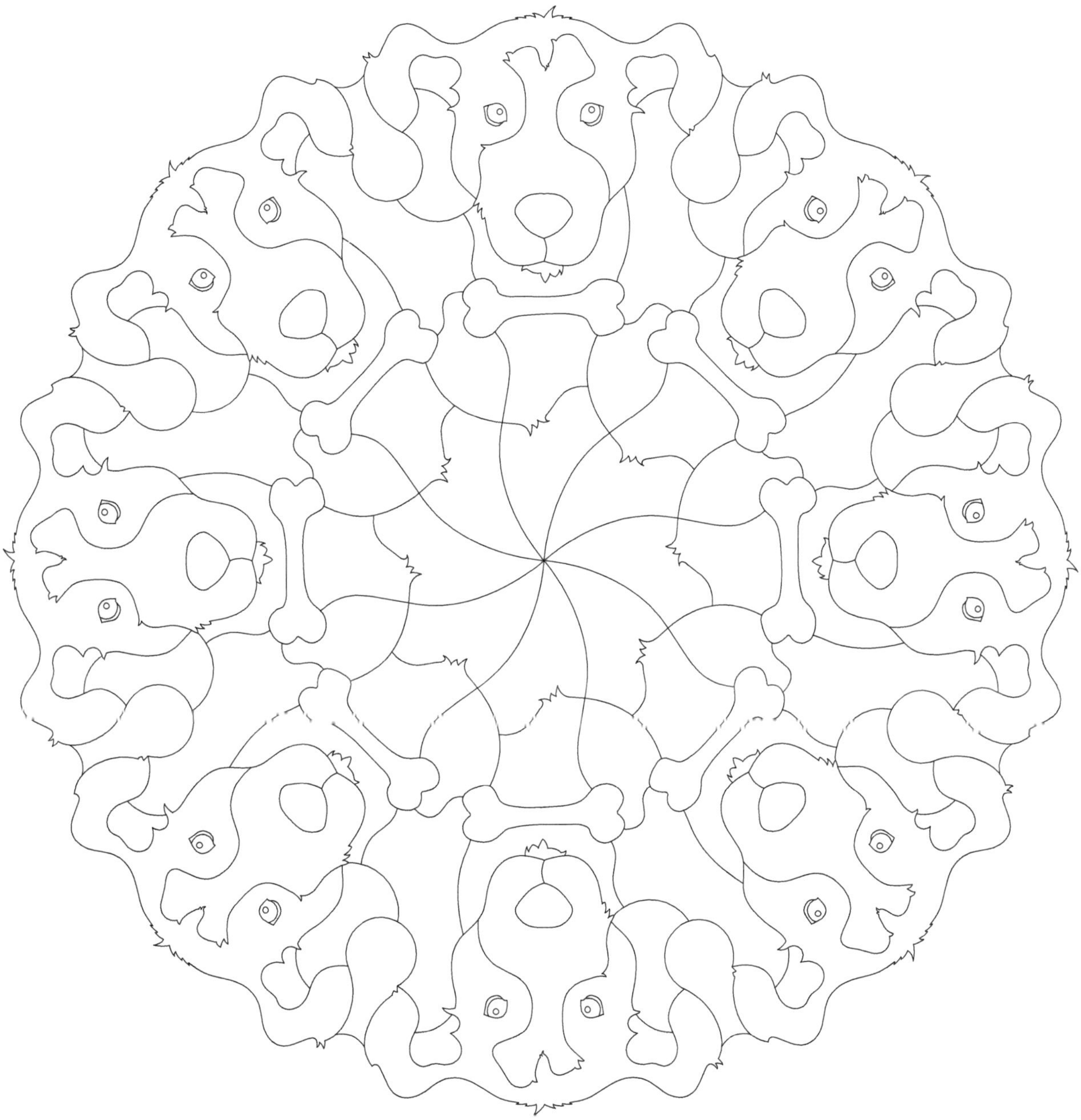

AB 156 **Spinnen** K J

Nimm dir Zeit und ein paar schöne Stifte und verschönere dieses Mandala nach deinem Geschmack.

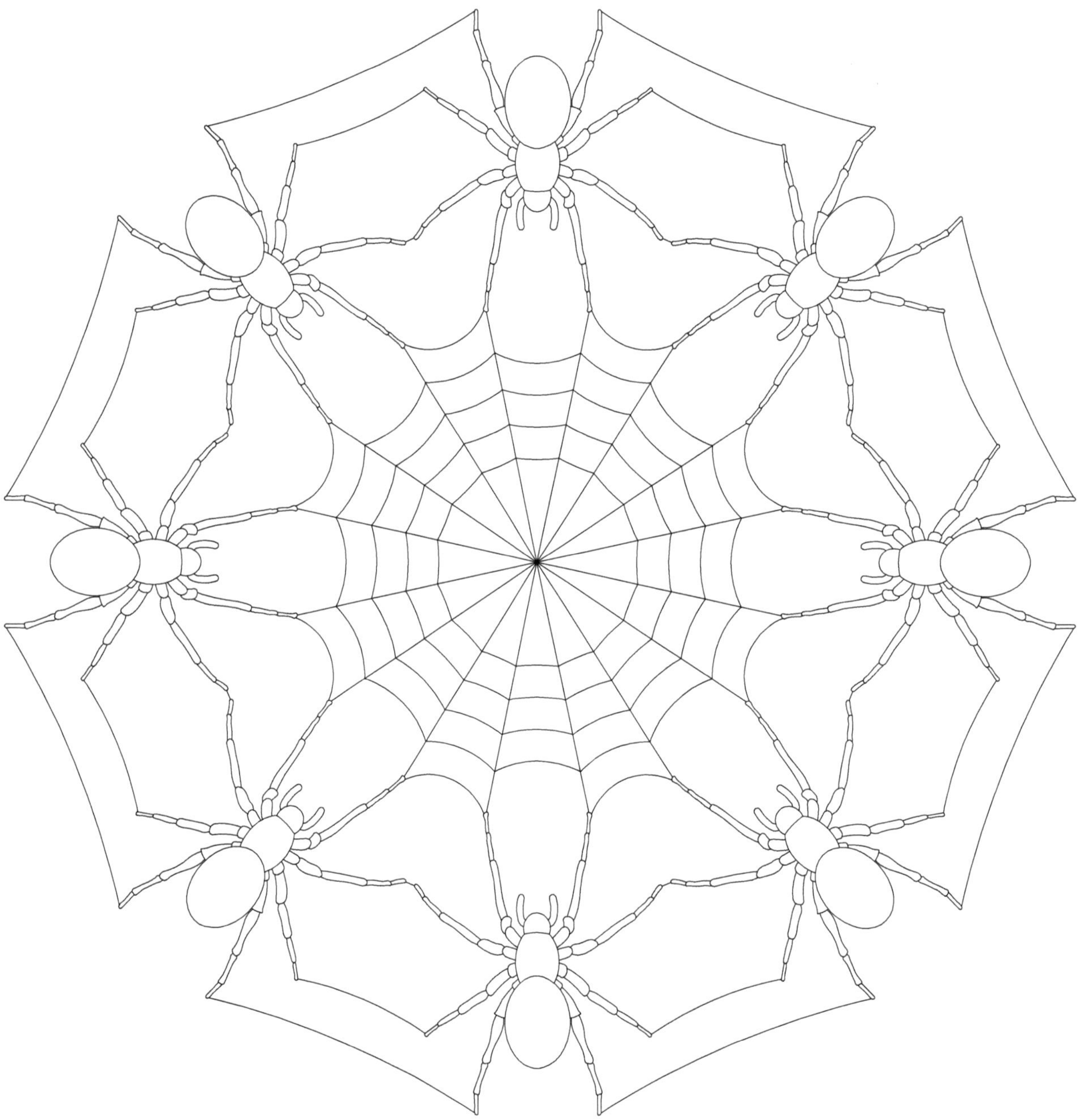

Fledermäuse

K J

Nimm dir Zeit und ein paar schöne Stifte und verschönere dieses Mandala nach deinem Geschmack.

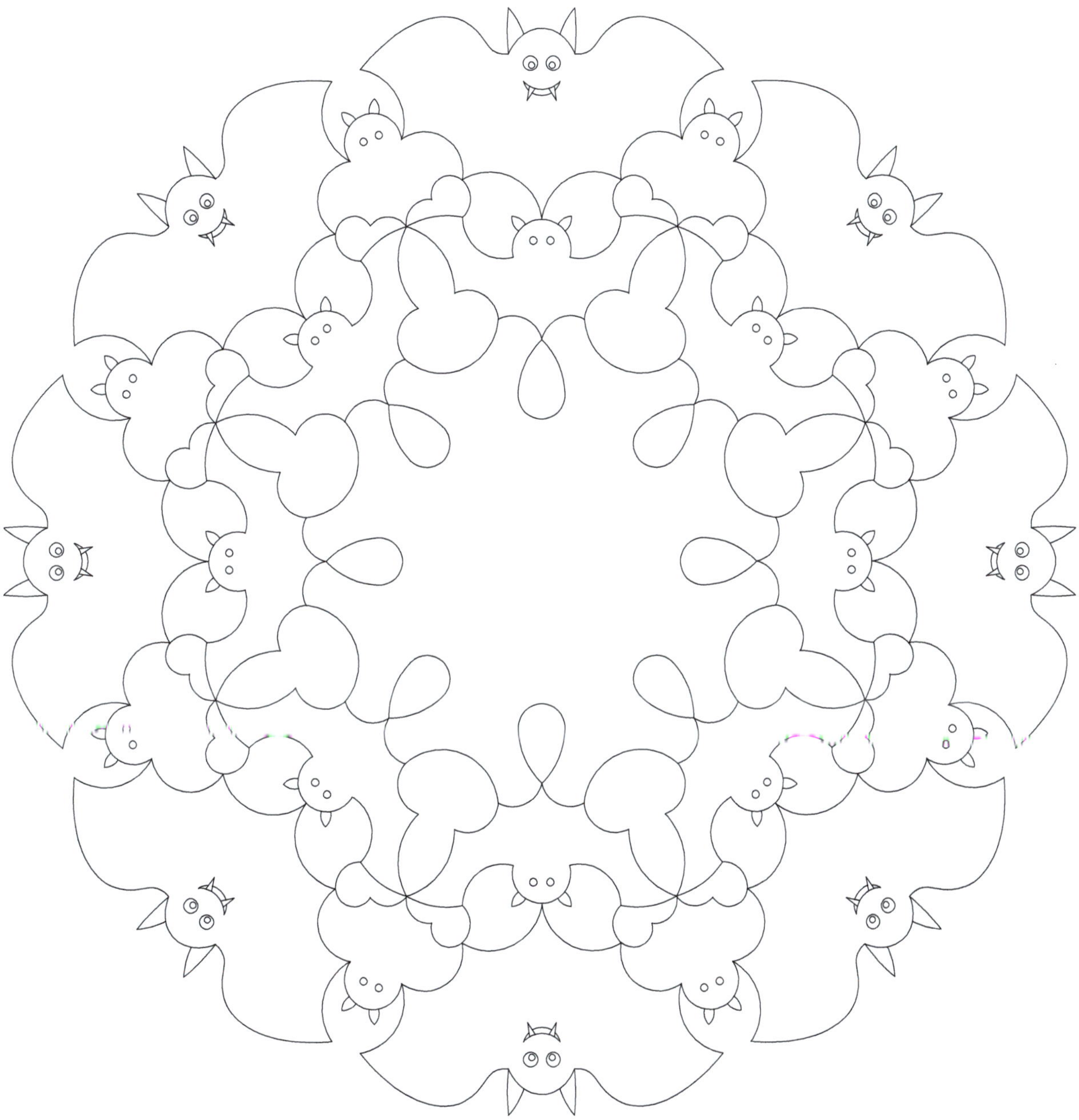

AB 158 **Abstrakt 1** K J

Nimm dir Zeit und ein paar schöne Stifte und verschönere dieses Mandala nach deinem Geschmack.

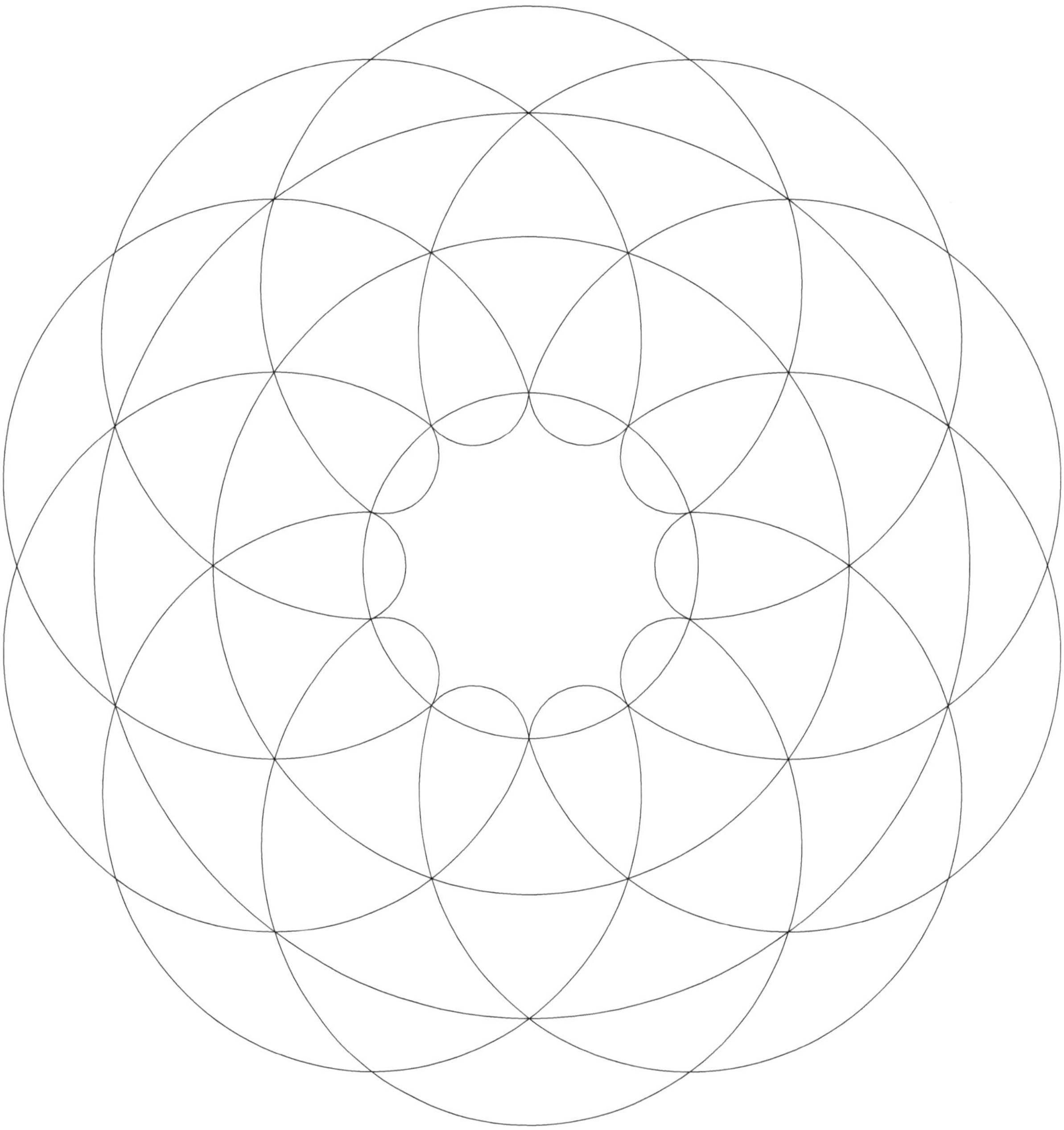

AB 159 **Abstrakt 2** K J

Nimm dir Zeit und ein paar schöne Stifte und verschönere dieses Mandala nach deinem Geschmack.

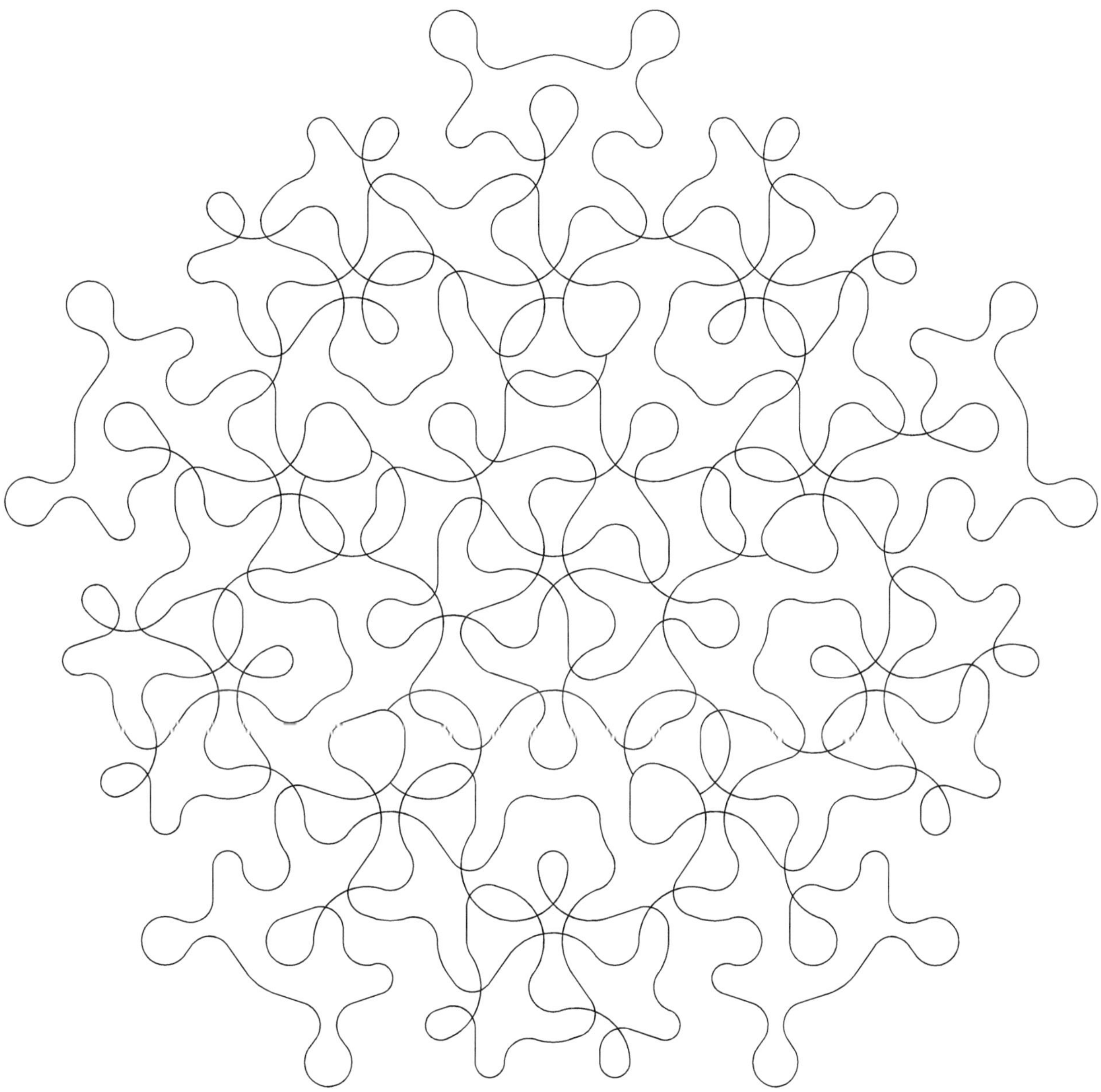

AB 160 Abstrakt 3

K J

Nimm dir Zeit und ein paar schöne Stifte und verschönere dieses Mandala nach deinem Geschmack.

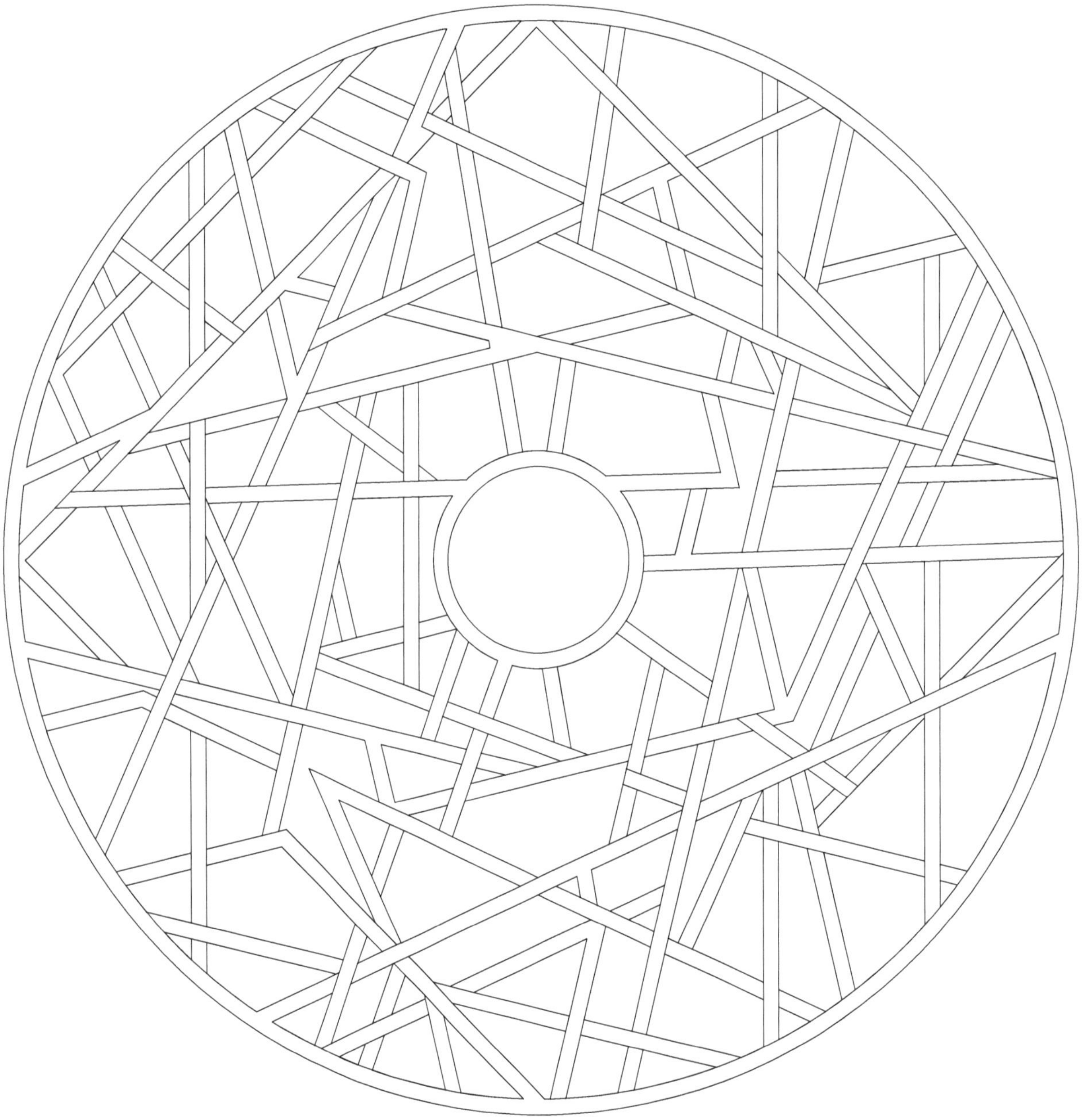

Punkte

K J

Nimm dir Zeit und ein paar schöne Stifte und verschönere dieses Mandala nach deinem Geschmack.

Übersicht über die Arbeitsblätter

1 Hallo, das bin ich!

AB 1	Das bin ich	20
AB 2	Das bin ich	21
AB 3	So heiße ich	22
AB 4	Mein Name und was die einzelnen Buchstaben über mich verraten	23
AB 5	Das esse ich gerne	24
AB 6	Das esse ich gar nicht gerne!	25
AB 7	Meine Hobbys	26
AB 8	Sport und Bewegung: Was ich gerne mache	27
AB 9	So sieht es auf meinem Smartphone aus	28
AB 10	So sieht es auf meinem Computer/Laptop/Tablet aus	29
AB 11	Das kann ich besonders gut	30
AB 12	Das möchte ich gerne lernen	31
AB 13	Davon hätte ich gerne mehr oder weniger	32
AB 14	Daran glaube ich	33
AB 15	Mein Tag im Kindergarten	34
AB 16	Mein Schultag	35
AB 17	Meine Woche und mein Wochenende	36
AB 18	Hier wohne ich	37
AB 19	Wenn ich aus meinem Fenster schaue	38
AB 20	So sieht mein Zimmer aus	39
AB 21	In meinem Schrank	40

2 Hallo, das ist meine Familie!

AB 22	Das ist meine Familie	43
AB 23	Alle, die mir wichtig sind	44
AB 24	So ist meine Mama	45
AB 25	So ist mein Papa	46
AB 26	Meine Geschwister	47
AB 27	Meine Haustiere	48
AB 28	(Familien-)Wappen	49

3 Meine Freunde

AB 29	Meine Freunde	51
AB 30	Meine Freunde	52
AB 31	Mit … mache ich gerne	53
AB 32	Das ist meine Traumprinzessin	54
AB 33	Das ist mein Traumprinz	55
AB 34	Das ist mein Superteam	56

4 Das ist bei mir los

AB 35	Das ist bei mir los	58
AB 36	Das belastet mich alles	59
AB 37	Alle meine Sinnesorgane	60

4.1 Meine Gedanken

AB 38	Ich kann, ich will, ich möchte, ich darf	62
AB 39	Ich muss, ich soll	63
AB 40	Das denke ich, wenn ich gut drauf bin	64
AB 41	Das denke ich, wenn ich Angst habe	65
AB 42	Das denke ich, wenn ich wütend bin	66
AB 43	Das denke ich, wenn ich traurig bin	67
AB 44	Das Monster zähmen!	68
AB 45	Was alles unter meinem Bett wohnt	69
AB 46	Gedanken, die mir den Schlaf rauben	70
AB 47	Mein Alptraum	71
AB 48	Mein schönster Traum	72
AB 49	Ich kann nicht aufhören, über … nachzudenken	73
AB 50	Ich muss immer an … denken	74
AB 51	Das denke ich, dass andere das von mir denken	75

4.2 Meine Gefühle

AB 52	So sehe ich aus, wenn ich gute Laune habe	77
AB 53	Mein Wetterbericht	78
AB 54	Das brodelt alles in mir	79
AB 55	Meine »Gefühle-Suppe«	80
AB 56	»Gefühledurcheinander«	81
AB 57	Das sind die Steine meiner …-Mauer (Wut, Angst …)	82
AB 58	So funktioniert mein Vulkan	83

4.3 Mein Körper

AB 59	In meinem Körper	85
AB 60	In meinem Körper	86
AB 61	In meinem Körper	87
AB 62	In meinem Körper	88
AB 63	In meinem Kopf	89
AB 64	Fotoshooting	90
AB 65	Meine Krankheit	91
AB 66	Scheinwerfer	92

5 Eingruppierungen

AB 67	Theater	94
AB 68	Konzertsaal/-halle	95
AB 69	Fußballfeld mit Stadion	96
AB 70	Zoo	97

AB 71 Kirmes 98
AB 72 Schwimmbad 99
AB 73 Musik/Band 100
AB 74 Einfamilienhaus 101
AB 75 Schloss 102
AB 76 Segelboot 103
AB 77 Traumschiff 104
AB 78 Autos 105

6 Szenen

AB 79 Raumschiff und Weltraum mit Planeten 107
AB 80 Bauernhof 108
AB 81 Ponyhof 109
AB 82 Welt/Länder 110
AB 83 Cowboys und Indianer 111
AB 84 Ballett/Tanzschule 112
AB 85 Unter der Erde 113
AB 86 Dorf und Großstadt 114
AB 87 Zelt, Einfamilienhaus, Reihenhaus, Hochhaus 115
AB 88 Fabrik 116
AB 89 Kindergarten 117
AB 90 Schule 118
AB 91 Einkaufen/Shopping 119
AB 92 Krankenhaus 120
AB 93 Friedhof 121

7 Projektives

AB 94 Auf eine einsame Insel würde ich mitnehmen 123
AB 95 Meine Familie in Tieren 124
AB 96 Wenn ich 3 Wünsche frei hätte 125
AB 97 Wenn ich zaubern könnte 126
AB 98 Wenn mein Problem / meine Symptome weg wären 127
AB 99 Meine Traumwelt 128
AB 100 Mein Held / Meine Heldin 129
AB 101 In der Zukunft 130
AB 102 Unterwegs in der Zeitmaschine in das Jahr … / die Jahre … 131
AB 103 Wenn ich im Lotto gewinnen würde 132
AB 104 Wenn ich unsichtbar wäre 133

8 Skalen und »Wege«

AB 105 Bergbild 136
AB 106 Ein Weg durch eine Landschaft 137
AB 107 Sanduhr 138
AB 108 Pferderennen 139
AB 109 Formel-1-Rennen 140
AB 110 Zielscheibe 141
AB 111 Skipiste/Skirennen 142

AB 112	Golfplatz	143
AB 113	Sprungturm Freibad	144

9 Schreiben

AB 114	Es war einmal	147
AB 115	Ich bin … Jahre alt (Aufsatz)	148
AB 116	Brief an …	149
AB 117	Lupe/Detektiv	150
AB 118	Mein Drehbuch / »Story of my life«	151
AB 119	Megafon	152
AB 120	Kino-/Konzertkarte	153
AB 121	Filmklappe	154
AB 122	Rezept	155
AB 123	Mein Wetter(-bericht)	156
AB 124	Mein »Zauber«parfüm	157

10 Comicstrips

AB 125	Bildergeschichte	159
AB 126	Comic	160

11 Spiele

AB 127	Schiffe versenken mit Gefühlen	162
AB 128	Gefühle, Familie und andere komische Dinge	164
AB 129	Gefühle-Memo-Spiel	166

12 Intervention

AB 130	Batterieladezustand	169
AB 131	Mein Reisekoffer	170
AB 132	Rucksack	171
AB 133	Meine Notfallkiste	172
AB 134	Meine Schatzkiste	173
AB 135	Meine Helfer	174
AB 136	Mein sicherer Ort	175
AB 137	Mein Entspannungsbild	176
AB 138	Positive Aktivitätenliste	177
AB 139	Kuchen	178
AB 140	Waage	179
AB 141	Schuhe	180
AB 142	Puzzle	181
AB 143	Uhr	182
AB 144	Beobachtungsplan	183
AB 145	Meldeliste	184
AB 146	Feedback	185
AB 147	Vertrag	187
AB 148	Belohnungsplan	188
AB 149	Urkunde	189

13 Mandalas

AB 150	Bären, groß	192
AB 151	Bären, klein	193
AB 152	Marienkäfer	194
AB 153	Schmetterlinge	195
AB 154	Fische	196
AB 155	Hunde	197
AB 156	Spinnen	198
AB 157	Fledermäuse	199
AB 158	Abstrakt 1	200
AB 159	Abstrakt 2	201
AB 160	Abstrakt 3	202
AB 161	Punkte	203

Literatur

Billman-Mahecha, E. (1994). Über die Interpretation von Kinderzeichnungen. Interdisziplinär, 2, 28–35.

Buchalter, S. I. (2013). Mandala Symbolism and Techniques : Innovative Approaches for Professionals. London: Jessica Kingsley Publishers.

Burns, R. C. & Kaufman, S. H. (1972). Actions, styles and symbols in kinetic family drawings (K-F-D): An interpretative manual. New York: Brunner/Mazel.

Cierpka, M. (2008). Handbuch der Familiendiagnostik. Springer.

Crowley, R. & Mills, J. C. (1989). Cartoon magic. New York: Magination Press.

de Shazer, S. & Dolan, Y. (2015). Mehr als ein Wunder. Die Kunst der lösungsorientierten Kurzzeittherapie. Heidelberg: Carl-Auer.

DiLeo, J. H. (1970). Young children and their drawings. London: Constable.

Gil, E. (1991). The healing power of play. Working with abused children. New York: Guilford.

Gil, E. (1994). Play in family therapy. New York: Guilford.

v. Gontard, A. & Lehmkuhl, G. (2003). Spieltherapien – Psychotherapien mit dem Medium des Spiels: II. Neue Entwicklungen. Praxis der Kinderpsychologie und Kinderpsychiatrie, 52 (2), 88–97.

Gräßer, M., Hovermann, E. & Botved, A. (2015). Ressourcenübungen für Kinder und Jugendliche. Kartenset mit 60 Bildkarten. Weinheim: Beltz.

Gräßer, M., Hovermann, E. & Botved, A. (2016). Rating-Skalen zum Einsatz in der Psychotherapie. 20 Skalen für Therapie, Beratung und Coaching. Weinheim: Beltz.

Gräßer, M., Hovermann, E. & Botved, A. (2017). Rating-Skalen für die Kinder- und Jugendlichenpsychotherapie. 26 Skalen für Therapie und Beratung. Weinheim: Beltz.

Hulse, W. C. (1951). The emotionally disturbed child draws its family. Quarterly Journal of Child Behavior, 3, 152–174.

Jolley, R. P. & Vulic-Prtoric, A. (2001). Brief report: Croatian children's experience of war is not reflected in the size and placement of emotive topics in their drawings. British Journal of Clinical Psychology, 40 (1), 107–110.

Kaimal, G., Ray, K. & Muniz, J. (2016). Reduction of Cortisol Levels and Participants' Responses Following Art Making. Art Therapy, 33 (2), 74–80.

Keith, D. & Whitaker, C. (1981). Play therapy: A paradigm for work with families. Journal of Marital and Family Therapy, 7, 244–254.

Keskin, S. (2013). Fortsetzung folgt …: Therapie-Comics von Kindern und Jugendlichen. Tübingen: dgvt-Verlag.

Lattschar, B. & Wiemann, I. (2007). Mädchen und Jungen entdecken ihre Geschichte. Praxis und Grundlagen der Biografiearbeit. Weinheim: Juventa.

Morgenstern, I. (2011). Projekt Lebensbuch – Biografiearbeit mit Jugendlichen. Mülheim an der Ruhr: Verlag an der Ruhr.

Oaklander, V. (1969). Windows to our children. Moab: Real People Press.

Oster, J., Moser, A. S., Danner-Weinberger, A. & Wietersheim, J. (2016). Wirkfaktoren ambulanter Kunsttherapie in der Gruppe und Veränderungen im Erleben psychosomatischer Patienten. Psychotherapie, Psychosomatik, Medizinische Psychologie, 66, 82–87.

Oster, J., Poetsch, S., Danner-Weinberger, A. & Wietersheim, J. (2014). Patientenerfahrungen und Bildverläufe in der Kunsttherapie einer psychosomatischen Tagesklinik. Psychotherapie, Psychosomatik, Medizinische Psychologie, 64, 70–75.

Pennebaker, J. W. (2010). Heilung durch Schreiben. Bern: Huber.

Plecity, D. M., Danner-Weinberger, A., Szkura, L. & Wietersheim, J. (2009). The effects of art therapy on the somatic and emotional situation of the patients – a quantitative and qualitative analysis.

Psychotherapie, Psychosomatik, Medizinische Psychologie, 59, 364–369.

Ryan, T. & Walker, R. (2004). Wo gehöre ich hin? Biografiearbeit mit Kindern und Jugendlichen. Weinheim: Beltz.

Schaefer, C. & Cangelose, D. (Eds.). (1993). Play therapy techniques. Northvale: Jason Aaronson.

Tonge, B. J. (1982). Draw a dream. In F. Carlow, (Ed.), The international book of family therapy (pp. 221–225). New York: Brunner/Mazel.

Vogt-Hillmann, M. (1999). Vom Ressourcensaurus und anderen fabelhaften Wesen. Malen und Zeichnen in der kreativen Kindertherapie. In M. Vogt-Hillmann & W. Burr (Hrsg.), Kinderleichte Lösungen (S. 11–29). Dortmund: Verlag modernes Lernen.

Vopel, K. W. (2014). Kreatives Schreiben mit Jugendlichen. Salzhausen: iskopress.

Watzlawik, P. (1977). Die Möglichkeit des Andersseins – Zur Technik der therapeutischen Kommunikation. Bern: Huber.

White, M. (1990). Narrative means to therapeutic ends. A Norton professional book. New York: Norton.

White, M. & Epston, D. (1990). Die Zähmung der Monster. Heidelberg: Carl Auer.

Wilz, G. (Hrsg.). (1997). Tagebücher in Therapie und Forschung. Göttingen: Hogrefe.

Wienand, F. (2015). Projektive Diagnostik bei Kindern, Jugendlichen und Familien: Grundlagen und Praxis – ein Handbuch. Stuttgart: Kohlhammer.

Winnicott, D. (1971). Therapeutic consultations in child psychiatry. London: Hogarth.

Zilbach, J. J. (1986). Young children in family therapy. Nortvale: Jason Aaronson.

Zilbach, J., Bergel, E. & Gass, C. (1972). The role of the young child in family therapy. In C. C. Sager & H. Singer Kaplan (Eds.), Progress in group and family therapy (pp. 385–400). New York: Brunner/Mazel.

Die achtsame Wirbelwindreise

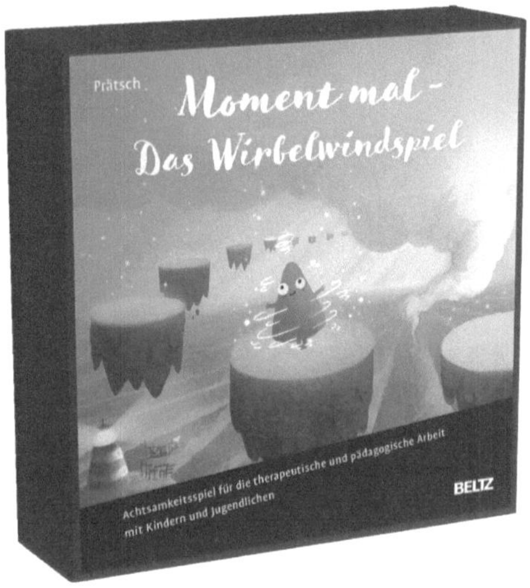

Bist du ein Wirbelwindkind?
Entdecke die spannende Welt mit all deiner Energie und Neugier! Doch vergiss dabei nicht, ab und zu innezuhalten, und versuche, genau hinzuschauen und hinzuhören, was um dich herum passiert. Das nennt man auch »achtsam sein«. Würfel dich durch die Wirbelwindwelt bis zur Ruheinsel, sammle Momentepunkte beim Ausprobieren von Achtsamkeitsübungen und hab viel Spaß beim Wirbelwindspiel. Sei ein aufmerksamer Wirbelwind!

Spielerisch zu mehr Ruhe finden
»Moment mal – Das Wirbelwindspiel« ermöglicht es Kindern und Jugendlichen, auf spielerische Art Achtsamkeit kennenzulernen, indem sie während des Spiels kurze Achtsamkeitsübungen ganz ohne Erfolgsdruck ausprobieren.

Das Spielbrett zeigt eine fantastische Landschaft mit einem großen Wirbelwind. Die Spieler und Spielerinnen lernen auf ihrem Spielweg verschiedene Übungen kennen und erhalten für jeden Übungsversuch »Momentepunkte«. Manchmal rutschen sie zurück oder der starke Wind treibt sie nach vorn, bis sie schließlich auf der Ruheinsel ankommen.

Den Augenblick entdecken
Ziel ist, dass die Kinder und Jugendlichen im Spielmoment Achtsamkeit durch Körperempfindungen, Sinneswahrnehmungen und Gedankenexperimente erfahren und so viele kleine Übungen kennenlernen, von denen sie langfristig im Alltag profitieren.

- Für 2-4 Spieler und Spielerinnen, ab 6 Jahre, ca. 15–25 Min. (variabel zu gestalten)
- Für Psychotherapie, Beratung, Pädagogik, Soziale Arbeit und in der Familie

Miriam Prätsch
Moment mal –
Das Wirbelwindspiel
Achtsamkeitsspiel für die therapeutische und pädagogische Arbeit mit Kindern und Jugendlichen
Brettspiel in stabiler Box
2024
GTIN 4019172101282 (PDF)

www.beltz.de BELTZ